本书系湖南省卫生健康委临床重点专科建设项目

湖南省儿童肝病临床研究中心项目

小儿肝病
护理工作指引

主编◎柳　娜　朱丽辉　谢鑑辉

主审◎李双杰　欧阳文献

U0339866

 湖南科学技术出版社

《小儿肝病护理工作指引》编委会

主　编◎柳　娜　朱丽辉　谢鑑辉

主　审◎李双杰　欧阳文献

副主编◎陈立华　袁小晴　马　菊　苏雨霞

编　委◎（以姓氏首拼音为序）

蔡汶静　曹利明　董　晟　范　宇　甘　恋

何　慧　黄　源　侯姝婷　黄利敏　李　敏

刘瑾钰　刘　琳　龙　艳　罗听薇　毛　青

欧阳潇玥　宋　娟　孙　瑛　王兰英　夏梦青

向珍珍　徐晓丽　向玉琼　阳　惠　颜　丽

杨　岚　喻海兰　张　娜　周小波

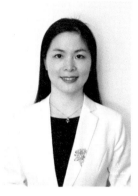

柳　娜　副主任护师，硕士研究生学历，湖南省儿童医院肝病中心（含内分泌科）护士长，湖南省护理学会第九届理事会精神专业委员会委员，湖南省护理学会第九届理事会糖尿病专业委员会委员，湖南省科普作家协会委员，湖南儿童安全输液联盟护理专业委员会委员，湖南儿科医疗联合体第二届护理专业委员会委员，国家三级健康管理师，I型糖尿病教育者。从事临床护理工作20余年，发表专业论文10余篇，科普文30余篇，其中阅读量达10万次以上的科普文一篇，主持院级新技术2项，参与省厅级课题1项，参编专业书籍多本。

作者简介

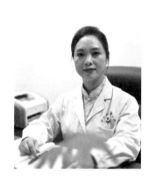

朱丽辉　科技部评审专家，国家继续医学教育项目评审专家，湖南省高层次卫生人才"225"工程学科带头人，湖南省"121"人才工程第二层次专家，中华护理学会儿科专业委员会副主任委员，中华医学会儿科分会护理学组委员，中国优生优育学会护理专业委员会副主任委员，中国医院协会标准管理委员会委员，湖南省护理学会副理事长和儿科专业委员会主任委员，湖南省妇幼保健协会新生儿护理专业委员会主任委员，同时担任多家杂志编委和审稿专家。个人发表论文100余篇，其中SCI论文13篇，主编著作15本，专利3项；主持省级、厅级课题10项，获中华护理学会科技奖2项、湖南省科技进步奖1项、湖南省医学科技奖4项。牵头承办商务部医学援外培训项目90期，为发展中国家培养医务人员2800多人。多次举办和参加国际会议并获奖。

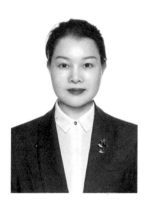

谢鑑辉　女，湖南省儿童医院护理部主任、主任护师、硕士研究生导师，南华大学儿科学院护理教研室主任、国家二级心理咨询师、国家二级健康管理师。任中华护理学会行政管理专业青年委员会副组长、湖南省护理学会小儿外科专业委员会主任委员、湖南省科普作家协会护理专业学组主任委员、湖南省护理学会常务理事等15项社会职务，担任《中国护理管理》《中华现代护理》等4本杂志审稿专家，获中华护理学会科技奖2项、湖南省医学科技奖3项、湖南省卫健委创新创业二等奖1项，发表论文40余篇，主编医学专著13本，国家专利8项，省厅级以上课题8项，承担国家级/省级继续教育项目3项。

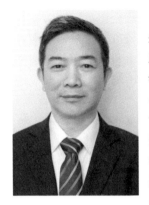

李双杰 男，博士，二级教授，主任医师，博士生导师。湖南省儿童医院肝病中心主任，湖南省儿童肝病诊疗中心主任。中华医学会儿科专业委员会感染学组委员、中华医学会感染病学专业委员会儿童感染与肝病学组委员、中国医师协会新生儿分会遗传肝病专业委员会副主任委员、中国医师协会儿童健康专业委员会委员、中华医学会湖南省儿科专业委员会感染学组组长、湖南省肝病专业委员会委员及小儿肝病与遗传代谢病学组组长、湖南省预防医学会第一届疫苗与免疫专业委员会儿科学组副组长、中西医结合学会湖南省分会儿科学专业委员会副主任委员。研究方向为感染性疾病与肝病基础及临床研究，主持国家自然科学基金项目3项、湖南省科研项目8项，参与973项目、国家自然科学基金项目各1项，上海市科委重点科研项目1项。在各级杂志上发表科研论文120余篇。参编卫生部规划教材《小儿传染病学（第5版）》及其他专业著作5部。湖南省自然科学奖三等奖（第一）及湖南省医学科学奖二等奖（第一）各1项。擅长儿童肝病及感染性疾病的临床诊治，采用中西医结合方法治疗儿童常见病及疑难疾病。

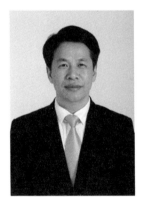

欧阳文献 男，主任医师，湖南省儿童医院肝病中心副主任，南华大学兼职副教授。研究方向：儿童病毒性肝炎、遗传代谢性肝病、各类型的黄疸、胆汁淤积症、肝硬化、肝衰竭、脂肪肝、巨细胞病毒感染、EB病毒感染性疾病及儿童消化道疾病等。社会任职：中国中西医结合学会儿科专业委员会委员、中华医学会儿科学会感染学组青年委员、湖南省儿科学会感染学组委员兼秘书、湖南省罕见病专业委员会委员、湖南省卫健委高级职称评审库成员。参与国家自然科学基金项目1项，主持国家专项课题2项，省厅级课题3项。开展新技术项目8项，在国内外期刊发表专业论文60余篇，参编著作6部。

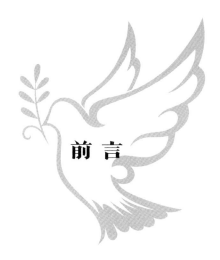

前　言

随着儿童肝病医学的迅猛发展，肝穿刺病理、遗传代谢病筛查及基因诊断新技术的进步，以及对各种病毒性肝炎、非酒精性脂肪性肝病、自身免疫性肝病、药物性肝病、遗传代谢性肝病等研究取得显著成果，小儿肝病护理也应运而生，已成为护理学的重要组成部分，且得到长足的发展。小儿的肝脏疾病谱非常广泛，而且许多疾病仅限于儿童。儿童与成人相比具有独特的生理、心理及疾病特点，加之临床表现无明显特异性，病情复杂，有部分甚至需要终身治疗。为了满足小儿肝病患者对专科护理的需求，减少小儿肝病造成的家庭及社会负担，要求小儿肝病专科护士及时掌握迅速发展的专科基础知识和具备专科护理技能，才能为患儿提供优质的护理服务。

为了适应小儿肝病护理学科的发展，满足小儿肝病专科护士的理论与技能需求，特组织长期从事小儿肝病护理工作的护理骨干、护理专家编写《小儿肝病护理工作指引》。本书紧紧围绕小儿肝病护理工作，涵盖了儿童常见肝病的护理诊断、护理措施等相关知识，从肝脏疾病的基础知识，到病房的布局管理，再到肝病诊疗技术及护理配合、小儿肝病常见疾病护理以及专科仪器设备的使用与保养等，详细介绍了小儿肝病护理工作的始终。

全书指导性强，具有实用性和可操作性，方便广大儿科护理工作者、护理专业教师、学生及基层医务人员熟悉小儿肝病护理工作，以快速掌握肝病护理方法的一条有效途径。对解决儿科尤其是肝病护理难题也具有重要的指导意义，同时也是科研教学的必备参考书，填补现今此类图书市场的空白。

本书编写过程中得到了湖南省儿童医院领导的支持，肝病中心李双杰教授、欧阳文献教授的悉心指导，资深护理专家陈立华教授的多次修改。同时，参考了大量的文献资料，在此，谨向为完成此书付出辛勤劳动的领导、专家、编者致以衷心的感谢！由于时间仓促，水平有限，书中可能存在纰漏，敬请各位专家和广大读者批评指正。

编者

2021 年 9 月 1 日

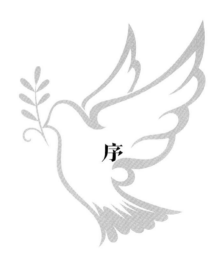

序

  湖南省儿童医院于 1987 年 6 月 1 日正式开院，是国内唯一一家同时通过中国质量认证中心（CQC），ISO9001 – 14001 双认证的三级甲等儿童专科医院，也是中国唯一一家儿科医疗援外培训医疗机构。湖南省儿童医院护理专业是湖南省临床重点专科，护理服务已经成为医院的品牌。近年来，其护理团队在护理管理理念、护理管理文化和护理管理方法等方面不断探索，更在科研教学、特色创新、队伍建设方面取得了丰硕成果：中国医院护理科技量蝉联全国妇儿类医院第一；中华护理科技奖/创新大赛连续五年获奖；成立首个湖南儿童安全输液联盟，着力推广儿童安全输液适宜技术；获得护理专业省级重点专科称号；成为儿科与新生儿科两个中华护士培训基地；荣获全国三八红旗集体称号，等等，实现了优质护理能力水平和服务质量的全面提升。

  从新生儿到婴儿，从儿童到青少年，小儿的肝脏疾病谱非常广泛，而且许多疾病仅限于儿童。随着肝穿刺、胆汁酸谱分析、遗传代谢病筛查及基因诊断等新技术的应用，越来越多的小儿疾病病理生理学及遗传学基础得以明确。不断增长的知识及疾病谱的扩充使得小儿肝病逐渐脱离消化科成为独立的亚专科，而日益增多的终末期肝病患儿及儿童肝移植的开展，为小儿肝病的专科护理带来了新挑战和机遇。我院的肝病中心是湖南省儿童肝病诊疗中心，拥有一支技术精湛的医护队伍。设置了肝病专科门诊、儿童肝病健康教育门诊（护理），开展肝活检、肝纤维化定量诊断、肝病营养干预等新技术。采取多学科合作模式，参与小儿肝移植多学科诊疗（MDT）团队，创建儿童肝病联盟等，使小儿肝病护理水平也得到了同步的提升，并取得了卓越的成绩。科室创建标准化医护融合模式，坚持"以家庭为中心"的护理理念，建立舒适化无痛病房，定期开展"责护倾听日"座谈活动。同时，建立了肝病病例管理档案，提供长期、形式多样的延续医疗护理，拥有小儿急救、运动指导、饮食干预、康复及心理干预等护理技术。在小儿肝病病房的建设与管理、出院患儿随访、健康教育、护理教学、护理科研、专科理论与护理技能等方面积累了丰富的经验。

为了让小儿肝病护理经验得到传承和发扬，我们组织长期从事小儿肝病护理工作的骨干、专家，将循证与临床护理实践紧密结合，编撰《小儿肝病护理工作指引》一书，展示了肝病科护理工作精髓。本书内容突出了科学性，注重了实用性，是小儿肝病护理工作者难得的工具书。

希望此书的问世，能为广大小儿肝病护理工作者在管理、教学、科研、临床护理等方面提供借鉴，为我国小儿肝病专科护理事业的发展贡献一份力量。

李双杰

2021 年 9 月 1 日

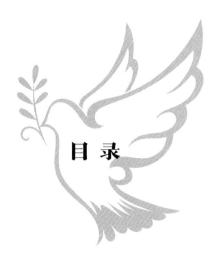

目 录

第一章 总 论

第一节 肝胆的发育 / 003

第二节 肝胆系统的结构和特点 / 005

　　一、肝脏 / 005

　　二、肝外胆道 / 009

第三节 肝脏的主要功能 / 011

第二章 小儿肝病科的布局与管理

第一节 小儿肝病科的布局 / 017

　　一、布局的总体要求 / 017

　　二、整体分区 / 017

　　三、设置要求 / 018

　　四、环境要求 / 019

　　五、各区设置 / 019

第二节 检查室的管理 / 022

　　一、肝纤维化定量诊断室的管理 / 023

　　二、肝活检室管理 / 024

第三节 小儿肝病科必备物品与管理 / 025

　　一、常用物品的管理 / 025

　　二、仪器的管理 / 027

　　三、药品的管理 / 030

第四节　人力资源的配备与管理 / 033

　　一、护理人力资源的配备 / 033

　　二、护理人员的管理与排班 / 035

　　三、护理人员绩效考核 / 036

　　四、护理人力资源培训 / 039

　　五、员工档案的建立与管理 / 047

第五节　小儿肝病科医院感染的预防与控制 / 048

　　一、医院感染基本概念及传播流行机制 / 048

　　二、儿童医院感染的危险因素及常见病原体 / 052

　　三、科室医院感染管理组织及职责 / 054

　　四、小儿肝病科医院感染管理记录与消毒要求 / 056

　　五、预防医院感染的措施 / 061

　　六、医务人员手卫生规范 / 065

　　七、医疗废物管理制度 / 069

　　八、多重耐药菌医院感染管理制度 / 074

　　九、疫情期间新型冠状病毒医院感染预防与控制 / 078

第三章　小儿肝病科诊疗技术与护理配合

第一节　小儿肝脏系统疾病常见检验、检查 / 085

　　一、肝功能检验 / 085

　　二、遗传代谢检查 / 089

　　三、肝胆超声检查 / 090

　　四、超声肝硬化检测 / 091

　　五、病原学检查 / 092

第二节　肝穿刺活组织检查 / 094

　　一、概念 / 094

　　二、肝活检目的及意义 / 094

　　三、肝活检的适应证、禁忌证 / 095

　　四、术前护理 / 096

　　五、术中护理 / 97

　　六、术后护理 / 98

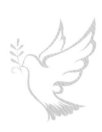

七、小结 / 100

第三节　肝门-空肠吻合术（Kasai 手术）/ 100

一、手术介绍 / 100

二、手术时机 / 101

三、手术适应证及禁忌证 / 101

四、影响手术预后因素 / 101

五、护理要点 / 101

六、小结 / 107

第四节　肝移植术 / 107

一、概述 / 107

二、儿童肝移植适应证 / 108

三、儿童肝移植禁忌证 / 110

四、肝移植的目的及意义 / 110

五、术前护理 / 110

六、术中护理 / 115

七、术后护理 / 117

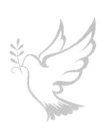

第四章　小儿肝病专科护理

第一节　入院护理 / 127

一、平诊患儿入院护理 / 127

二、急危重症患儿入院护理 / 127

第二节　转科/出院护理 / 128

一、转科护理 / 128

二、出院护理 / 128

三、转科/出院指导 / 128

第三节　基础护理 / 129

一、环境 / 129

二、睡眠护理 / 129

三、病情观察 / 130

四、皮肤护理 / 130

五、运动护理 / 131

六、预防感染性疾病 / 131

第四节　肝脏疾病与营养 / 131

一、胆汁淤积性肝病 / 132

第五节　用药护理 / 136

一、儿童用药的特点 / 136

二、用药原则 / 137

三、用药的护理 / 138

第六节　心理护理 / 140

一、各年龄阶段患儿对疾病的认识 / 140

二、住院患儿的心理反应 / 141

三、住院患儿的心理护理 / 142

第七节　延续护理 / 144

一、成立延续护理小组 / 144

二、建立患儿信息档案 / 145

三、延续护理形式 / 145

四、延续护理内容 / 145

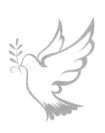

第五章　小儿肝病常见疾病护理

第一节　小儿肝病一般护理常规 / 149

一、一般护理 / 149

二、病情观察 / 149

三、对症护理 / 149

四、用药护理 / 150

五、营养指导 / 150

六、心理护理 / 150

七、健康教育 / 150

第二节　非酒精性脂肪性肝病 / 150

一、病因及发病机制 / 151

二、临床表现 / 151

三、实验室检查 / 152

四、治疗原则 / 153

　　五、主要护理问题 / 153

　　六、护理措施 / 153

　　七、小结 / 156

第三节　胆道异常 / 158

　　一、胆道闭锁 / 158

　　二、先天性胆总管囊肿 / 164

第四节　胆汁淤积性肝病 / 170

　　一、病因及发病机制 / 170

　　二、临床表现 / 171

　　三、实验室检查 / 171

　　四、治疗原则 / 172

　　五、主要护理问题 / 173

　　六、护理措施 / 174

　　七、小结 / 176

第五节　遗传代谢性疾病 / 178

　　一、糖原贮积症 / 178

　　二、肝豆状核变性 / 184

　　三、希特林（Citrin）蛋白缺乏病 / 192

　　四、Alagille 综合征 / 197

　　五、进行性家族性肝内胆汁淤积症 / 203

　　六、鸟氨酸氨甲酰基转移酶缺乏症 / 208

　　七、甲基丙二酸尿症 / 214

　　八、尼曼-皮克病 A/B 型 / 220

　　九、极长链酰基辅酶 A 脱氢酶缺乏症 / 225

　　十、UGT1A1 缺陷病 / 231

　　十一、钠-牛磺胆酸共转运多肽缺陷病 / 237

第六节　病毒感染性疾病 / 241

　　一、病毒性肝炎 / 241

　　二、巨细胞病毒感染性疾病 / 251

目
录

三、EB 病毒相关性传染性单核细胞增多症 / 257

第七节 自身免疫性肝炎 / 263

一、病因及发病机制 / 263

二、临床表现 / 264

三、实验室检查 / 264

四、治疗原则 / 265

五、主要护理问题 / 266

六、护理措施 / 266

七、小结 / 267

第八节 药物性肝损伤 / 269

一、病因及发病机制 / 269

二、临床表现 / 269

三、实验室检查 / 271

四、治疗原则 / 271

五、主要护理问题 / 272

六、护理措施 / 272

七、小结 / 273

第九节 肝硬化 / 275

一、病因及发病机制 / 275

二、临床表现 / 276

三、实验室检查 / 278

四、治疗原则 / 280

五、主要护理问题 / 282

六、护理措施 / 282

七、小结 / 285

第十节 肝衰竭 / 287

一、病因及发病机制 / 287

二、临床表现 / 288

三、实验室检查 / 289

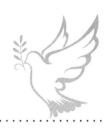

四、治疗原则 / 291

五、主要护理问题 / 292

六、护理措施 / 292

七、小结 / 297

第六章 小儿肝病科设施设备的使用与保养

第一节 超声肝硬化检测仪 / 301

一、结构与原理 / 301

二、常见故障与处理措施 / 301

三、应急预案 / 302

四、消毒与维护 / 302

第二节 经皮黄疸测定仪 / 302

一、结构与原理 / 302

二、常见故障与处理措施 / 303

三、应急预案 / 303

四、消毒与维护 / 303

第三节 新生儿黄疸治疗仪 / 304

一、结构与原理 / 304

二、常见故障与处理措施 / 304

三、应急预案 / 305

四、消毒与维护 / 305

第四节 电脑肝病治疗仪 / 305

一、结构与原理 / 305

二、常见故障与处理措施 / 306

三、应急预案 / 307

四、消毒与维护 / 307

第五节 快速血糖仪 / 308

一、结构与原理 / 308

二、常见故障与处理措施 / 308

三、应急预案 / 309

四、消毒与维护 / 310

第六节　床单位消毒机 / 310

一、结构与原理 / 310

二、常见故障与处理措施 / 311

三、应急预案 / 311

四、消毒与维护 / 311

附录

附录一：小儿肝病常见检查结果正常参考值 / 313

一、三大常规检验参考值 / 313

二、其他血液检查 / 315

三、肝纤维化定量诊断 / 317

附录二：肝豆状核变性低铜饮食表 / 319

附录三：家庭关怀度指数问卷 / 329

附录四：美国儿童生存质量测定量表 / 331

附录五：慢性病儿童应对方式量表 / 333

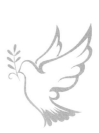

参考文献 / 336

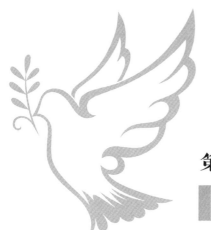

第一章

总 论

第一节　肝胆的发育

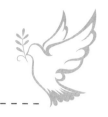

肝脏作为人体最重要的器官之一，从胚胎发育至成熟经历了内胚层阶段，肝芽出现，肝祖细胞形成、增殖，向肝和胆管方向分化及成熟等复杂过程。

一、胚胎发育时期肝脏的形成

肝脏起源于内胚层前肠末端腹侧壁，在胚胎发育到 14～20 体节期，腹侧壁上皮细胞增生向外凸起形成肝芽，构成肝芽的细胞称为肝祖细胞，该阶段的细胞受来自心肌中胚层成纤维细胞生长因子（FGF）信号调控。胚胎发育到 20～22 体节期，肝祖细胞继续增殖并迁移进入中胚层来源的原始横膈间充质。此时的肝祖细胞受骨形态生成蛋白（BMP）等信号刺激，进一步诱导发育。肝祖细胞具有双向分化潜能，能够向肝细胞和胆管上皮细胞分化，其在抑瘤素 M（OSM）信号刺激下向肝细胞分化并进一步成熟为具有代谢功能的成熟肝细胞，Notch-Delta 信号通路通过改变胎肝时期肝祖细胞中特定转录因子的表达水平促进其向胆管细胞分化。

（一）肝芽在前肠内胚层的发育

肝芽在胚胎发育的前肠内胚层期开始出现。BMP、FGF、Notch 信号通路和 Wnt 信号通路参与调控肝脏早期肝细胞基因表达。Notch 信号通路通过下游效应物 Jaggedl 蛋白调节肝细胞发育的相关转录因子的表达水平，因此 Jaggedl 基因突变会使 Notch 信号通路异常，导致肝内胆管发育缺陷，引发 Alagille 综合征。来自中胚层的 Wnt 信号通路对肝脏的特化和肝芽的生成有正向调控作用，该通路通过调节 BMP 的水平而发挥作用。随着肝祖细胞向横膈扩散，肝脏区域开始扩大。此时，横膈和内胚层等开始表达肝细胞生长因子（HGF）。肝祖细胞的细胞表面分子 c-met 作为其受体，介导 SEK/MAKK4 级联信号通路，通过此途径促进细胞增殖。转化生长因子-β 通过 Smad2/Smad3 信号通路促进肝祖细胞增殖。

（二）肝祖细胞的双向发育和分化

通过不同信号诱导，肝祖细胞开始向不同方向分化发育。造血干细胞

（HSC）分泌的细胞因子 OSM 在此阶段刺激肝祖细胞向肝脏细胞方向分化，使细胞表达一些肝细胞特有酶蛋白，如葡萄糖-6-磷酸酶、磷酸烯醇丙酮酸羧化激酶等。肝祖细胞向胆管发育过程中，Notch 信号通路被激活，同时抑制肝祖细胞向肝分化，白蛋白表达显著减少，而 ck7、ck19、整合素 β_4 和肝细胞核因子（HNF）-1β 等胆管细胞标志物表达上调。

二、肝脏发育成熟阶段信号调节

（一）肝细胞的发育

在整个肝脏发育过程中都伴随着肝细胞的逐渐成熟，甚至出生后也还有肝细胞在不断成熟。研究表明，调节肝细胞成熟的有核心六因子，包括 HNF-1α、HNF-1β、叉头框蛋白 A2（FOXA2）、HNF-4α_1、HNF-6 和核受体同源蛋白 1（LRH-1）等。鸟苷三磷酸腺苷二磷酸核糖基化因子 6 缺陷可导致肝脏无法形成索样结构，取而代之的是肝细胞丛。肝细胞并不是在胎儿出生时立刻成熟的，在新生儿阶段，肝脏还有一个很重要的发育成熟过程。HGF 在新生儿中的表达量远高于出生前，HGF 可以通过其信号通路刺激体外培养的胎肝细胞发育成熟。

（二）胆管细胞的发育

和肝细胞一样，胆管也是在出生后继续分化成熟，并且，胆管细胞根据各自所在的分支导管位置，在形态上及功能异质性上持续发生变化。

三、肝脏再生阶段信号调节

许多生长因子和细胞因子参与了肝再生过程，前者包括肝细胞生长因子、表皮生长因子、转化生长因子、胰岛素和胰高血糖素等；后者有肿瘤坏死因子（TNF）和白介素-6（IL-6）。

在肝脏生理活动中，IL-6 是关键的效应细胞因子。IL-6 与 IL-6 受体作用后，激活 JAK1 通路，与 gp130 和 STAT3 偶联，进一步激活 MAPK 级联通路，MAPK 通路是细胞增殖的重要信号途径。TNF-α 及其受体通路也是肝脏损伤后细胞增殖必需的。肝脏损伤或部分切除时，HGF 和 TGF-α 在肝脏再生过程中起非常重要的作用。受损时的肝脏合成 DNA 需要 HGF-Met 信号途径诱导。肝脏再生早期阶段 Wnt 信号通路通过严格调控胞质内 β-联蛋白表达水平，诱导肝细胞增殖和下游靶基因的表达。

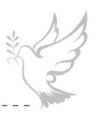

第二节　肝胆系统的结构和特点

一、肝脏

（一）肝脏在人体内的位置

肝脏是人体的一个重要器官，也是人体最大的消化腺，位于腹腔中。肝脏大部分位于右季肋区和腹上区，小部分位于左季肋区。肝右叶最上缘（相当于右膈顶），在右锁骨中线第 5 前肋间水平；肝左叶最上缘约在左锁骨中线第 6 前肋上缘水平，和心影相连。肝下缘从右侧第 9 肋软骨斜向左上到左侧第 7～第 8 肋软骨水平。肝左叶从食管及胃底前面延伸到胸骨左侧约 5 cm 处，偶见达左侧腹壁者。肝脏的位置会因为体位改变和体形不同而略有差异。由于肝脏借冠状韧带连于膈肌，故在呼吸时，肝脏可随膈肌运动而上下移动。儿童肝脏的位置略低于成人，健康儿童肝脏可低于右侧肋弓下缘 1～2 cm；青春期以后，肋弓下缘不易触及肝脏（图 1－1）。

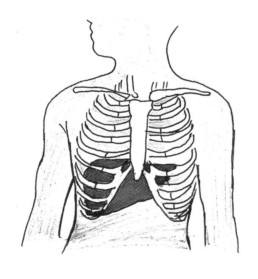

图 1－1　肝脏的位置

（二）肝脏的结构

肝脏呈棕红色，质软而脆，肝脏大致呈楔形，表面隆凸，被镰状韧带分为肝右叶和肝左叶。右半肝宽厚，左半肝窄薄。前上面圆隆呈半球状，与右膈穹窿相一致，称膈面；后下面微凹，与结肠肝曲、右肾上腺、右肾、十二指肠、胃窦等邻接，称脏面。在脏面上有两条纵沟，中连一横沟，呈"H"形，此横沟为肝门（第一肝门），门静脉、肝动脉及肝管、淋巴管、神经等由此进出肝脏。肝门前部纵沟的裂隙内有肝圆韧带和门静脉，还有肝固有动脉和肝左静脉，此裂称为肝圆韧带裂，即纵裂。纵裂的左侧肝称左叶；纵裂的右侧肝为右叶。胆囊位于右叶的胆囊窝处。左纵沟的肝门后部裂隙内有静脉韧带，称静脉韧带裂。静脉韧带裂从纵裂后方经尾状叶前面，斜向右前方深入肝内（图1－2、图1－3）。

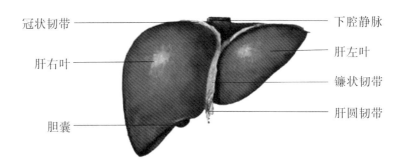

图1－2 肝脏前面观

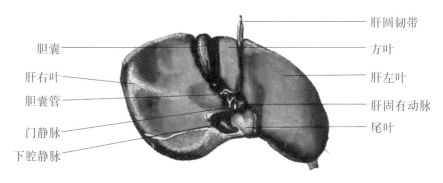

图1－3 肝脏下

（三）肝脏分叶与分段

根据肝脏的外形将肝脏分为左、右、方、尾状四叶，此分叶方法已不能满足肝内占位性病变定位诊断和手术治疗的需要，也不完全符合肝内管道的分布情况。各家的研究结果和认识尚有差异，至今无统一的意见，但目前国际上多采用 Couinaud 肝段划分法，并认为它较为完整和具有实用价值。将肝脏分为左、右半肝，五叶和八段（图 1 - 4）。

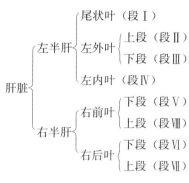

图 1 - 4　肝脏（段、叶）

（四）肝脏的组织学结构

肝脏是由肝小叶、肝内血管、胆管、结缔组织、淋巴、神经组成。

1. 肝小叶　是肝脏结构和功能的最基本单位。肝脏的表面有一薄层致密的结缔组织构成的被膜，被膜深入肝内形成网状支架，将肝实质分隔成许多具有相似形态和相同功能的基本单位——肝小叶。人类肝脏约有 150 万个肝小叶。肝小叶呈多角棱柱体，大小约 1 mm×2 mm，小叶的中轴贯穿一条静脉，为中央静脉。肝细胞以中央静脉为中心呈放射状排列，形成肝细胞索。肝细胞索相互吻合成网，网眼间有窦状隙和血窦。肝细胞间的管状间隙形成毛细胆管。因此可以说，肝小叶是由肝细胞、毛细胆管、血窦和相当于毛细淋巴管的窦间隙所组成。肝血窦之间有吞噬细胞。当肝硬化发生时，肝小叶会受到破坏，并形成假小叶，造成不可逆性改变。

2. 肝脏的血管　分为入肝血管和出肝血管。

（1）入肝血管有肝动脉和门静脉

1）肝动脉　肝动脉供血量约占肝脏总供血量的 25%。肝动脉来自腹腔动脉的分支肝总动脉。肝动脉分出肝左动脉至左半肝，分出肝右动脉至右半肝。

2）门静脉　门静脉供血量约占肝脏总供血量的 75%。门静脉分出左、右二支入肝门。在肝内，门静脉、肝固有动脉和肝管的分支伴行，分布于左右半肝、肝叶和肝段。

（2）出肝血管　为肝静脉，有肝左、肝中、肝右三条静脉，出第二肝门，注入下腔静脉。肝左静脉收集左外叶的静脉血，主干位于左段间裂（左外叶的上段与下段之间）内，由上、下两根合成。上根收集左外叶上段静脉血。下根较上根粗大，收集左外叶下段静脉血。肝中静脉收集左内叶和右前叶下部静脉血，主干位于肝中裂（左半肝与右半肝之间）内。主干较长，由左、右两根合成。肝右静脉收集右后叶和右前叶上部静脉血。主干位于右叶间裂（右前叶与右后叶之间）。主干的属支分为上、中、下三组。

3. 肝脏的胆道系统　包括肝内胆道系统和肝外胆道系统两部分，肝内胆道系统包括肝内毛细血管、小叶间胆管，肝外胆道系统由肝左管、肝右管、肝总管、胆囊和胆总管组成。临床上肝结石多指肝内胆管结石，形成原因不仅包括营养不良、寄生虫感染，肝脏与胆道发育的异常也是导致肝内胆汁淤积形成结石的原因。

4. 肝脏的结缔组织　肝脏间质的结缔组织较少，仅有少量的致密结缔组织从肝脏表面的被膜和肝门部深入到门管区。在病理情况下，肝脏结缔组织增多，分隔肝小叶的界限特别清楚。

5. 肝脏的淋巴　肝的淋巴分深、浅两组

（1）深组　在肝内形成升、降两干。升干随肝静脉出第二肝门，沿下腔静脉经膈注入纵隔后淋巴结。降干伴肝门静脉分支由肝门穿出，注入肝淋巴结。

（2）浅组　位于肝实质表面的浆膜下，形成淋巴管网。可分为膈面与脏面两部分。肝膈面的淋巴管分为左、右、后三组。后组淋巴管经膈膜腔静脉孔进入胸腔，注入膈上淋巴结及纵隔后淋巴结。左组淋巴管注入胃右淋巴结。右组淋巴管注入主动脉前淋巴结，肝脏面的淋巴管多走向肝门注入肝淋巴结，仅右半肝的后部及尾状叶的淋巴管与下腔静脉并行，经膈注入纵隔后淋巴结。

人体的淋巴循环又称第三循环，指位于动脉、静脉、毛细血管以外的一个循环系统。正常人无处没有淋巴循环，特别是肝窦和肝细胞之间，有着丰富的淋巴液肝淋巴回流，无论深、浅组淋巴管，均有注入纵隔后淋巴结者。因此，肝炎症或膈下感染常可引起纵隔炎症或脓胸。由于病变，肝脏不但使门腔静脉压力升高，也使淋巴循环压力升高，管腔扩张，淋巴回流障碍，使淋巴液外溢，形成腹水。

6. 肝脏的神经　肝脏的神经来自左迷走神经、右迷走神经、腹腔神经丛和右膈神经。前两者的纤维围绕肝固有动脉和肝门静脉，形成肝丛，与肝的血管伴行，经肝门入肝，分布于肝小叶间结缔组织及肝细胞之间。肝血管只由交

感神经支配，而胆管和胆囊则由交感神经和副交感神经（迷走神经）双重神经支配。肝的传入（感觉）神经是右膈神经，其纤维一部分分布于肝纤维膜内，一部分绕过肝前缘，随肝丛分布于肝内以及胆囊和肝胆管系统。因此肝与胆囊病变引起的右肩部放射性疼痛，一般认为是右膈神经传入的。切割、穿刺、烧灼肝并不因此产生疼痛感觉，而肝脾大或牵拉肝（纤维囊）或腹膜所形成的韧带时则可引起肝痛。肝的血流受神经体液的调节，刺激交感神经或给予肾上腺素能神经的药物，表现为门静脉收缩，提高门静脉的压力，但不影响门静脉的血流量，而刺激副交感神经或给予胆碱能神经的药物对门静脉的作用很小。大量的胰高血糖素可提高门静脉的血流量，但不影响肝动脉。垂体加压素可使肠系膜动脉和脾动脉收缩，从而间接地使门静脉血流量减少，而对肝动脉几乎没有影响。

二、肝外胆道

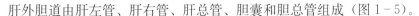

肝外胆道由肝左管、肝右管、肝总管、胆囊和胆总管组成（图1-5）。

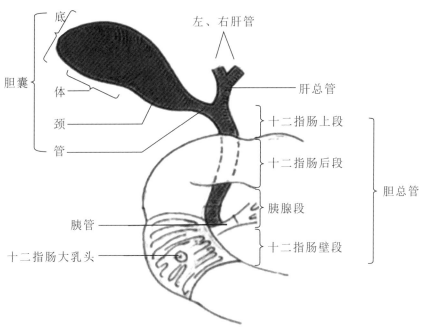

图1-5 肝外胆道

（一）胆囊

1. 胆囊 位于右上腹部肋骨下缘，呈梨形的囊状器官，肝脏后方的梨形囊袋构造。长 10～15 cm，宽 3～5 cm，容量为 40～60 ml，胆囊有浓缩和储存胆汁之作用，但不分泌胆汁，胆汁由肝脏分泌。胆囊分底、体、颈、管四部，底稍突出于肝下缘，其体表投影相当于右锁骨中线或右腹直肌外缘与右肋弓的交点处。体部位于底与颈之间，伸缩性较大。颈部弯曲且细，位置较深，其起始部膨大，形成 Hartmann 囊，胆囊结石多停留于此囊中。胆囊上方为肝，下后方为十二指肠及横结肠，左为幽门，右为结肠右曲，前为腹前壁。胆囊壁由黏膜、肌层和外膜三层组成。它借疏松结缔组织附着于肝脏面的胆囊窝内，其下面覆以腹膜，故可与肝一起随呼吸上、下移动，特别在胆囊病态增大时，这种现象在查体时容易发现。

2. 胆囊管　连接胆囊、肝总管和胆总管，胆囊通过胆管与胆总管相连，其黏膜有许多螺旋形皱襞，可使胆囊管不致过度膨大或缩小，有利于胆汁的进入与排出；当胆道炎症而致此瓣水肿或有结石嵌顿时，常可导致胆囊积液。黏膜的单层柱状上皮内散在少量杯状细胞。固有层内有黏液腺，肌层较厚，以环形为主。

（二）肝管、肝总管及胆总管

1. 肝管　肝左、右管在肝门处汇合成肝总管。肝右管起自肝门的后上方，较为短粗，长 0.8～1 cm，与肝总管之间的角度较大。肝左管横部位置较浅，横行于肝门左半，长 2.5～4 cm，与肝总管之间的角度较小。

2. 肝总管　长约 3 cm，直径 0.4～0.6 cm。其上端是由来自肝脏的左、右肝管汇合而成，下端与胆囊管汇合成胆总管，肝总管前方有肝右动脉或胆囊动脉越过，在肝和胆道手术中应予以注意。

3. 胆总管　胆总管首先在十二指肠韧带内通过，再向下行走，和胰腺的胰管汇合，形成一个稍微膨大的部分叫作"壶腹"。胆总管长度取决于胆囊管汇入肝总管部位的高低，长 7～8 cm，直径 0.6～0.8 cm。若其直径超过 1 cm时，可视为病理状态（胆总管下端梗阻等）。由于胆总管壁具有大量弹性纤维组织，故结石或蛔虫梗阻时可扩张到相当粗的程度（有时可达肠管粗细）而不破裂，仅在胆结石压迫引起管壁坏死时才可能穿孔。

（三）胆总管分段

1. 十二指肠上段　在肝十二指肠韧带内，自胆总管起始部至十二指肠上部上缘。此段沿肝十二指肠韧带右缘走行，胆总管切开探查引流术即在此段进行，肝十二指肠韧带内手术暴露区。

2. 十二指肠后段 与门静脉、下腔静脉相邻，位于十二指肠上部的后面，向下内方行于下腔静脉的前方，肝门静脉的右方。

3. 十二指肠下段（胰腺段） 弯向下外方，此段上部多从胰头后方经过，下部多被一层薄的胰组织所覆盖，位于胆总管沟内。胰头癌或慢性胰腺炎时，此段胆总管常受累而出现梗阻性黄疸。

4. 十二指肠壁段（第四段） 斜穿十二指肠降部中段的后内侧壁，与胰管汇合后略呈膨大，形成肝胰壶腹。壶腹周围及其附近有括约肌并向肠腔突出，使十二指肠黏膜隆起形成十二指肠大乳头。

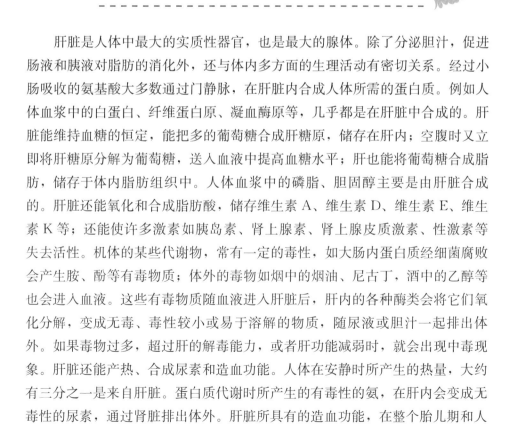

第三节　肝脏的主要功能

肝脏是人体中最大的实质性器官，也是最大的腺体。除了分泌胆汁，促进肠液和胰液对脂肪的消化外，还与体内多方面的生理活动有密切关系。经过小肠吸收的氨基酸大多数通过门静脉，在肝脏内合成人体所需的蛋白质。例如人体血浆中的白蛋白、纤维蛋白原、凝血酶原等，几乎都是在肝脏中合成的。肝脏能维持血糖的恒定，能把多的葡萄糖合成肝糖原，储存在肝内；空腹时又立即将肝糖原分解为葡萄糖，送入血液中提高血糖水平；肝也能将葡萄糖合成脂肪，储存于体内脂肪组织中。人体血浆中的磷脂、胆固醇主要是由肝脏合成的。肝脏还能氧化和合成脂肪酸，储存维生素 A、维生素 D、维生素 E、维生素 K 等；还能使许多激素如胰岛素、肾上腺素、肾上腺皮质激素、性激素等失去活性。机体的某些代谢物，常有一定的毒性，如大肠内蛋白质经细菌腐败会产生胺、酚等有毒物质；体外的毒物如烟中的烟油、尼古丁，酒中的乙醇等也会进入血液。这些有毒物质随血液进入肝脏后，肝内的各种酶类会将它们氧化分解，变成无毒、毒性较小或易于溶解的物质，随尿液或胆汁一起排出体外。如果毒物过多，超过肝的解毒能力，或者肝功能减弱时，就会出现中毒现象。肝脏还能产热、合成尿素和造血功能。人体在安静时所产生的热量，大约有三分之一是来自肝脏。蛋白质代谢时所产生的有毒性的氨，在肝内会变成无毒性的尿素，通过肾脏排出体外。肝脏所具有的造血功能，在整个胎儿期和人出生后若干天内都保持着，并且在一生中都保持着这种骨髓外的造血潜力。

1. 胆汁排泌功能 胆汁的主要成分在肝内形成。胎儿于 2~3 个月时开始分泌胆汁，为胎粪的主要成分。以后随年龄增长，胆汁逐渐增多。胆汁对消化脂肪类食物起重要作用，可促进胰液、肠液的消化作用，促进肠的活动以加速消化，脂溶性维生素需有胆汁中胆酸的作用才能被充分吸收和利用。

2. 碳水化合物代谢 碳水化合物的代谢是人体重要的热能来源。肝脏的作用是维持血糖浓度恒定，当血糖浓度过高时，肝脏将其转化为肝糖原储存于肝内，血糖过低或饥饿时，肝糖原又可转化为葡萄糖，维持血糖浓度。小儿肝糖原储存相对较少，易因饥饿发生低血糖。

3. 蛋白质代谢 小儿生长发育所需蛋白质较高。正常情况下各种蛋白在血清中清除速度不同，以凝血酶原为最快，其次为纤维蛋白原，白蛋白存留较久。在严重肝病时，凝血障碍出现较早，而白蛋白下降较迟出现。

4. 脂肪代谢 人体摄取食物中的脂肪，在消化道经胆汁和胰腺的脂肪酶作用分解为脂酸和甘油，吸收后在肝细胞内进行同化，然后运至脂肪组织内储存。一部分脂酸合成磷脂和胆固醇。脂肪代谢过程产生热能为婴儿重要能量来源。

5. 维生素代谢 肝脏参与多种维生素代谢，其中主要有以下几种：

（1）维生素 A 主要来源是 β 胡萝卜素（又称维生素 A 原），经肝内胡萝卜素酶的作用转化为维生素 A。人体 95% 以上的维生素 A 存在于肝内。肝损害时，即使吸收足量胡萝卜素，亦不能转化成维生素 A，将出现维生素 A 缺乏症。

（2）B 族维生素 碳水化合物在肝内分解时需要维生素 B 作为辅酶，若维生素 B_1 缺乏，糖原生成受影响而减少。维生素 B_{12} 还参与肝脏对雌激素的灭活。维生素 B_{12}、维生素 B_6 主要存在于肝内，可促进肝细胞再生。

（3）维生素 C 主要存在于肝脏，可促进糖原形成。维生素 C 不足时肝糖原生成减少，反之则肝糖原储存量增多，有利于肝细胞再生。

（4）维生素 K 肝脏制造凝血酶原必须有维生素 K 参与。肝细胞严重损害时，维生素 K 吸收障碍，肝细胞合成凝血酶原能力明显减低。

6. 激素代谢 许多种激素在肝脏内分解、转化或灭活。

（1）雌激素 在肝内进行代谢和灭活，其产物自胆汁排出。患肝脏疾病时，雌激素代谢和灭活障碍，呈现雌激素水平增高现象，如出现蜘蛛痣、肝掌和男性乳腺发育等。

（2）脑垂体激素　生理状态下，肝脏与腺垂体内分泌之间保持一定的平衡关系。神经垂体分泌的抗利尿激素经肝脏灭活。患肝病时，雌激素增多可抑制腺垂体的分泌功能；抗利尿激素则增多和潴留。

（3）肾上腺皮质激素　皮质激素的中间代谢大部分在肝内进行。肝损害时，皮质醇及醛固酮有所增加，致使水和钠潴留体内，成为腹水和浮肿的原因之一。

7. 铁和铜代谢　肝脏是储铁的主要脏器之一，其储铁量约为全身铁总量的15%。铜亦存于肝内，具有固定肝内铁质的作用，婴儿期造血所需的铁和铜常由肝供给。肝细胞损害时，肝脏合成铜蓝蛋白能力减低，或先天缺乏，则铜蓄积于肝内；肝细胞合成运铁蛋白减少，则铁蓄积。

8. 生物转化作用　肝细胞的生物转化作用一般是通过氧化、还原、水解、合成等反应，使脂溶性较强而极性较低的物质转化为水溶性且极性较强的物质，易为细胞外液运送，便于从肾脏或胆汁排出。某些毒物经过生物转化，可以转变为无毒或毒性较小、易于排泄的物质，但也有一些物质恰巧相反，它们经过生物转化会使毒性增强、溶解度降低。

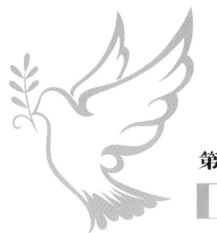

第二章

小儿肝病科的布局与管理

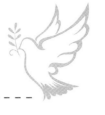

第一节　小儿肝病科的布局

小儿肝病科是肝脏疾病患儿接受诊断、治疗、护理、疾病恢复的重要场所，良好的住院环境有利于患儿疾病的恢复。其布局要求如下：

一、布局的总体要求

1. 应单独设置，合理布局，宜选择在南面、有窗的房间。要求远离噪声、通风采光良好、空气清新、有空气净化装置。

2. 建筑装饰必须符合不产尘、耐腐蚀、防潮、防震、防静电、容易清洁和防火的要求。

3. 地面平整，场地宽敞，有足够大的医疗区和辅助用房，还应设置儿童活动室等。

4. 消毒隔离设施符合医院感染要求，有良好的排水系统装置，如排水孔、地漏等。

5. 设有安全设施，如厕所防滑扶手、床单位防护栏、紧急呼叫器等，有防火设备及安全通道。

6. 根据疾病的特点，分区治疗，为患儿创造一个安全、清洁、舒适的住院环境，以促进患儿疾病的恢复。

二、整体分区

1. 应设立"三区两通道"，三区为清洁区、半污染区、污染区，三区之间设缓冲间；两通道为医务人员通道和患儿通道。分区明确，界限清楚，标识明显。病房内设置独立卫生间。

（1）清洁区　凡未被病原微生物污染的区域称为清洁区。例如：医务人员值班室、更衣室、库房等。

（2）半污染区　位于清洁区和污染区之间，有可能被患儿血液、体液和病原微生物等污染的区域。例如：医务人员办公室、治疗室、内走廊等。

（3）污染区　凡被病原微生物污染或被患者直接接触和间接接触的区域称

为污染区。例如：病室、厕所、浴室、处置室、污物间、外走廊等。

2. 收治患者按感染区、非感染区、术后恢复区分室收治，各区分工明确，各司其职，相互协作。

（1）感染区　主要收治肝病科感染性疾病的患儿。例如各种病毒感染性疾病患儿。

（2）非感染区　主要收治肝病科非感染性疾病患儿。例如胆汁淤积性肝病、各种原因不明的黄疸、肝脾大、非酒精性脂肪性肝炎、遗传代谢性肝病。

（3）术后恢复区　主要收治肝移植术后的患儿。包括肝衰竭、肝硬化的患儿。

三、设置要求

1. 床位数应满足患儿医疗救治需要，每间病房设置 2～6 张病床，床单位占地面积不少于 2 m²，床与床之间的距离不小于 1 m，床头设有呼叫器，两床之间设活动隔帘，有利于治疗、护理及保护患儿隐私。根据疾病种类、病情轻重、感染或非感染分区收治和管理。

2. 从医疗安全角度考虑，病房每个管理单元以≤40 张床单位为宜；床位使用率若超过 110% 则表明病房的床位数不能满足医院的临床需要，应增加肝病科病房单元数。

3. 病房应当配备两套灯光系统，昼夜光线变化有利于患儿的睡眠和疾病的恢复。病房要配备夜间照明设备，病情稳定的婴幼儿及年长儿夜间室内光线应稍暗，否则影响睡眠。

4. 病房地面覆盖物、墙壁和天花板应当符合环保要求，有条件的可以采用高吸音建筑材料。工作人员要做到四轻：说话轻、走路轻、操作轻、关门窗轻。原则上，白天噪声不超过 45 分贝，傍晚不超过 40 分贝，夜间不超过 20分贝。

5. 病房应具备控制室内温度和湿度的设备设施，如中央空调、温度计、湿度计等。根据气候变化适当调节病房内温度和湿度。

6. 病房应当配备必要的清洁和消毒设施。洗手池旁贴关于正确洗手的说明及步骤。水龙头宜采用脚碰式、脚踏式或感应式等开关。病房门口放置手消毒剂，定期检查消毒剂有效期，加强巡视和宣教。

7. 病房应建立完善的通信、监控、网络与临床信息管理系统。同时注意网络信息安全，定期组织培训。

四、环境要求

1. 布局规范合理，洁污区域分开，标识清晰，功能流程合理。落实病区清洁卫生制度，定期检查考核，达到环境"五无"：无痰迹、无蜘蛛网、卫生间无臭味和尿垢、室内无死角、地面无积水。保持病房清洁、安静。

2. 病室内阳光充足，温度保持在 18 ℃～22 ℃，相对湿度保持在 50%～60%。保持空气清新与流通，每日通风不少于 2 次，每次 15～30 分钟。

3. 病房各个区域物品按标准要求定位，分类放置，摆放整齐。

4. 控制病房人员出入，出入病房随手关门，非探视时间不能随意出入病室。

5. 病区走廊清洁、宽敞、通畅，地面保持清洁、干燥，墙面有必要标识，如"小心跌倒""禁止吸烟"等，标识清晰、醒目、规范。

6. 加强消防安全管理，定期组织学习消防安全知识，检查消防通道是否畅通，灭火器材是否处于备用状态。正确使用和妥善保管易燃易爆设施，防止发生火灾事故。定期组织科室工作人员进行消防安全知识培训，提高本科室工作人员的自防自救能力。

7. 强化和落实清洁消毒隔离制度，按照消毒隔离要求对地面和墙面等进行定期清洁或消毒；随时保持环境整洁，空气与物体表面细菌符合环境管理要求。

8. 医务人员更衣室清洁干净，工作服挂放整齐；值班室整洁美观，床褥叠放整齐，个人用物入柜存放。

五、各区设置

（一）病房

一般根据小儿年龄、病种及身心特点合理安排，病房一般设 30～40 张病床，包括普通病房、抢救室和隔离病房。

1. 普通病房 病房可设置大病房、小病房、单人病房，病床的摆放应便于诊疗和护理操作。大病房一般可容纳 4～6 张病床，小病房设 2～3 张病床为宜；床间距≥1.0 m；病床应无棱角且有安全床栏，安全床栏高度应在 70 cm以上；两床之间设活动隔帘；窗外设有护栏或窗户设有限位器。

病床应实用、耐用、舒适、安全，可采用可调节摇床，室内有床单位及床上用品、床头柜及小凳、床旁呼叫设备、中心供氧及负压设备、中央空调、空气消毒机、电视机、照明灯、床头灯，其他还包括天轨输液架、电源插座、储物柜、厕所、洗手池、沐浴设施（安装电话或呼叫设备）。

房间色调柔和、安静、阳光充足，空气流通、温湿度适宜，病房墙壁可粉刷成柔的颜色，或装饰有儿童喜爱的卡通图案，减少患儿的恐惧感和陌生感。

随着人民生活水平的提高，发展单人病房也是一种趋势，有条件的医院可设置单人病房。房间可设独立卫生间、电话、电视机、饮水机、沙发、陪护椅、活动式小餐桌等。

2. 抢救室　用来收治危重患儿的房间。临近护士站，单独房间，以 1～2 张病床为宜，床间距>2m，室内宽敞，以便于医护人员抢救。抢救床应配置有滑轮、能升降、易干移动的多功能床，抢救室墙上悬挂抢救流程图。除配备普通病房基本设施以外，室内还配有抢救车、抢救药品、抢救仪器等。室内物品齐全、定点放置、专人保管、定期检查、定期消毒、及时补充，保证各类抢救物品及药品处于备用状态。

3. 隔离病房　为避免交叉感染，宜设立 1～2 间隔离病房。隔离病房以单人房间为宜，门外及床尾悬挂隔离标志。室内应配置专用诊疗用物，如听诊器、压舌板、体温计、血压计等。专用隔离用物，如隔离衣、鞋套、护目镜等；专用生活用物，如洗手设施、带盖垃圾桶、避污纸，专用食具、便器、浴室、存放清洁用物储物柜等。有条件的情况下，设层流装置以净化空气。出入隔离室的用物须严格消毒处理，患儿出院后床单位及用物须进行终末消毒处理。

（二）治疗室

治疗室宜设置在护士站附近，室内布局合理，安装纱窗，光线充足。内设有易清洁消毒的专业操作治疗台、治疗车、口服药车、药柜、冰箱、各类注射药物、注射用物及无菌物品存放柜、空气消毒设备等。治疗室内有"三查八对一注意"提示和药物配伍禁忌表。

（三）处置室

处置室与治疗室相邻，洁污分区，布局合理。设物品柜、处置台、清洗池、洗手池及干手设备、七步洗手法示意图、各种医疗废弃物分类盛装容器等。

（四）换药室

可设在治疗室附近，室内配有诊疗床、处置台、换药车、无菌物品柜、清洁物品、外用药柜、洗手及干手设施、消毒设备、医疗垃圾桶等，相关标识清晰。

（五）辅助用房

1. 护士办公室（护士站）　设在病房中心位置，靠近抢救室，有利于观察和抢救患儿，放置必要的办公室设施和诊疗辅助用具，包括办公桌（或台面）、电脑、打印机、电话机、信号灯（或电子对讲信号系统）、患儿信息一览表、黑板、身高体重测量仪、挂钟等，供护士处理、执行医嘱、收取费用、办理出入院、转科等事项。

2. 医生办公室　邻近护士站，便于医护联系。室内配备必要的办公和诊疗辅助用品，包括办公桌、电话机、电脑、打印机、病历柜、纸张柜、黑板和阅片灯等，供医生书写医疗文件、开具医嘱、接待患者及家属等使用。

3. 值班室　设医生和护士值班室各一个，配备必要的值班床、衣物柜、餐桌、家具等，有洗漱池、卫生间、浴室内设淋浴、热水设备。

4. 更衣室　位于值班室隔壁，或者可与值班室一起配套安置，外室为更衣室，内室为值班室，洁污区域一定要分开。更衣室内设衣柜、鞋柜、穿衣镜等，生活及工作的衣物、鞋分柜放置。

5. 主任及护士长办公室　主任办公室位于医生办公室旁，内设办公桌、电脑、文件柜、储物柜、沙发、洗手间、消毒设备等。护士长办公室可与主任办公室相邻，内部设施与主任办公室大致相同。

6. 示教室　配备基本的教学设施，包括桌、椅、黑板、投影屏幕、书柜、示教模型等。室内光线充足，保持清洁，有条件的医院可配多媒体示教设施，作为病区会议小讲课、授课示教、员工及学生学习的场所。

7. 会客室或患儿活动室　室内配备电视机、沙发、报纸、书刊、健康教育资料、简易教具、饮水装置等，注意周围环境要宽敞明亮、安全，各建筑设施不能有棱角。

8. 库房　供病区存放病区资料、备用办公用品、医疗仪器物品、布类、保洁用品等，内设储物柜及壁柜多个，物品分类放置，标识清晰，便于取用。可根据条件设置1～2个库房，洁污分开。

9. 开水房 设在病房走廊末端，内有开水供应设备、洗涤池，有使用说明及安全警示标识，如"小心烫伤"等。

10. 洗涤间 设在科室末端，用于各类污物的洗涤、浸泡、消毒与存放，配备毛巾清洗消毒池、拖把洗涤池、拖把悬挂架、抹布悬挂架、便盆洗涤池、垃圾袋存放柜等，各室拖把、抹布等卫生洁具按清洁区与污染区专用专放，有清晰标识，分区、分类放置。

11. 杂物间 存放平车、轮椅、患儿多余用物等。

（六）必备设备

1. 每张病床配备适量的电源插座，提供氧气、负压吸引等功能支持。采用双路供电或备用的不间断电力系统，每个房间的电源应是独立的反馈电路供应。

2. 每个病房内至少设置一个洗手及手消毒装置，配冷暖空调、空气消毒设施。

3. 病房常备体温计、血压计、听诊器、手电筒、卷尺、压舌板、吸痰及吸氧装置、抢救车等。

4. 病房备有一定数量的心电监护仪、电脑输液泵、暖箱、蓝光治疗仪、血糖仪，根据年龄大小准备体重秤、测量头围的卷尺、身高测量器等。

5. 抢救复苏设备与成人有所不同，所有设备型号齐全，可供不同年龄及身高体重患儿选择，如2个以上大小不同的复苏球囊（带不同型号的面罩）、常规备有内径2.5～7.0 mm的气管内导管、小儿专用不同型号的喉镜片。监护仪应配有宽窄不同的血压袖带，其他如鼻饲管、吸痰管、静脉导管、导尿管等，也应根据患儿年龄和体重选择型号。抢救设备应定点放置、专人保管、定期检查、定期消毒、及时补充，保证各类抢救物品及药品处于充足备用状态。

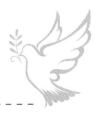

第二节　检查室的管理

检查室存在人员流动量大、陪护人员多、患儿不配合检查等特点。因此，良好的管理可以为等候检查的患儿提供优质、高效的服务，能够促使检查有条不紊地顺利进行，从而大大减少患儿排队等候的时间，提高患儿及家属的满意度。

一、肝纤维化定量诊断室的管理

肝纤维化定量诊断具有无创、无痛、快速便捷等优点，有较好的重复性，不仅可用于肝纤维化的非创伤性诊断，也可用于检测肝脏疾病的发展，还可用于评价抗纤维化疗法的效果。

（一）环境布局

1. 应保持环境安静、温度适宜，通风良好、干燥整洁，否则影响检查效果及仪器使用寿命。

2. 应远离 X 线室、超短波室、变电所和大型机械室等处，以免使用其他电器时对该检查产生影响。

（二）基本设施

1. 应配有肝纤维化定量诊断仪、操作床、导电膏、消毒剂、电脑、打印机、办公桌椅、文件柜等。

2. 设施放置合理，便于操作。

（三）人员配备

应至少配备一名专职医生负责全面工作，要求为至少经过 1 年肝纤维化定量诊断专门培训的主治医生，除了具有肝脏病学的临床、病理和生理等知识外，对电器、仪器的知识也应有一定的了解，负责肝纤维化定量诊断的操作、记录、分析报告等。另外还可配备一名预约人员，负责肝纤维化定量诊断的预约工作及候诊区秩序的维持。

（四）工作职责

1. 严格执行各项操作规程，执行岗位责任制。

2. 认真学习国内外新技术、新方法，不断提高专业素质和技术水平。

3. 严格执行操作规程，了解仪器的性能和安全使用的方法。

4. 热情接诊患儿，详细地为患儿交待注意事项，取得合作。

5. 检查前要仔细核对患儿床号、姓名、住院号、性别、年龄、诊断、检查部位及临床要求等，认真仔细地进行检查。

6. 对有传染性疾病的患儿应排在最后检查，操作完及时进行消毒，防止交叉感染。

7. 及时准确报告检查结果，遇疑难问题应与临床医生联系，妥善处理。

8. 各种检查记录要及时登记，分类归档，妥善保管。

9. 对同一受检者的多次检查结果按先后顺序予以存放。

10. 严格执行仪器使用、保养和定期检查、维修制度，设专人负责，并建立管理档案及维修卡。

二、肝活检室管理

（一）环境布局

1. 环境安静、温度适宜、通风良好，安装冷暖空调及空气消毒机，保持房间干燥，以免影响检查效果及仪器使用寿命。

2. 远离 X 线室、超短波室、变电所和大型机械室等处，以免使用其他电器时对肝活检操作产生影响。

（二）基本设施

应配有肝活检枪、B超机、导电膏、消毒剂、电脑、打印机、操作床、办公桌椅、文件柜等。

（三）人员配备

至少配备一名专职医生负责全面工作，要求为至少经过 1 年肝活检专门培训的主治医生，除了具有肝脏病学的临床、病理和生理等知识外，对电器、仪器的知识也应有一定的了解，负责肝活检的操作、记录、分析报告等。同时还应配备一名专职技术人员，负责肝活检用物的准备和操作过程中的配合。

（四）工作职责

1. 严格执行各项操作规程，执行岗位责任制。

2. 热情接诊患儿，需预约的患儿，详细地交待注意事项，取得合作。

3. 认真学习国内外新技术、新方法，不断提高专业素质和技术水平。

4. 严格执行操作规程，了解仪器的性能和安全使用的方法。

5. 除熟悉肝活检操作技术外，对其他影响诊断的知识也应有所了解。

6. 检查前要仔细核对患儿床号、姓名、住院号、性别、年龄、诊断、检查部位及临床要求等，操作中加强协作和配合。

7. 加强与各临床科室和其他医技科室的联系和协作，不断提高诊断水平。

8. 仔细了解患儿病情，对有传染性疾病的患儿应排在最后检查，操作完做好消毒工作，防止交叉感染。

9. 及时准确报告检查结果，遇到疑难问题应与临床医生联系，妥善处理。

10. 各种检查记录要及时登记，分类归档，按时间先后顺序妥善保管。

11. 严格遵守操作规程，注意安全，定期保养、维修、检测仪器，设专人负责，并建立管理档案及维修卡。

第三节 小儿肝病科必备物品与管理

必备物品包括常用物品、仪器和药品。做好必备物品的管理是保证工作顺利开展的基础。

一、常用物品的管理

（一）办公用品

1. 办公用品包括办公设备、电脑耗材、办公用纸、办公用笔、装订用品、桌面物品等。

2. 办公用品实行统一采购、按需领用的原则。

3. 配合医院实施无纸化办公，科室打印机的使用仅限于医疗业务活动。

4. 办公用品使用后根据 10S 管理定位放置，尽可能重复使用，避免浪费。

（二）家具

1. 家具包括办公桌椅、床头柜、鞋柜、衣柜和病床等。

2. 根据病房布局，上报采购部采购合格的家具，安装、调试、验收合格后方可投入使用。

3. 总务办每季度对病房家具进行巡查和预防性维修。总务护士每月对科内家具使用情况进行巡查并记录。

4. 对出现破损或存在安全隐患的家具，由总务护士或主班护士填写《报修单》，上报总务办，维修人员及时到达现场维修。晚夜班需紧急维修时，由值班护士电话告知总值班，由总值班通知维修人员。

5. 维修完毕，科室主任或总务护士确认无误后签字。

（三）病房被服

1. 病房被服包括床单、被套、枕套、病号服、医务人员工作服等。

2. 病房所需被服统一上报采购并发放使用，若在使用中发现被服污染后主动及时更换。

3. 更换下的被服按要求装入不渗漏的、密闭的污物车或污物桶内（被传染性疾病患儿使用过的被服统一放置于黄色塑料袋内，袋口扎紧，外贴隔离标志），放置在指定地点由被服中心统一时间收取，严禁在病房清点被服。

4. 被服中心工作人员将污染的被服用专用的污物车经专用通道送至指定区域，清点后交洗涤公司。

5. 洗涤公司遵循先消毒、后清洗的原则，将洗涤后的清洁被服送至医院被服中心的清洁区贮存。

6. 被服中心工作人员每日早晨 8 点前将清洁被服送至各病区，与病房护理人员交接，清点数量后放于清洁、通风的库房内。

7. 病房按病床数存放一定基数的清洁被服，以备临时更换。

8. 所有破损的被服返送至被服中心修补，对不能修补需报废被服须经过消毒清洗后再报废。

（四）医疗一次性物品

1. 一次性物品包括输注类、导管类、诊断治疗器具类、敷料类、护理器材类及其他类等。

2. 所用一次性物品由医院统一采购且必须具备三证，不得私自购用。

3. 科室总务护士按科室使用情况每周申领一次性物品，申领时须按各部门要求填写电子申请单或申请报告表。

4. 一次性物品按 10S 要求分类放置于清洁、干燥、通风良好的地方，距离地面≥25 cm，距离墙面≥5 cm，所有用物根据生产批号的先后顺序，按左拿右放的原则取放。

5. 使用一次性物品前需检查物品包装完整性及有效期，所有一次性物品使用后废弃，做到一人一用，不得重复使用。

6. 护士长负责病房物品的全面管理，总务护士每周定期清查物品数目及有效期，建立明确账目。

7. 其他科室临时借用一般物品时，在不影响正常工作的情况下，在借物登记本上登记后方可外借，抢救物品一般不外借。

二、仪器的管理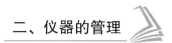

（一）必备仪器设备

科室仪器设备包括一般仪器设备、贵重仪器设备、科室特色仪器设备等，详见表 2-1。

表 2-1　科室仪器设备

一般仪器设备	贵重仪器设备	科室特色仪器设备
中心负压吸引设备	多参数监护设备	腹水超滤仪
中心供氧设备	除颤仪	腹水浓缩机
呼叫系统	多功能抢救床	肝病治疗仪
简易呼吸器	多功能移动护理车	肝纤维无创检测仪
医用冰箱	抢救车	经皮测胆仪
快速血糖仪、快速血酮仪	气管插管设备	持续动态血糖监测仪
微量泵、输液泵、营养输注泵	空气消毒机、床单位臭氧消毒机	
血压计、体温计、体重秤	暖箱、蓝光治疗仪、秤	
防褥疮气垫	层流床	

（二）仪器使用制度

1. 科室设仪器管理员一名，对科室相关人员进行培训考核，掌握各种仪器的使用操作方法，并在贵重仪器后悬挂操作流程及设置参数，方便随时查看。

2. 备用设备放置于指定位置，每班交接，定期对仪器进行检查维护，使其处于备用状态并悬挂"正常"使用提示牌。发现异常及故障时，悬挂"异常"提示牌并及时报修、科室自查、设备科巡检及维修情况要进行登记。

3. 仪器设备使用前检查其是否处于备用状态及性能是否完好。

4. 仪器设备使用后按照消毒管理原则进行消毒处理，防止医源性交叉感染。

5. 贵重精密仪器建立使用情况登记本，配合资产管理部门对贵重精密仪器使用情况进行数据分析。

6. 贵重仪器一般不外借，遇特殊情况，在不影响正常工作的前提下，经科主任和护士长同意后方可外借，并办理借物登记手续。归还时由本科室护士认真检查仪器功能、验收配件是否齐全，并签上归还的日期及经手人。

（三）仪器的清洁消毒

1. 仪器外壳被污染后可使用蘸有凉水或温水的纱布或软布擦拭。使用时一人一用一消毒及定期将仪器消毒（如 5% 氯己定），以防交叉感染。

2. 监护仪外壳被污染后可使用无水乙醇擦拭，再用干净软布清洁，保持清洁光亮。清洁时勿将洗涤剂流入仪器内部，以免造成电流短路。

4. 血压计袖带用毕进行清洁消毒，袖带外套可用清水冲洗，清洗时先将气囊取出，然后可浸入消毒剂中消毒。

5. 气囊、空气软管在消毒剂中清洗时，把管口封住，避免液体进入管腔内，导致测量结果不准确或损坏机器，待袖带外套清洗完毕并晾干后，再放回去备用。

6. 显示屏仪器表面可以用棉球或无水绒布擦拭（如仪器表面太脏，可蘸水擦拭），不可用乙醇或其他有腐蚀性的清洁剂。

（四）仪器维护制度

1. 报修

（1）设备发生使用责任人不能排除的故障时，首先在设备的显眼位置放置故障提示牌，并立即通知物资供应维修部维修中心。确定无维修价值的，填写"财产物资报损、报废申请表"，写明报废原因，提交相关资产管理职能部门鉴定、审批。

（2）物资供应维修部责任工程师应在半小时内到达现场进行检修，填写"维修记录单"。

（3）仪器设备修复后，使用部门应检查设备维修质量，验收合格后在取件、验收人处签名，凭"维修记录单"用户联领取修复的设备，存档联由物资供应维修部存档保管。

（4）设备一般故障维修应当天完成，需大修理或待配件时，需向使用科室说明情况。所有维修费用将进入成本核算，所有更换的零配件要填入"维修记录单"。

（5）外修　对医院无法修复需要外修的报修设备，应及时与使用部门沟通，由使用部门提出外修申请。

2. 维护保养

（1）日常保养　由使用人员或责任人每天完成保养，备用设备每周由责任人进行1次保养。日常保养包括仪器设备表面清洁、废液的清除、各类连接线整理、日常工作参数调校，并建立保养记录。

（2）预防性维护保养　由使用人员和设备维修人员共同完成，根据设备说明书要求定期对医疗设备进行预防性维护保养，填写维护记录。

3. 定期检查　使用人员和设备维修人员应定期地检查科室在用医疗设备，检查内容包括：

（1）大型精密设备和危险性设备是否有规范的操作规程。

（2）使用人员是否经过合格培训或持有有效的上岗证。

（3）按国家计量法规定强制检定的计量设备，应具备有效期限内的计量检定合格证。

（4）主机、附件及使用说明书齐全。

（5）设备上不堆放其他物品，设备通风口通畅，有防潮、防热、防火等措施。

（6）设备运行正常，无异常声音和异常温度。

（7）设备电源线两端及接地线连接可靠，接地电阻符合规定。

（8）设备无漏电现象。

（9）活动部件润滑良好，无漏水、漏气、漏油现象。

（10）对发现的安全隐患及时整改或通知有关人员及时处理，设备不带"病"工作。

（11）大型设备须做好检查和处理记录的归档工作。

三、药品的管理

（一）药品的配备

1. 抢救药品的配备　常备抢救药品包括盐酸肾上腺素、异丙肾上腺素、硫酸阿托品、洛贝林、地西泮、利多卡因、盐酸多巴胺、苯巴比妥、西地兰、呋塞米、去甲肾上腺素、地塞米松、氨茶碱、葡萄糖酸钙、碳酸氢钠，共15种。15种抢救药品药名及规格与备用数量详见表2-2。

表2-2　15种抢救药品药名及规格与备用数量

编码	药品	规格	备用/支
1	肾上腺素	1 mg/ml	5
2	异丙肾上腺素	1 mg/2ml	2
3	硫酸阿托品	0.5 mg/ml	5
4	洛贝林	3 mg/ml	5
5	地西泮	10 mg/2ml	2
6	利多卡因	0.1 mg/5ml	5
7	盐酸多巴胺	20 mg/2ml	5
8	苯巴比妥	0.1 g/ml	2
9	西地兰	0.4 mg/2ml	5
10	呋塞米	20 mg/2ml	5
11	去甲肾上腺素	2 mg/ml	2
12	地塞米松	5 mg/ml	5
13	氨茶碱	0.25 mg/2ml	5
14	10%葡萄糖酸钙	1 g/10ml	5
15	5%碳酸氢钠	0.5 g/10ml	5

2. 二类精神药品的配备　常备二类精神药品包括苯巴比妥（肝酶诱导剂，促进黄疸消退）。

3. 其他药品的配备　需配备的药品除了抢救药品、二类精神药品外，还包括常用静脉给药的药物（如常用抗生素、护胃药、止血药等）、常备口服药（如退热药、止泻药、止咳药、抗过敏药等）、雾化药（如止咳化痰药、平喘类药等）、外用药（如消肿药、抗过敏药、局部麻醉药等）。

（二）药品的管理

1. 抢救药品的管理

（1）抢救药品必须放置在抢救车内，按规定排序，保持一定基数，做到"四固定"，即定品种、定数量、定位放置、定人管理。

（2）抢救药品用后当班应及时补充，做好记录，如当班不能补充，即在"抢救车交接班记录"注明。由次日主班补充，记录上锁。

（3）抢救车使用一次性编码锁密封保存，每班查看编码锁完整性、编码锁编号正确，班班交接，护士长每周检查急救车交接班完整性并签名。

（4）实施专人、专册管理，每月定期由急救物品管理人整理清点记录并签名，药品保证有效期在 3 个月以上。

2. 二类精神药品的管理

（1）科室必须严格管理二类精神药品，严防药品流失而造成社会危害。

（2）科室根据患儿用药情况开具医嘱，每日按医嘱领取二类精神药品，由具有精神药品处方权的医务人员开具领药处方。

（3）二类精神药品的处方书写要求：处方书写工整，字迹清晰。写明患儿姓名、性别、年龄、科别、开具日期、病情及诊断，写明药品名称、规格、数量、用法用量。医生、发药及核对人员均应签全名。

（4）二类精神药品使用时若有剩余量，使用人与在场的另一名医务人员共同确认剩余药品剂量和弃去方法，在使用登记本及处方中注明，并双人核对签全名。

（5）设二类精神药品交接班本，班班交接，并由药品管理护士定期检查，如有误差及时追查。

（6）二类精神药品处方一般不得超过 7 日用量，对于特殊情况患儿，处方用量可增加到 1 个月量，并在病历及处方中写明诊断及使用理由。

3. 其他药品的管理

（1）根据科室需要，遵循医院药品管理制度，确定科室储备药品种类、数量，指定专人负责药品申领及保管工作。

（2）科室内所有药品只能按医嘱供患儿使用，任何人不得私自取用。

（3）科室应根据药品种类与性质将注射药、口服药、外用药等不同种类及剂型分别放置、分类保管、方法正确。

（4）所有针剂及口服药必须存放在原装盒（瓶）内保存。

（5）药品按失效期先后顺序摆放，药品标签规范、完整、清晰，药品如有标签不清或有涂改时不得使用。

（6）科室药品管理人员定期清点、检查药品，并做好登记。发现药品有变色、发霉、混浊、沉淀、过期或包装破损等情况应立即封存或销毁，报告相应的药物管理部门，查找原因。近效期药予以提醒，告知科室人员优先使用。

（7）特殊和贵重药品应明确登记，加锁保管，班班清点交接。

（8）需要冷藏的药品要放在冰箱冷藏室内，以保证药效，如肝素、胰岛素、生物制品等。

4. 自备药品的管理

（1）患儿住院治疗期间所需要的药品均应通过正常药品申购途径，由医院药品采购和管理部门从正规购销渠道采购供应，需要使用的药品如果医院药房没有时，由科室提出申请，经批准后临时采购。禁止任何人以任何理由要求、暗示、诱导患儿及患儿家属外购任何药品。护士不得执行不符合本规定的自带药品医嘱，并对患儿私自使用自带药品情况进行监督并记录。

（2）患儿在住院期间原则上只使用医院药房为其调剂的药品，如果必须使用从门诊或院外带入的药品时，必须经过科主任同意，而且仅限于慢性疾病患儿已经购买并在门诊或在家已长期服用、疗效肯定的药品。医生在对患儿进行评估时，须仔细询问患儿的药物史，包括患儿在本医院或其他医院的医嘱药物情况、患儿家属已购药品使用情况等。

（3）医生根据患儿病情需要，在全面了解患儿住院前的用药后，开出药物医嘱，做到合理使用。患儿情况如果符合第（2）条中自带药品的使用管理规定且患儿家属坚持要求服用自带药品的，医生仍然需要开出药物医嘱，医生在开具医嘱时，在"医生嘱托"栏中填写"自备"，同时向患儿及家属说明使用自带药品可能出现的不良后果。在开出医嘱前要按第（4）条中的要求对自带药品进行检查。

（4）使用的自带药品为本医院开出的药品且在有效期内的，一般不需要请药师检查。但是在院外购买带入的药品，或者虽是本医院药品但医生或护士对药品保存或其他质量问题有疑问时，医生在开出自带药品使用医嘱前在电子病历系统中申请临床药学室的药师会诊，并填写电子会诊单，在会诊单中说明自带药品的名称和来源，医务人员必须及时电话通知药学部临床药学室的药师到科室检查患儿的药品，经药师现场确认为合法及合格的药品，并由患儿家属签署《患儿自带药品使用声明书》后，才可以开具医嘱和使用自带药品，同时药师在检查药品后要在会诊单中记录检查的情况，并提出明确的答复，药师不同意使用的，即使医生开出医嘱，护士也有权拒绝执行医嘱。

（5）自带药品必须做好所属患儿的床号、姓名、住院号等标志，由医务人员核对后统一放入自备药品柜中，使用时再由护士取出。如果是需储存在冰箱的药品，则存放在药物冰箱并班班交接。出院时及时清理归还。

（6）自带药品的使用必须有记录，药品的治疗效果、不良反应等都要有评估和相应的记录。

（7）患儿自带的注射药物及中药饮片不予使用。

第四节　人力资源的配备与管理

护理人力资源的合理配置、有效利用和培训是保证护理工作顺利开展、推动学科发展的前提与保证。

一、护理人力资源的配备

（一）护理人力资源组织架构，详见图2-1。

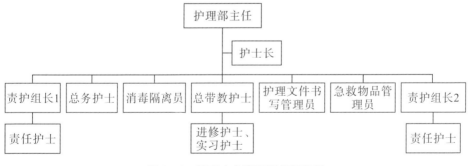

图2-1　护理人力资源组织框架图

（二）护理人员编配原则

1. 以患儿为中心原则　满足患儿护理需要是护理人员配备的首要原则，根据患儿数量、病情及难易程度等合理安排人力，确保24小时连续护理。

2. 能级对应原则　能级对应是指在人力资源配置中，人的能力要与岗位要求相对应。护理人员能级编制，应与护理人员的资历、能力及所担负的岗位职能相匹配。

3. 结构合理原则　护理人员结构设置合理是保证工作质量的基础，也可以促进各级各类护理人员优势互补。护理人员专业等级按高、中、初级，年龄按老、中、青，学历按研究生、本科、大专、中专层次等配置合理比例，以发挥各级护理人员的优势。

4. 人性化原则　在保证工作质量和患儿安全的前提下，满足护理人员的特殊要求，减少职业倦怠。

5. 动态调整原则　根据工作闲忙程度，动态调整护士上班人数，保持各班工作量平衡，并排二线三线班，应对应急情况。

6. 人才管理原则　不同人才用于不同岗位，选择合适人夫担任所规定的各项任务，做到人员的资历、能力、思想品德与所担任的工作职责相适应。

（三）护理人员编配的方法

参照黄人健、李秀华主编的《2011 版儿科护理学高级教程》中护理人员编配计算方法：需要配置的护士数=（定编床位数×床位使用率×平均每位患儿每日需要护理工时数）/每名护士每天工作时间×（1＋机动系数），平均每位患儿每日需要护理工时数=平均每位患儿每日直接护理工时总和＋间接护理工时总和；直接护理工时总和=各项直接护理平均工时数×操作频数；间接护理工时总和=为各项直接护理做准备的时间总和＋沟通协调工作所需要的时间总和。机动系数是指正常缺勤而在一般编制人数基础上另增加的人数，一般值为 20％～25％。正常缺勤包括休假、病假、产假、外出学习等。

（四）影响护理人员编配的因素

1. 任务轻重和工作量大小　不仅数量不同，人员配备也不同。

2. 人员数量与质量　工作量与人员数量成正比，但要保质，因此人员素质较为重要，编制要少而精，尽可能用技术、品德、心理素质高的人才。

3. 人员比例和管理水平　比例是否达标，编制是否达标，直接影响护理工作效果，护理指挥系统能科学地组织，使用人力资源，并有效地协调好各部门关系，则可节省人力并提高效率。

4. 社会因素和条件差异　国家政策，如公休日、产假等，护理服务对象的经济状况、文化背景等，公费医疗制度均为社会影响因素，护理人员的合理编设要符合我国社会实际状况，不同地区、不同自然条件的医院需要的人力也不同。

二、护理人员的管理与排班

科学的护理人员分工和排班，既能满足患儿的需要，又能调动每个护理人员的积极性。

（一）护理人员的管理

1. 根据护士的工作能力、技术水平、工作年限、学历及工作表现等要素，同时根据职称分级别管理，并明确每一级别护理人员工作权限和工作职责。医院根据临床要求合理配置临床一线护理人员，充实护士队伍，护理部对护理人员进行统筹管理，根据工作需要、技术能力、知识结构、不同职称合理调配护理人力，有效开展护理工作。

2. 临床科室根据需要设置护理岗位，不同职称的护士担任符合权限的护理岗位，体现相应的岗位职责及绩效工资，重要岗位如责护组长和质控组长采取竞聘上岗。

3. 护士依法执业，具有护士职业资格证方可执业，才能单独从事相关护理工作。

4. 制定护士晋级制度，制定护士执业发展蓝图，鼓励护士不断提升个人业务能力，提高护士的职业价值感。

（二）护理人员排班

排班是预先对某段时间的工作所做的安排，护士长至少应在排班实施前一周公布，以便护士做好安排，确保护理工作的正常有序进行。

1. 排班原则

（1）以患儿护理需求为中心原则　根据患儿数量及病情轻重，合理安排人力，保证护理质量与安全。

（2）以岗设人，弹性排班原则　根据工作闲忙情况合理排班，紧急情况适当调整，增加高峰时段护理人员，保持各班工作量均衡，排好二线三线班。二三线人员在接到科室呼叫后应在 15 分钟内到岗。

（3）人性化原则　在保证工作质量和患儿安全的前提下，尽量满足护理人员的特殊需求，以《中华人民共和国劳动法》为依据，避免超负荷工作。

（4）合理搭配原则　根据患儿人数、病情、护理难度、技术能力及护士年资等对护士进行合理分组，做好新老搭配，优势互补，以保证护理质量及患儿安全。

2. 排班模式　采用连续排班模式 APN 排班，APN 排班是指按照三班的原则安排班次，确保 24 小时连续护理。排班时间设定如下：

A 班：8：00～16：00

P 班：16：00～24：00

N 班：24：00～次日 8：00

3. 要求

（1）在遵循排班原则的基础上，兼顾临床需要和护士意愿，结合病区专科特点确定排班方式，合理排班，尽量减少交接班次数，提升护士责任感和参与病房管理的能力。

（2）保证护士对患儿实施责任制整体护理，即对患儿实施基础护理、病情观察、治疗、沟通和健康教育等全方位护理。

（3）每名护士相对固定负责一定数量的患儿，每名患儿有相对固定的责任护士对其生理与心理需求全程负责。

（4）每名责任护士负责的患儿数量以 8～10 人为宜。

三、护理人员绩效考核

绩效考核，就是按照一定的标准，采用科学的方法，对员工的品德、工作绩效、能力和态度进行综合评定，以充分调动护理人员的工作积极性和主动性，最大限度地发挥个人潜能，营造良好的学习氛围为原则，制定护士绩效考核管理制度。

（一）考核原则

突出工作绩效，体现医院制度落实和激励奖惩要求，将绩效考核结果与职称晋升、学习进修、奖励评优结合。

1. 以提高员工积极性为导向。

2. 公平、公正、公开、客观原则。

3. 定期考核与随机考核相结合。

4. 定量考核与定性考核相结合。

5. 综合考核与单项考核相结合。

6. 领导考核与群众评议相结合。

7. 资历与能力相结合。

（二）考核内容

根据科室情况，建立由科主任、护士长、护士代表组成的考核小组，根据考核内容，制定量化的、可操作的、切合实际的考核标准，定期对科室护理人员进行考核。

1. 德 爱岗敬业，有较强的事业心；遵守党纪国法和各项规章制度；遵守医德规范，认真履行岗位职责；热心为患儿及家属服务，有良好的职业道德。

2. 能

（1）专业能力 从学识水平、专业操作技能、专科护理水平、护理技术难度等方面进行考核。

（2）综合能力 从管理能力、教学能力、科研能力、创新能力等方面进行考核。

3. 勤 工作态度、出勤情况和遵守劳动纪律等方面。

4. 绩 工作数量和质量，工作主动性和责任心，工作合作性和创新性以及家属满意度。

（三）考核标准

绩效管理总分为100分。分为优秀、良好、合格、基本合格、不合格5个等级。

1. 90分上为优秀 各项工作完成质量好，大大超过常规标准要求，得到患儿（家属）表扬，为科室创造了很好的经济效益和社会效益。

2. 80分以上为良好 各项工作完成质量好，超过常规标准要求，得到患儿（家属）的肯定。

3. 70分以上为合格 各项工作能按时完成，达到标准要求，无患儿（家属）投诉纠纷。

4. 60分以上为基本合格 有些工作不能按时完成，偶尔有小的疏漏，在工作数量、质量上有时达不到常规标准，偶尔有小的纠纷投诉，但未造成严重后果，未对科室造成较大的不良影响。

5.60 分以下为不合格　工作经常不能按时完成，显著低于常规标准要求。

（四）实施

1.各病区根据出勤、工作量、工作质量与患儿安全、工作能力与技术难度、服务质量、医德医风、学术水平等方面，制定详细的绩效考核与激励机制，护士绩效与奖金挂钩。

2.职称奖金系数按医院统一标准，科室根据护士工作能力和所承担的管理责任，设置合理的奖金系数。责护组长分管危重及治疗技术难度高的患儿，奖金系数适当提高。

3.合理设置考核指标与权重

（1）工作量　20分

1）指标　所管患儿数、Ⅰ级护理数、手术数、入院数、出院数等。完成月人均工作量计满分。

2）不直接管患儿的护士根据工作性质按比例折算。

（2）工作能力与技术难度　10分

1）管理危重患儿数、参加抢救患儿数。

2）负责消毒隔离及担任质控护士、总带教、总务护士等骨干。

3）完成专科、疑难技术操作数量：参与本科室专科操作几项，比如参与肝穿次数等。

（3）工作质量　20分

1）岗位职责完成情况　15分

科室督查问题点：按较大质量问题、可控问题反复出现、工作职责重大疏漏等扣分；护理部、医院各种检查问题点，按问题点的类别扣分；所有的问题点按 PDCA 循环管理持续改进。

2）病历质量　5分

环节质控按问题点扣分，每月抽查一定数量的出院病历，按病历级别给分。

（4）差错事故　10分

四、护理人力资源培训

（一）护理人员培训计划

为提高科室护理人员的临床工作能力，保障护理安全，对照优质护理服务对护理工作的要求，围绕本科室工作重点，结合专科发展需要，制订护理人员培训计划，具体内容与要求如下：

1. 培训目的　促使护理人员知识、技能、能力和态度各方面得以提高，使各级护理人员有能力按照工作岗位要求完成相应的工作任务，培养一支能适应医院工作和护理学科发展需要的高素质的护理队伍。

2. 培训目标　三基（基本理论、基本知识、基本技能）培训考核达到三级甲等儿童专科医院要求；护士分层级培训符合岗位管理要求；培养科室所需的专业型人才。加强安全培训及考核，保证护理质量安全。

3. 培训对象　全科所有护士，按照护士的工作年限、职称及工作能力等，将参加培训人员分为5个层次：新进护士（工作年限≤1年）、护士（工作年限＞1年）、护师、主管护师、副主任及以上护师。

4. 培训内容　培训内容包括医院与护理相关管理制度、护理质量与安全、护理基础理论、基本知识、基本技能、急救知识与相关技能、专科护理知识与技能等。

5. 培训方法

（1）培训师资与要求　在科室护士长统一安排和指导下，由科室总带教老师组织科内业务培训，由科室具有较高理论基础知识、临床实践及教学能力的护师及护师以上职称人员作为培训师资，新进规培、轮科和进修护理人员由中级及以上职称护理人员负责带教和培训，实习护生由初级及以上职称护理人员带教和培训。以集中培训为主，自学为辅为原则，采取模拟培训、PPT理论授课、护理查房、疑难护理病例讨论、经验交流、操作示范与指导以及护士会议等多种方式进行培训。

总带教老师组织科内业务学习和教学查房每月各1次，床旁护理查房每周1次；操作老师负责科内操作培训及考核。每次业务学习及查房要求全部护理人员参加，值班人员由总带教老师负责补课。

（2）分层级培训

1）新进护士培训　新职工（工作≤1年的护士）专科培训40学时，科室根据护理部下发的新入职护士培训计划制订科室新护士培训计划，以周为单位，以"基础知识、基础理论、基础技术"为重点，内容涵盖规章制度、职责、流程、护理常规、院感知识、抢救药物知识、安全宣教等相关内容，可以采用多种形式学习，如集中安排授课和自学相结合。

2）护士培训　每月1次，每年度不低于12学时，培训内容以专科疾病和专科技术为重点，制订培训计划，安排理论授课内容和自学内容；参与科室护理查房。

3）护师培训　每月培训1次，每年度不低于12学时，培训内容重点在专科疾病及交叉知识，了解情景模拟法、教学技巧、科研设计、论文撰写等，参加科室组织的护理查房。

4）主管护师培训　每季度培训1次，共计12学时，培训内容以疑难病例分析讨论、学科新进展、教学技巧、科研设计与实施、论文撰写等为重点，要求能够主持科室护理查房。

5）副主任以上护师、护士长培训　拟订教学计划并负责授课；负责参与临床带教工作；协助护理部做好主管护师的晋职、晋级的业务考核工作；参加护理部或医院组织的护理管理及学科动态、新知识、新技术、教学及科研等方面讲座，每半年1次；参加或主持院级疑难病例讨论及教学查房，每年2次；每年度参加省内外学术会议1次；根据情况安排出国出境学习。

（3）考核要求　科室按医院和护理部相关要求对各层级护理人员进行培训和考核，完成培训记录。总带教护士每月检查考核效果，护士长每月抽查，不符合要求需及时改进，各类培训参加率与考核成绩计入年终科室专科建设考评。

1）理论　按照科室培训考核计划组织对全科护士进行理论考核（1次/月），考核方式：题目上传京颐系统，采取网上考试模式，考核成绩由科室登记存档。

2）技能　由护士长和总带教老师组织，操作老师在日常工作中负责对不同层次护士进行操作技能考核，考核成绩由科室存档。新入职护士操作考核每月1次，护士、护师操作考核每季度1次，主管护师及以上职称者考核与院级人员同步。

（二）专科护士培训

1. 培训原则　采取多种方式，对培训对象进行在职教育培训，培训重点以临床需要的知识和技能为主。做到培训与训练相结合、培训与工作相结合、培训与发展相结合，提高培训质量与实效。

2. 培训对象 取得护士资格证、完成医院 3 年规范化培训考核、定科在小儿肝病科的护理人员。

3. 培训目标

（1）具有系统的专业基础理论知识，了解本专科国内外护理现状和发展动态。

（2）熟练掌握基本的临床护理知识与技能；熟练掌握专科知识与技能；熟悉危重症患儿的护理知识与技能、危重症患儿的观察与应急处理；熟练掌握专科常见并发症的预防与处理；熟练掌握专科设备与药物的使用；熟练专科工作制度与流程；掌握常用的急救技术；熟知本专科仪器的使用与保养。

（3）掌握肝病科常用药物的剂量、用途、给药方法、副作用及不良反应；熟悉本专业疾病诊疗护理常规；熟练掌握并运用护理程序；掌握所分管患儿的病情，对病情有较敏锐的观察能力、判断力及应急处理、抢救能力；能够独立解决危重症患儿的护理问题。

（4）能胜任责任组长的工作，具备教学护士的能力，指导低层次护士运用护理程序实施整体护理；带教意识及教学能力较强，有一定的指导能力和组织协调能力；能够胜任教学护士的岗位，有科内及院内授课的能力；能够积极引进新技术，协助或做好科室管理工作。

（5）具备一定的科研能力和论文撰写能力。

4. 培训内容及方法

（1）成立科室培训小组 护士长为组长，护师职称及以上人员为组员。

（2）参与科室业务学习及专科护士授课，每年至少 10 次，采取 PPT 教学方式。

（3）参与科室疑难护理病历讨论及护理教学查房，每月 1 次，每半年进行 1 次专科理论及技能考核。

（4）参加科室护理质量讲评，每月 1 次；参与医院医疗质量及医疗安全讲评，每季度 1 次（非值班人员不能缺席）。

（5）担任责任护士工作，掌握分管患儿的病情，锻炼病情观察能力、判断力及应急处理、抢救能力；学习危重症患儿的护理知识与技能，掌握常用的急救技术；熟悉本专业疾病诊疗护理常规；熟练掌握并运用护理程序，提供患儿满意的整体护理服务。

（6）参与新护士、轮科护士、实习护士的临床带教工作，每年小讲课至少1次，每年操作示教至少1次。

（7）参与护理质量及科室管理。

（8）参加医院及片区业务学习或院内组织的各种形式的学术讲座，每年每人至少4次。

（9）积极参加英语学习，努力提高英语水平。

（10）争取每年发表论文1篇或科普文章3篇。

（11）参加科内理论、操作考核，每半年1次，成绩80分以上合格。

（12）完成学分25分/年（Ⅰ类学分10分，Ⅱ类学分15分）。

（三）进修带教计划

为规范进修带教管理工作，使进修人员能够尽快熟悉科室，提高进修人员学习质量和业务水平，保证患儿安全，结合科室实际工作要求，特制订进修带教计划如下：

1. 对进修护士的要求　进修护士必须是正规护校毕业，从事临床护理工作3年以上的业务骨干，具有吃苦耐劳、勤学好问等优秀品质，能较快适应环境，较快掌握新知识。进修护士在进修期间，积极参加医院和科室组织的各项业务学习。

2. 进修带教具体计划　进修护士的学习安排分三个阶段（见表2-3）：

（1）第一阶段（第1个月）：①固定带教老师，安排年资高的带教老师。②介绍病室特色，了解病室环境、布局，科室工作制度、排班原则。③掌握各班工作职责及程序。④熟悉本科室基础护理内容，工作能力强者予以单独值班。

（2）第二阶段（第2个月）：①不固定带教老师，采取跟班制。②熟悉肝病科常见疾病的护理常规。③掌握基础护理及专科护理知识。④掌握护患沟通技巧并能有效进行健康教育。⑤熟练运用护理程序对患儿实施整体护理。

（3）第三阶段（第3～6个月）：能胜任白班工作。

表 2-3　进修护士带教计划

时间	项目	课时
第一阶段	入科教育：环境介绍，各项规章制度的学习。	1 小时/次
	常用专科化验检查及意义其危急值范围。	1 小时/次
	常用药物（如退黄药、护肝降酶药、调节脂质代谢药、利尿药物）相关知识。	1 小时/次
	仪器使用：新生儿暖箱及蓝光治疗、血糖仪、胰岛素泵的使用及注意事项，常见故障的排除等。	1 小时/次
	常见急危重症（如肝硬化失代偿期）患儿的急救配合要点。	1 小时/次
第二阶段	肝穿刺术术前准备及术后护理。	1 小时/次
	除颤仪的使用及维护。	1 小时/次
	饮食治疗相关知识。	1 小时/次
	肝移植术后常见并发症的处理。	1 小时/次
第三阶段	抢救设备（抢救车的熟悉；抢救药物使用及注意事项）。	1 小时/次
	查阅文献及制作护理个案的培训。	1 小时/次

注意：

（1）每位进修人员须经医院护理部同意批准，方可入科室进修，且由护理部统一安排。

（2）必须遵守医院及科室各项规章制度、遵守劳动纪律，不得私自换班或中途退学及延长学期。

（3）进修人员必须自觉参加医院及科室组织的各类讲座、学习班及小讲课，到课率>80%。

（4）科室每月小讲课必须参加。

（四）实习护生带教计划

临床实习是护生理论联系实际、训练其分析与解决实际问题能力的重要环节。通过临床实习，可以培养学生树立良好的医德医风，具备娴熟的操作技能和运用知识解决问题的能力。作为临床实践教学的实施者，小儿肝病科实习带教利用现代化的管理方式，引入线上线下混合教育模式，借助网络护理教育系统实施对实习护生的管理和护生教师之间的双向评价，将学校所学的理论知识转化为临床解决实际问题的能力，具体实习护生带教计划如下：

1. 科级管理 科室实习总带教老师要求职称为主管护师及以上或工作年限 5 年及以上人员担任，带教老师需工作年限 3 年以上，毕业 1 年内的护士不得承担带教任务。科室安排的本科实习护生需由本科以上学历或护师以上职称人员带教，所有学生入科第一日必须参加入科宣教，由护士长或总带教老师查看护生实习鉴定，根据每名护生的具体情况针对性地安排带教老师带教。

总带教老师需要根据科室操作项目设定黄色警示项目，抢救时的操作设定为红色警示项目（红色项目是严禁学生执行的，黄色项目是需要在带教老师的严格监督下执行的）。在院期间要求护生必须严格遵守医院规章制度和护理操作规程，不得独立完成操作，所有操作均在带教老师的指导下进行。实习期间需严肃实习纪律，不得随意迟到早退、旷工、旷课，确有休假要求需要按照规定流程请假，护士长准假后方能离岗。建议充分发挥学生的主动学习积极性，采用各种新的教学法提高学生的主动参与意识，增强培训效果。

2. 培训

（1）科室培训要求

1）年初由总带教老师制订科室带教计划，根据科室专科特点确定讲课内容及时间。

2）总带教老师制定科室理论知识授课表，指定有带教经验和授课水平、同学反馈好的带教老师为科室小讲课老师，根据同学的反馈每年调整讲课内容。操作培训需根据科室特点确定本科室护生学习的操作项目并明确操作次数，主动给予学生动手操作的机会。

3）每批护生入科时，护士长或总带教做认真、详细的入科宣教，每 2 周进行 1 次小讲课，授课资料科室存档备查。

（2）**教学查房** 科室每月须组织护生进行 1 次床旁护理教学查房，授课及查房资料科室存档备查。

（3）**考核** 实习护生出科前各带教老师自行检查自己带教的学生是否完成学习任务，书写实习鉴定并对学生的理论及操作考核打分，平时考试得分占理论考试总分的 40%，护理病历书写占 60%，操作考核按照医院规定项目指导学生进行操作技能训练，指定带教老师示范后再进行考核，考核得分写入实习鉴定并在轮科后一周内上报护理部，病例及成绩在科室存档备查。

（4）效果评价　要求各科室在每批学生出科前组织学生座谈会，听取学生对于科室带教工作的意见和建议，同时发放问卷进行科室带教满意度评价。

3. 实习活动安排

（1）年底开展优秀实习生、优秀带教老师、优秀带教集体的评比活动及教学经验分享活动。

（2）成立护生礼仪队、文学社、英语社团、志愿者服务队等组织，鼓励实习生积极参加医院活动，充分发挥学生的特长和能力。

（3）组织毕业生双选会，为学生就业搭建平台。

（五）轮科人员培训计划

为加强护理人员轮科工作的科学管理，促使轮科人员能够尽快熟悉科室规章制度，融入集体，使轮科工作顺利进行，保证科室患儿安全，结合科室实际工作要求，特制订轮科人员带教计划如下：

1. 岗前培训

（1）培训时间　入科后的 3 日内。

（2）培训内容　包括理论及操作两部分。理论部分包括病室环境、科室基本制度、护士素质与行为规范、各班职责、护理常规、护理安全、院感知识以及药物知识等；操作部分以临床科室常见的护理操作及急救项目为重点培训内容。

（3）培训方法　主要采取理论授课、操作示范与现场指导相结合的方式进行。

（4）评价标准　培训后进行理论考核，80 分为及格；随机抽考操作 1 项，每项操作 80 分为及格。理论、操作考核均达标者视为培训合格，方可上岗；不合格者，科室继续给予培训，补考合格后方可上岗。

2. 分层次培训

（1）培训时间　护士完成岗前培训后启动分层次培训。

（2）培训内容方法

1）新入护士（入职时间在 1 年内）　以"基础知识、基础理论、基础技术"为培训重点，安排集中授课内容，内容涵盖规章制度、职责、流程、护理常规、院感知识、抢救药物知识等。按规定参加医院规范化护士培训考试外，每季度参加科内理论、操作考核 1 次，成绩 80 分以上合格。参加科室每月组织的专科知识授课 1 次、操作培训 1 次，参与科室每月床旁查房。

2）护士　以专科疾病和专科技术为重点，安排理论授课内容和自学内容，每月培训1次。在责护组长的指导下学习责任护士工作，逐步单独护理本病区患儿的所有治疗和护理；参加科室床旁护理查房。按规定参加医院规范化培训护士考试外，每季度参加科内理论、操作考核1次，成绩80分以上合格。每月至少参加医院专科知识讲座及继续教育培训1~2次。

3）护师　以专科疾病及交叉知识为重点，了解情景模拟法教学、教学技巧、科研设计、论文撰写等，每月培训1次。参与护生及新进护士的带教工作，参与科室疑难护理病历讨论及教学查房；组织护理查房每年至少1次。参加科室护理质量讲评，参与医院医疗质量及医疗安全讲评，每季度1次。

3. 带教

（1）选择认真负责、理论及操作水平均较强的护理人员作为带教老师。在带教前，护士长要和带教老师一起对轮转护士进行摸底测试，根据其对小儿肝病科知识掌握的程度和知识薄弱点，带教老师要制订有针对性的带教计划，因人施教。带教老师要根据每个人不同的素质对轮转护士进行至少为期1个月的带教，确保年轻护士能够充分掌握各班职责和流程。最后，由科室对年轻护士进行考核，并结合考核结果与带教老师培训过程中的观察对年轻护士进行判定，判断其能否单独值班。

（2）做好入科前培训　护士长要根据本科不同的专业特点，结合前期经验，分析小儿肝病科工作中最有可能发生护理差错的地方，从而对其进行总结分析。根据总结报告制订轮转护士岗前培训计划，并对新入科的轮转护士常规进行岗前培训，详细讲解本科室的专业特殊性、容易出错的地方以及护理工作中需注意的关键点，从而避免年轻护士在实习过程中出现类似错误。

4. 思想教育　对轮转护士还要进行必要的思想教育和鼓励她们养成不懂就问的好习惯，避免因盲目行事、不懂装懂而发生差错。培训过程中，带教老师要及时结合真实直观的案例，引导轮科护士对这些案例进行分析和讨论，使轮科护士将这些案例与日常护理工作密切联系起来，从而主动认识到护理差错发生的原因和后果。

5. 针对性管理

（1）护士长和带教老师要对轮科人员进行针对性的管理　如上班来了一个危重患儿，带教老师要帮助她们制订护理计划，帮助她们分析一些可能发生的问题。轮转护士接班后，护士长要向她交代本班的工作重点和注意事项。轮转护士下班前，护士长要重点检查危重患儿护理情况和医嘱执行情况，并查询本班工作执行情况，工作中是否碰到困难，针对一些隐性问题，及时给予分析和指导。

（2）针对性排班　轮转护士单独上班后，在排班上要新老结合，上夜班时，要嘱咐与其搭班医生多给予工作提醒，同时安排高年资护士搭班或备二线班，防止晚上来危重患儿或多个患儿，轮转护士处理不到位而引发纠纷。护理部夜查房时，如果碰到科室是轮转护士值班，也应该加大检查的力度，发现问题要及时同本科护士长联系。

（3）充分发挥轮转护士的优势　轮科护士特别是已轮转过多个科室的护士，通过不断地锻炼和学习，她们的知识和技能已趋于全面，在某些方面，甚至优于其他的护士。护士长要充分发挥这些轮转护士的优势，鼓励她们将其他科室一些好的经验、好的习惯应用到本科室中来，培养她们的工作热情和主人翁思想。

五、员工档案的建立与管理

每位员工从入职之日起，须建立独立的个人档案并至少每 3 年进行一次反馈，必要时随时更新。所有员工在入职时必须向人力资源部提供本人真实的身份证、毕业证、资格证、执业证、职称证等有效的证件复印件，并提供以上证件原件，由人力资源部经办人核实后在证件复印件上加盖"原件已核"并签名。

（一）员工档案的内容

1. 个人档案目录
2. 员工基本信息采集表（含工作经历）
3. 岗位职责说明书
4. 岗前培训记录，继续教育记录
5. 年度培训记录
6. 岗位权限审批表
7. 医院年度评价表
8. 绩效考核表
9. 各种资格证件的复印件
10. 其他培训证书
11. 员工体检表

（二）员工档案的管理

1. 专人管理　员工档案放在所在科室管理，科室负责人为员工档案保管责任人，另设专人负责管理。

2. 及时更新　员工个人信息资料有变更时，应及时提供变更后的资料原件和复印件给人力资源部查验，以便及时更新个人档案。

3. 保持原样　每位员工有及时更新档案个人资料的义务，可以查阅自己所属的个人档案，任何人员未经授权不得撤销、涂改、销毁员工档案内容。

4. 定期检查　定期对档案进行检查、整理、修复，保持整洁完好。

第五节　小儿肝病科医院感染的 预防与控制

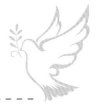

一、医院感染基本概念及传播流行机制

医院感染（HI）又称医院获得性感染（HAI），包括在住院期间发生的感染和在医院内获得、出院后发生的感染，但不包括入院前已开始或者入院时已处于潜伏期的感染。医院工作人员在医院内获得的感染也属于医院感染。

（一）医院感染定义的内涵

1. 医院感染所指的对象　是指住院患儿和医院各类工作人员。患儿在医院住院治疗原发病的过程中获得的新的感染，以及医务人员在工作中获得的感染均应称"医院感染"。门诊患者、探视者、陪护家属及其他流动人员在医院内停留时间较短，院外感染因素较多，难于确定感染是否来自医院内。在医院的工作人员如不能排除医院外感染，也应考虑为医院感染，但在实际工作中，流行病学的证据就显得尤为重要。

2. 医院感染的时间界限　医院感染的定义规定了几个时间界限。一是指患儿在住院期间发生的感染，不包括患儿在入院前或入院时已存在的感染。二是入院时处于潜伏期的感染不属于医院感染。这个时间界限对于儿童住院患儿很重要，如儿童常见的传染病麻疹潜伏期6～21日，被动免疫后可延至28日，水痘潜伏期 10~21 日。由于不同传染病潜伏期的变动范围较大，在判断时要充分依据临床表现、流行病学、病原学等资料。对于潜伏期不明确但发生在入院后的感染一般考虑为医院感染。三是患儿出院后发生的感染，与前次住院有关。

3. 医院感染的诊断学 在实际工作中，有些医院感染比较明确，易于诊断，如肺炎、胃肠炎、骨髓炎等。而有些只能称为感染，如外科切口感染、泌尿道感染、血液感染等。有些诊断比较复杂，只有充分和临床医生沟通，结合诊疗过程，病情的演变，实验室证据才能诊断。

（二）医院感染的分类

1. 按病原体来源分类

（1）内源性医院感染 内源性医院感染又称自身医院感染，是指病原体来自患儿本身。多数为在人体内和体表定植、寄生的正常菌群，或是正在身体其他部位发生感染的微生物。正常情况下对人体无感染力，但当患儿免疫力降低或正常防御功能受损等情况下，它们与人体之间的平衡被打破时就成为条件致病菌，可以导致患儿发生感染。如细菌的移位、菌群失调、二重感染等。此类感染难以预防，故又称不可预防性感染。

（2）外源性医院感染 外源性医院感染又称交叉感染，指病原体来自患儿以外的环境和人员，如由其他患儿、工作人员、物品以及医院环境引起的直接或间接感染，此类感染可通过严格的消毒隔离进行预防，故又称可预防性感染。

2. 按引起感染微生物的致病特点分类

（1）致病微生物感染 主要指引起传染病的病原菌，随着社会的进步和发展，致病微生物引起的感染逐步减少，目前军团菌、结核分枝杆菌、艾滋病病毒、肝炎病毒等引起的感染有上升的趋势。

（2）一般致病微生物感染 在某种情况下对健康人有较强的致病性，如金黄色葡萄球菌、甲型链球菌等。

（3）条件（机会）致病微生物感染 条件致病菌是指人体的正常菌群，当机体抵抗力减低时可能致病。机会致病菌是指广泛存在于自然界中的腐生菌，如真菌、病毒、原虫等，对正常人体无致病性，当人体抵抗力显著下降时，可遭受此类病菌感染。人们习惯将两者通称为条件致病菌或机会致病菌，目前条件致病菌已成为医院感染的主要致病菌。

（4）多重耐药细菌的感染　　主要指在抗生素的高压力下，产生的对多种抗生素耐药的病原菌引起的感染，如耐甲氧西林金黄色葡萄球菌（MRSA）、凝固酶阴性葡萄球菌（MRSE）、耐万古霉素肠球菌（VRE）等。此类病原菌引起的感染发病率和病死率较高，是医院感染监控的重点。

（三）医院感染的危险因素

1. 宿主方面的危险因素　　如年龄因素（婴幼儿）、基础疾病（各种肿瘤、血液病、糖尿病、肝硬化等）、意识状态（如昏迷和浅昏迷）等。

2. 侵入性诊疗操作方面的因素　　如器官移植、血液净化、动静脉插管、留置导尿、气管切开或气管插管、人工机械辅助通气等。

3. 直接损害免疫系统功能的因素　　如放疗、化疗、肾上腺皮质激素的应用等。

4. 其他因素　　如住院时间、抗菌药物应用等。

（四）医院感染的传播流行机制

医院感染是由病原微生物经过一定的传播途径，进入易感宿主体内引起的，因此，医院感染的发生必须要具备 3 个环节，即感染源、传播途径和易感宿主，又称感染链。只有当这 3 个环节都存在时，才能构成医院感染。

1. 感染源　　是指病原体生存、繁殖、储存并排出的场所或有机体。按病原体的来源，可分为生物性感染源、非生物性感染源、自身感染源。

（1）生物性感染源　　指携带病原体的患儿、工作人员、陪护者、探视者以及动物等，属于外源性感染，在医院感染中最主要的感染源是感染患儿，因感染患儿体内排出的微生物的毒力强、数量多，而且此类患儿都接受过抗菌药物治疗，所排出的微生物很可能具有耐药性。

（2）非生物性感染源　　指感染来源于被微生物污染的环境，如污染的空气、医疗设备等，也属于外源性感染。

（3）自身感染源　　指感染是由患儿自身带有的机会致病菌引起，属于内源性感染。在人体的口腔、呼吸道、胃肠道、尿道及皮肤"储存"很多机会致病菌和外来定植的微生物，一旦机体免疫功能受损或机体抵抗力降低，这些微生物就会移位至易感部位，引起感染。

2. 传播途径　　是指病原微生物从感染源排出后侵入到新宿主的途径和方式。感染源必须有侵入机体的条件，才能引起感染。大多数感染要依赖外界环境中某些媒介物的携带和传递，才有可能侵入人体某一部位，引起定植或感染。

（1）接触传播

1）直接接触传播是指病原微生物从感染源直接传播给易感宿主，没有外界环境的传播媒介参与，如母婴垂直传播。

2）间接接触传播是指病原微生物通过媒介物转移给易感宿主，常见感染源通过医护人员的手或医疗器械设备、病室内用物等传播。

3）飞沫传播是指含有病原微生物的呼吸道黏膜分泌物，在咳嗽、打喷嚏或谈笑时喷出，易感宿主通过"吸入"而引起感染。

（2）空气传播　以空气为媒介，空气中带有病原微生物的微粒，随气流流动传播，又称微生物气溶胶传播，有以下 4 种类型。

1）飞沫型　它的媒介是飞沫形成的气溶胶，病原微生物由口或鼻腔喷出后，直接通过易感者的黏膜、皮肤、手、衣物等侵入体内，甚至直接落入伤口或被吸入呼吸道，引发感染。

2）飞沫核型　从感染源排出的带菌飞沫，表层水分蒸发后，形成脱水的蛋白质外壳，内含病原体，称为飞沫核或细核。粒径$<5~\mu m$，能长时间在空气中悬浮并可随气流飘浮，造成多人感染，甚至导致医院感染的暴发流行。

3）菌尘型　病原菌附着于细小的尘粒上、随气流飞扬，可通过吸入或降落于街口区域而引起直接感染，也可通过媒介间接导致感染。

4）医源性　各种治疗设备及空气调节系统等在运行时、均可能造成特殊类型的空气传播，如氧气湿化瓶、呼吸机湿化器、雾化器等在使用时都可产生直径小于 $5\mu m$ 的雾粒，形成悬浮于空气中的带菌气溶胶，引发医院感染。

（3）共同媒介传播

1）饮水和食物传播　是造成肠道传染病（如痢疾、伤寒沙门菌感染及柯萨奇病毒感染）的主要传播途径。尤其是污染的牛奶常引起新生儿胃肠道感染的暴发流行。

2）血液及血液制品传播　因对献血员检测不严格而造成的乙型肝炎、丙型肝炎、巨细胞病毒、弓形体、疟疾、艾滋病病毒等感染，因采血、保存、运输、输注等操作的疏忽而引起的血源性细菌感染等。

3）输液制品的传播　多因药物及设备在制作、包装、运输、储存过程中遭污染，在输注前检查不认真而造成感染。

4）医疗器械和设备　由于消毒不彻底、保管不善等原因造成医疗器械和设备污染，而引起感染。

（4）生物媒介传播　是指某些动物（主要是昆虫）携带病原微生物的传播。如蚊子传播疟疾、流行性乙型脑炎、登革热等；苍蝇、蟑螂、鼠类扩散污染物质而造成感染。

3. 易感宿主　是指对感染性疾病缺乏免疫力而容易受感染的人，免疫力低下的易感宿主存在，是医院感染发生和流行的主要环节之一。在住院患儿中有以下易感人群。

（1）患严重影响或损伤机体免疫功能疾病的患儿，如各种造血系统疾病、淋巴组织及网状内皮系统疾病、各种肿瘤、糖尿病、肝硬化等。

（2）婴幼儿，因婴幼儿的免疫功能尚未成熟。

（3）营养不良者，营养不良对皮肤黏膜的防御功能、抗体生成功能以及粒细胞吞噬功能均有影响。

（4）接受各种免疫抑制药治疗者，如抗肿瘤药物、激素治疗及放疗等。

（5）长期使用抗菌药物治疗者，长期使用抗菌药物治疗可造成机体正常菌群失调以及促使耐药菌株生长。

（6）接受各种介入和损伤性操作者，如手术可直接破坏机体防御屏障，器械消毒不彻底可将病原体直接带入体内。

（7）住院时间长者，医院是各种病原微生物集中的场所，住院时间长可增加感染的机会。

二、儿童医院感染的危险因素及常见病原体

（一）儿童医院感染的危险因素

儿童医院感染的人群主要是指暴露在医院感染危险因素中的儿童人群。随着现代医学技术的飞速发展，急危重新生儿、早产儿、极低体重儿抢救成功率逐年提高。儿童医院感染的发生主要与患儿的年龄、出生体重、基础疾病、侵入性操作等密切相关。

1. 年龄　3 岁以下儿童医院感染发生率高于其他年龄组儿童。其中，新生儿作为一类特殊的人群，各系统、各器官发育尚未成熟，对环境适应能力差，对疾病的抵抗力弱，许多研究表明早产儿的医院感染率明显高于足月儿。

2. 出生体重　出生体重越低，胎龄越小，越易发生医院感染。据估计出生时体重每减少 500 g，医院感染的危险性增加 3％。此外，由于出生体重过

低，患儿器官发育不成熟，使用呼吸机、中心静脉置管的概率增大，发生器械相关性感染的风险增大。

3. 侵入性操作 有插胃管、气管插管、吸痰、经外周静脉置入中心静脉导管（PICC）等侵入性操作的患儿，医院感染的发病率明显高于无这些高危因素的患儿。插管时间>4日者为<4日者的20倍，手术时间>5小时者为<5小时者的3.7倍；行中心静脉插管、泌尿道插管的患儿，其医院感染的发病率均较无这些高危因素的患儿高出数倍。

4. 住院时间长者 住院时间越长，病原微生物在患儿体内定植的机会就越大，患儿发生医院感染的危险性就越大，因此缩短平均住院日，有利于降低医院感染的发生。

5. 患基础疾病者 患有不同基础疾病的患儿其医院感染的发病率不同。

6. 儿童医院感染与季节相关 每年冬春季节是儿童呼吸道疾病高发季节，夏秋季为消化道疾病的发病高峰时期。不同季节医院感染部位有所差异，上呼吸道感染以3～6月份最高；胃肠道感染以9～12月份最高；下呼吸道感染以2～4月份最高。

（二）儿童医院感染常见病原体

1. 革兰氏阳性球菌

（1）耐甲氧西林金黄色葡萄球菌（MRSA）和耐甲氧西林凝固酶阴性葡萄球菌（MRSCN）是儿科医院感染最常见的阳性细菌。所以，无论是做血培养还是其他与空气或表面物体接触操作，需要十分小心谨慎，注意消毒隔离。一旦无菌液中发现葡萄球菌，及时报告给临床医生。血培养也尽可能采用双瓶培养方式，甄别可能存在的污染问题。

（2）链球菌 在儿科链球菌感染疾病中，最具代表性的是肺炎链球菌。在儿科呼吸道感染疾病中，除肺炎链球菌外，常见的链球菌还有A群链球菌。多数报道中均可看到肺炎链球菌尤其以呼吸道标本阳性检出率最高。

（3）李斯特菌 李斯特球菌属于革兰氏阳性杆菌，以往临床微生物实验室，经常可从患儿血培养或脑脊液培养中发现该菌。但近几年培养标本中，李斯特球菌检出率明显减少。

2. 革兰氏阴性杆菌

（1）产超广谱β-内酰胺酶（ESBL）大肠埃希菌与产超广谱β-内酰胺酶（ESBL）肺炎克雷伯菌 通过文献报道以及儿科工作实践，清楚表明产ESBL

大肠埃希菌与产 ESBL 肺炎克雷伯菌是最常见的儿科医院感染阴性细菌。一旦发现产碳青霉烯酶菌，需要送至实验室进行验证，如确诊应及时通知临床医生调整用药。

（2）铜绿假单胞菌　某医院 2009 年对 ICU 中可能存在铜绿假单胞菌暴发的 15 例患儿及医院环境进行流行病学调查。调查显示 15 例患儿中有 5 例检出铜绿假单胞菌感染，提示 ICU 病区存在铜绿假单胞菌感染的传播途径，要特别注意工作人员污染的手引起传播。

（3）鲍曼不动杆菌　鲍曼不动杆菌在儿科，尤其是新生儿中感染总体呈上升趋势，主要为呼吸道感染，且耐药情况严重。对亚胺培南、美罗培南、阿米卡星、环丙沙星、哌拉西林钠他唑巴坦等的敏感率较高，达 70％以上；对哌拉西林、头孢他啶、头孢吡肟、庆大霉素、复方磺胺甲噁唑等的敏感率次之，为 40％～65％。

（4）变形杆菌　是引起儿科泌尿道感染的主要病菌之一，也可以引起伤口或呼吸道感染。如引起的新生儿脐带感染，可导致高致死性菌血症和脑膜炎。变形杆菌还是婴幼儿肠炎的病原菌之一。

（5）鼠伤寒沙门菌　鼠伤寒沙门菌存在于人体消化道，随粪便排出，在外界环境中生存力强。多侵及婴幼儿病房、慢性病与体弱多病的儿童，造成急性肠炎及菌血症，病死率高。免疫力低下的新生儿病区易出现暴发流行，低体重儿、人工喂养、难产、早产是其易感因素。近些年，加强医务人员手卫生教育后，此类细菌感染发生率有下降趋势。

（6）嗜麦芽窄食单胞菌　嗜麦芽窄食单胞菌感染多见于免疫抑制宿主或全身衰竭的患儿，且感染发生率逐年升高。嗜麦芽窄食单胞菌感染多数是在使用碳青霉烯类后被选择出来，其临床处理原则首先是停用此类药物。甲氧苄啶－磺胺甲噁唑（TMP-SMZ）可用于治疗嗜麦芽窄食单胞菌引起的感染。

三、科室医院感染管理组织及职责

科室感染防控小组是落实医院感染管理各项规章制度的直接管理组织，科室感染管理防控工作的好坏，与其管理水平及质量密切相关。

（一）成立科室医院感染管理小组

由科主任、护士长、本科室感染医生及监测护士组成。在医院感染管理委员会领导下，对医院感染管理部门的各项督导工作积极配合，负责开展本科室医院感染管理与预防控制工作。

（二）科室医院感染管理小组职责

1. 根据医院制定的各项感染管理制度，结合本科室感染特点，制定本科室预防控制医院感染的各项方案，并组织本科室医务人员实施。

2. 针对本科室发生的感染病例及危险因素进行持续性监控，发现医院感染事件，及时上报感染管理部门，并采取有效的控制措施。

3. 对本科室的抗生素合理应用，医务人员无菌操作及消毒隔离制度进行日常督导，对本科室人员职业防护工作进行指导。

4. 在本科室业务学习时间，定期组织医务人员进行医院感染预防控制方面的知识培训，主要针对国家卫生部及地方卫生行政部门新开发的感染管理相关政策、法规，了解感染管理最新动向及资讯，拓展医务人员感控视野，提升业务素质。

5. 负责对本科室保洁员、患者及陪护家属和外来探视者进行健康教育宣传工作。

（三）科室感染控制小组医生和护士职责

1. 医生职责

（1）负责本科室医院感染病例诊疗、监测、上报工作，采取有效措施，降低本科室医院感染发病率，并做好各项记录。日常工作中如发现感染病例，要及时督导主管医生填报医院感染病例登记表，在 24 小时内向医院感染管理部门报告。

（2）发现病区内有医院感染流行趋势时，立即向科主任及医院感染管理部门报告，积极协助医院感染管理部门调查病区感染发生原因，提出有效控制措施并积极实施，组织本科室医院感染病例的讨论，并详细记录。

（3）督促本科室医生对感染患者及时进行病原学标本采集与送检，指导医生根据病原学检验及药敏试验结果，合理使用抗菌药物。

（4）督促本科室人员日常遵守及落实医院感染管理制度和预防控制标准，对各项医疗操作的无菌技术操作规程，消毒隔离要点要熟练掌握，并对本科室其他人员进行监督指导。

2. 护士职责

（1）督促本科室护理人员严格执行无菌技术操作规范和消毒隔离制度。

（2）负责组织科室医护人员、护理人员、保洁人员进行医院感染预防与控制相关知识的培训，并指导其正确执行消毒隔离措施，做好配餐员、陪人、探视人员的卫生管理及宣教工作。

（3）配合医院感染管理专职人员做好目标性监测等工作。定期进行环境卫生学采样、手卫生依从性监测、消毒剂监测及消毒设施管理等。同时负责感染监测资料的保管工作。

（4）负责对病区患者进行预防医院感染的指导和知识宣教工作。

（5）在护士长的领导和院感办的指导下，负责本病区（护理单元）医院感染管理与监测工作，督导医院感染管理规范的贯彻执行。

（6）负责监管科室消毒隔离工作，督导护士认真落实医院感染控制制度及操作规范，严格执行医院隔离技术规范，并做好相关记录。

（7）发现医院感染病例和医院感染（含疑似）的暴发或流行时，应及时报告护士长，督促医生填写医院感染报告卡，报告医院感染管理部门，并积极协助调查，协助采集环境卫生学标本，查找感染源，分析感染原因。针对导致医院感染的危险因素，实施预防与控制措施。

（8）定期进行院感环节质量自查，并将保洁员、护理员的工作质量纳入日常督查中，发现问题，及时分析整改，持续改进。

（9）督促全科工作人员做好多重耐药菌感染防控及消毒隔离措施的落实。提高全体护士自我防护意识，减少职业暴露。负责监控护士职业暴露伤害的危险因素并及时报告。

四、小儿肝病科医院感染管理记录与消毒要求

1. 各类环境空气消毒要求

（1）各类普通病房强调自然通风换气和/或机械通风，保证诊疗场所空气流通和换气次数。

（2）Ⅱ类、Ⅳ类环境及治疗室、换药室、血液透析室等，每日空气消毒。

（3）洁净区域按照层流、净化系统规范要求执行。

（4）各类环境空气洁净度标准按国标《医院消毒卫生标准》（GB15982—2012）要求执行。

2. 紫外线照射消毒及监测要求

（1）使用紫外线灯消毒空气时，每次照射时间≥30分钟。紫外线灯管每

周用 95％乙醇湿抹一次。房间内应保持清洁干燥。当温度＜20 ℃或＞40 ℃，相对湿度＞60％时，应适当延长照射时间。空气中悬浮粒子多时，应加大照射剂量。

（2）应定期监测紫外线灯的辐照强度，可采用紫外线灯辐照计测定或紫外线强度照射指示卡监测。紫外线辐照计测定每年 1 次，辐照计每年至少标定一次；紫外线强度照射指示卡每照射 60 小时监测 1 次；当灯管辐照强度低到要求值以下时应及时更换。

（3）紫外线强度照射指示卡监测法：开启紫外线灯 5 分钟后，将指示卡置于紫外灯下垂直距离 1 m 处，有图案一面朝上，照射 1 分钟，观察指示卡色块的颜色，将其与标准色块比较，读出照射强度。

（4）普通 30 W 直管型紫外线灯，新灯管辐照强度应≥100 μW/cm^2；使用中紫外线灯辐照强度≥70 μW/cm^2 为合格；30 W 高强度紫外线新灯的辐照强度≥180 μW/cm^2 为合格。灯管使用寿命按厂家说明，如厂家未注明，使用累计时间不超过 5000 小时，或灯管强度降低到原来新灯强度的 70％，则需及时更换灯管。

3. 空气消毒机按说明书使用与监测。

4. 空气消毒记录要求

（1）空气消毒与消毒设施使用与监测合并记录，空气消毒机编号填写在"消毒机编号"栏，如未使用空气消毒机消毒的区域，将实际采用的消毒方法填写在"消毒机编号"栏内。"消毒时间"栏应填写消毒作用时间。每月统计消毒设施连续累计使用时间，填写在"累计时间"栏内。如更换灯管需在相应消毒机"消毒时间"栏内注明"更换"二字，累计时间按灯管更换日起计算。

（2）科室定期对消毒设施进行清洁维护，用"▇"标识在"消毒设施科内维护保养"栏内。消毒设施如有故障在相应消毒时间栏内记录"坏"字，并在"消毒设施科内维护保养"栏内注明保修与否，如修好后在相应"消毒时间"栏内记录"好"字，累计时间除去修好前未使用的时间，如无维修价值报废时记录在"消毒设备清单"的"备注"栏内。更换新消毒机后在相应"消毒时间"栏内记录"新"字，累计时间按消毒机启用时间计算。

（3）医院定期对中央空调、消毒设施等进行清洁维护。清洁维护频次根据医院环境类别和污染程度选择。消毒设施医院维护保养的时间、灯管更换等情况记录在"医院维护"栏内。中央空调、机械通风等设施的清洁维护，也记录在"医院维护"栏内。

5. 消毒剂更换与监测要求

（1）使用中的消毒剂应遵循产品使用说明书进行浓度监测。消毒剂监测结果应记录"合格"与否。

（2）含氯消毒剂、过氧乙酸等每日更换、配制后和每次使用前监测并记录，浸泡消毒时物品要完全浸没于消毒剂中，浸泡时间 30 分钟。

（3）戊二醛使用时间不超过 2 周。消毒浸泡时间 30 分钟，灭菌浸泡时间为 10 小时。戊二醛浓度监测每周不少于 1 次，浓度监测不合格应随时更换并记录。

6. 诊疗用物清洁消毒要求

（1）根据物品的危险程度及性质选择消毒方法。高度危险物品应灭菌。中度危险性物品应采用中高水平的消毒。低度危险物品应保持清洁，采用低中水平的消毒。可复用医疗用品原则上送消毒供应中心集中处置，特殊污染的物品做好保护和标识，防止污染播散。

（2）接触皮肤的一般诊疗用品，如血压计、听诊器可在清洁的基础上用 75％乙醇或复方季铵盐擦拭消毒；血压计袖带若无污染，每周清洗一次，若被血液体液污染，应用 500～1000 mg/L 的含氯消毒剂浸泡 30 分钟后，再清洗、晾干备用；传染患者袖带专用，一用一消毒。

（3）体温表一用一消毒，每次测量后用含有效氯 500～1000 mg/L 的消毒剂浸泡 30 分钟，清水冲洗干净，置 75％乙醇盒擦干备用。肛表与口表分容器浸泡消毒。消毒剂每日更换，盛器每周消毒 2 次。

（4）湿化瓶、氧气面罩、雾化管等，一人一用一消毒，开口器、舌钳，一人一用一消毒或灭菌，原则上送消毒供应中心集中处置。

（5）压脉带采用中低水平消毒，盛压脉带的容器每周清洁消毒一次。

（6）患者的生活卫生用品，如毛巾、面盆、痰盂（杯）、便器、餐饮具等，保持清洁，个人专用，定期消毒；出院、转院或死亡后进行终末消毒。

（7）间接接触患者的被芯、枕芯、褥子、床垫等，应定期清洗与消毒；遇污染应及时更换。传染病及隔离患儿等使用后的上述物品应进行终末消毒，布类送洗涤中心，被褥等不能洗涤和擦抹的物品用床单位消毒机消毒。窗帘及围帘每半年清洗 1 次，污染时随时清洗。

（8）任何物品消毒灭菌前，均应充分清洁。消毒灭菌后的用品须干燥、封闭保存，避免保存过程中的再污染，一旦二次污染，应再次消毒灭菌。

（9）婴儿暖箱，必须每日清洁消毒（箱内用清水擦抹），连续使用的暖箱每周更换1次；暖箱用毕需终末消毒，消毒时需撤卸到最小零部件。

（10）病历夹每周用消毒剂擦洗一次。各种推车、担架每周消毒剂擦洗一次。

7. 环境物表与洁具的清洁消毒要求

（1）清洁与消毒原则

1）遵循先清洁再消毒的原则，采用湿式卫生清洁的方式。

2）根据环境表面的污染程度选择适宜的清洁剂。

3）有明确病原体污染的表面应根据病原体抵抗力选择有效消毒剂，消毒产品使用按说明书执行。无明显污染的表面可采用消毒湿巾清洁与消毒。

4）清洁病房或诊疗区域时，应有序进行，由上到下、由里到外、从轻度污染到重度污染。多个患者共同居住的病房，遵守清洁单元化操作，即每清洁一个患者单元，清洗或消毒洁具，更换清洁用水和消毒剂。

5）清洁消毒人员应做好个人防护，工作结束做好手卫生和人员卫生处理。

6）对于高频接触、易污染、难清洁与消毒的表面，可采取屏障保护措施，用于保护的覆盖物一用一换或清洁消毒。

7）精密仪器设备表面的清洁消毒，参见厂家说明书执行。

8）环境表面不宜采用含氯消毒剂等高水平消毒剂进行日常消毒。使用中的暖箱内表面，日常清洁应以清水为主，不使用任何消毒剂。

9）不应将使用后或污染的拖把或抹布重复浸泡至清洁用水、使用中清洁剂和消毒剂内。

（2）日常清洁与消毒

1）不同风险区域的日常清洁与消毒标准要求详见表2-4。

表2-4 不同风险区域消毒标准

风险等级	清洁等级	方式	频次
低度风险区域	清洁级	湿式卫生	1~2
中度风险区域	卫生级	湿式卫生，可采用清洁剂辅助清洁	2
高度风险区域	消毒级	同卫生级清洁	≥2
		高频接触的环境表面，实施中低水平消毒	≥2

注：1. 各类风险区域的环境表面一旦发生患儿体液、血液、排泄物、分泌物等污染时应立即实施污点清洁与消毒。

2. 凡开展侵入性操作、吸痰等高危险诊疗活动结束后，应立即实施环境清洁与消毒。

3. 在明确病原体污染时，可参考《医疗机构消毒技术规范2012》提供的方法进行消毒。

2）地面 普通病房地面无明显污染时，采用湿式清洁。当地面被血液、呕吐物、排泄物或病原微生物污染时，先用吸湿材料去除可见的污染物，再用含有效氯 500～1000 mg/L 消毒剂擦拭，消毒 30 分钟。

3）墙面 通常不需要进行常规消毒。当被病原菌污染时，可用含有效氯 250～500 mg/L 的消毒剂擦洗。

4）物体表面 无明显污染的表面，采用湿式清洁或消毒湿巾擦拭。有明显污染时，先用吸湿材料去除可见的污染物，然后再清洁和消毒。

5）对治疗车、床栏、床头柜、门把手、灯开关、水龙头等手频繁接触的物体表面，应每日清洁消毒 1～2 次，用 1000～2000 mg/L 复方季铵盐消毒剂或消毒湿巾擦拭。当受到明显污染时，先用吸湿材料去除可见污染物，再用含有效氯 500～1000 mg/L 消毒剂擦拭，消毒 30 分钟。

6）对人员流动频繁、拥挤的诊疗场所，每日工作结束后进行空气和物表的清洁消毒。

（3）强化清洁与消毒

1）发生感染暴发或环境表面检出多重耐药菌时需行强化清洁与消毒。

2）强化清洁与消毒时，需增加清洁消毒频率，并根据病原体类型选择消毒剂。同时应落实接触传播、飞沫传播和空气传播的隔离措施。

3）对感染朊毒体、气性坏疽、不明原因病原体的患者周围环境的清洁与消毒，参照《医疗机构消毒技术规范2012》。

（4）卫生洁具的清洁与消毒 包括抹布、拖把等。

1）清洁工具应分区使用，实行颜色标识。如抢救室、配药室、治疗室、换药室等区域卫生洁具严格专室专用。

2）拖把每次使用后清洗干净，每日消毒 1～2 次，用含有效氯 500 mg/L 的消毒剂浸泡 30 分钟，清水冲净，晾干备用。拖血液体液污染地面、隔离区的拖把每次使用后用 500～1000 mg/L 含氯消毒剂浸泡消毒 30 分钟，清水冲净，晾干备用。

3）抹布用后用含有效氯 250～500 mg/L 消毒剂浸泡消毒 30 分钟，清水洗净，晾干备用。

五、预防医院感染的措施

（一）医院内消毒、灭菌

消毒灭菌的主要目的是切断医院感染的传播途径，以达到预防和控制医院感染的发生，在预防和控制医院感染中具有特别重要的作用。

1. 清洁、清洗的概念

（1）清洁是指去除物体表面的有机物、无机物和可见污染物的过程。

（2）清洗是指去除诊疗器械、器具和物品上污物的全过程，流程包括冲洗、洗涤、漂洗和终末漂洗。

（3）清洁剂是指洗涤过程中帮助去除物品上的有机物、无机物和微生物的制剂。

2. 消毒和消毒剂的概念 消毒是指清除或杀灭传播媒介上病原微生物，使其达到无害化的处理。这里所说的传播媒介包括液体、气体和固体物体以及有生命机体的体表和表浅体腔。这里所说的"病原微生物"是指包括除细菌芽孢以外的各种致病性微生物，例如：细菌繁殖体、真菌、病毒、立克次体、衣原体，甚至也包括原虫等。

消毒剂是指能够杀灭传播媒介上的微生物并达到消毒要求的制剂。按照杀菌能力，一般分为如下几类：

（1）高效消毒剂能杀灭一切细菌繁殖体（包括分枝杆菌）、病毒、真菌及其孢子等，对细菌芽孢也有一定杀灭作用的消毒制剂。

（2）中效消毒剂能杀灭分枝杆菌、真菌、病毒及细菌繁殖体等微生物的消毒制剂。

（3）低效消毒剂能杀灭细菌繁殖体和亲脂病毒的消毒制剂。

3. 灭菌和灭菌剂的概念 灭菌是指杀灭或清除医疗器械、器具和物品上一切微生物的处理。这里所说的一切微生物是指包括一切致病的和非致病的微生物，也包括细菌繁殖体、细菌芽孢、真菌及其孢子、病毒、立克次体、衣原体、螺旋体等。甚至也包括原生动物和藻类。灭菌是一个绝对的概念，意为完全杀死或除掉灭菌对象中的一切微生物，因此，灭菌是彻底的消毒。灭菌剂是指能杀灭一切微生物（包括细菌芽孢），并达到灭菌要求的制剂。

4. 无菌保证水平灭菌处理后单位产品上存在活微生物的概率　SAL 通常表示为 10^{-n}。医学灭菌一般设定为 10^{-6}，即经灭菌处理后在 100 万件物品中最多只允许 1 件物品存在活微生物。

5. 斯波尔丁分类法　根据医疗器械污染后使用所致感染的危险性大小及在患者使用之间的消毒或灭菌要求，将医疗器械分为 3 类，即高度危险性物品、中度危险性物品和低度危险性物品。

（1）高度危险性物品　进入人体无菌组织、器官、脉管系统，或有无菌体液从中流过的物品或接触破损皮肤、破损黏膜的物品，一旦被微生物污染，具有极高感染风险，如手术器械、穿刺针、腹腔镜、活检钳、心脏导管、植入物等。

（2）中度危险性物品　与完整黏膜相接触，而不进入人体无菌组织、器官和血流，也不接触破损皮肤、破损黏膜的物品，如胃肠道内镜、气管镜、喉镜、肛表、口表、呼吸机管道、压碎机管道、压舌板、肛门直肠压力测量导管等。

（3）低度危险性物品　与完整皮肤接触而不与黏膜接触的器材，如听诊器、血压计袖带等，病床围栏、床面以及床头柜、被褥、墙面、地面；痰盂（杯）和便器等。

6. 医院消毒的分类

（1）按照传染源的存在情况分类　医院消毒是在医院内进行的消毒，是预防和控制医院内感染的重要手段，按照消毒目的的分类，包括有可能存在传染源的情况下的消毒（包括预防性消毒、随时消毒）和传染源离开后的消毒（终末消毒）。

1）预防性消毒是指在没有明确的传染源存在时对可能受到病原微生物污染的场所和物品进行的消毒。例如，在医院非感染病区对医疗用品、器械、公用物品、公共场所等进行的消毒。需要进行预防性消毒的物品和场所，一般都有一定的卫生学指标要求，即必须将其污染的菌落总数控制在规定的范围内。

2）随时消毒是指在有明确的传染源存在的疫源地，对传染源排出的病原体可能污染的环境和物品及时进行的消毒。例如，每日随时进行的感染病患儿床边消毒。其目的是及时杀灭或清除感染患儿或病原携带者排出的病原微生物。所有感染性疾病，均应进行随时消毒。

3）终末消毒是指传染源离开疫源地后，对疫源地进行的彻底消毒。例如，医院内的感染患儿出院、转院或死亡后对其住过的病室及污染物品进行的消毒。大多数肠道传染病、结核和炭疽等需要终末消毒。由条件致病菌和在外环境中存活力不强的微生物引起的疾病可以不进行终末消毒。

（二）按照消毒水平分类

消毒按照消毒水平分类包括高水平消毒、中水平消毒和低水平消毒。

1. 高水平消毒　杀灭一切细菌繁殖体包括分枝杆菌、病毒、真菌及其孢子和绝大多数细菌芽孢。达到高水平消毒常用的方法包括含氯制剂、二氧化氯、邻苯二甲醛、过氧乙酸、过氧化氢、臭氧、碘酊等以及能达到灭菌效果的化学消毒剂在规定的条件下，以合适的浓度和有效的作用时间进行消毒的方法。

2. 中水平消毒　杀灭除细菌芽孢以外的各种病原微生物包括分枝杆菌。达到中水平消毒常用的方法包括碘类消毒剂（碘伏、氯己定碘等）、醇类和氯己定的复方、醇类和季铵盐类化合物的复方、酚类等消毒剂，在规定条件下，以合适的浓度和有效的作用时间进行消毒的方法。

3. 低水平消毒　能杀灭细菌繁殖体（分枝杆菌除外）和亲脂病毒的化学消毒方法以及通风换气、冲洗等机械除菌法包括季铵盐类消毒剂（苯扎溴铵等）、双胍类消毒剂（氯己定）等在规定的条件下，以合适的浓度和有效的作用时间进行消毒的方法。

（三）医院消毒灭菌效果监测的基本方法

严格进行消毒效果监测，是评价消毒设备运转是否正常、消毒药剂是否有效、消毒方法是否合理、消毒效果是否达标的基本方法。

1. 压力蒸汽灭菌效果监测方法

通常采用的方法，包括物理监测法、化学监测法和生物监测法。

（1）物理监测法　每次灭菌应连续监测并记录灭菌时的温度、压力和时间等消毒灭菌参数，温度波动范围应在±3 ℃以内，时间能够满足最低灭菌时间要求。同时还应监测记录所有临界点的时间、温度与压力值，结果应符合规定要求。

（2）化学监测法　一般常用方法如下。

1）化学指示物监测方法：应进行包外、包内化学指示物监测。具体要求为灭菌包包外应有化学指示物，高度危险性物品包内应放置包内化学指示物，置于最难灭菌的部位。

2）B-D试验：预真空（包括脉动真空）压力蒸汽灭菌器应每日开始灭菌运行前进行B-D测试，B-D测试合格后，灭菌器方可使用。

（3）生物监测法 应每周监测一次。按照《消毒技术规范》的规定，将嗜热脂肪杆菌芽孢菌片制成标准生物测试包或生物PCD，或使用一次性标准生物测试包，对灭菌器的灭菌质量进行生物监测。

2. 干热灭菌效果监测方法

（1）物理监测法 每灭菌批次应进行物理监测。监测方法为将多点温度检测仪的多个探头分别放于灭菌器各层内、中、外各点，关好柜门，引出导线，由记录仪观察温度上升与持续时间。温度在设定时间内均达到预置温度，则物理监测合格。

（2）化学监测法 每一灭菌包外应使用包外化学指示物，每一灭菌包内应使用包内化学指示物，并置于最难灭菌的部位。

（3）生物监测法 应每周监测1次，监测方法按照《消毒技术规范》的规定，采用枯草杆菌黑色变种芽孢菌片，制成标准生物测试包，置于灭菌器最难灭菌的部位，对灭菌器的灭菌质量进行生物监测，并设阳性对照和阴性对照。

3. 环氧乙烷气体灭菌效果的监测

（1）物理监测法 每次灭菌应连续监测并记录灭菌时的温度、压力和时间等灭菌参数。灭菌参数符合灭菌器的使用说明或操作手册的要求。

（2）化学监测法 每个灭菌物品包外应使用包外化学指示物，作为灭菌过程的标志，每包内最难灭菌位置放置包内化学指示物，通过观察其颜色变化，判定其是否达到灭菌合格要求。

（3）生物监测法 每灭菌批次应进行生物监测，用枯草杆菌黑色变种芽孢置于常规生物测试包内，对灭菌器的灭菌质量进行监测。常规生物测试包放在灭菌器最难灭菌的部位（整个装载灭菌包的中心部位）。

4. 紫外线消毒的效果监测 普通30 W直管型紫外线灯，新灯管的辐照强度≥100 $\mu W/cm^2$；使用中紫外线灯辐照强度≥70 $\mu W/cm^2$为合格；30 W高强度紫外线新灯的辐照强度≥180 $\mu W/cm^2$为合格。

5. 手和皮肤、物体表面、医疗环境空气消毒效果监测

（1）手的消毒效果监测 在接触患儿、进行诊疗活动前采样，手卫生合格的判断标准：卫生手消毒，监测的细菌菌落总数应≤10 cfu/cm²；外科手消毒，监测的细菌菌落总数应≤5 cfu/cm²。

（2）皮肤的消毒效果监测　按照产品使用说明规定的作用时间，达到消毒效果后及时采样，皮肤消毒效果的判定标准遵循 WS/T313 中外科手消毒卫生标准：监测的细菌菌落总数应≤5 cfu/cm²。如采样皮肤表面不足 5 cm×5 cm，可用相应面积的规格板采样。

（3）物体表面的消毒效果监测　在消毒处理后或怀疑与医院感染暴发有关时进行采样。洁净手术部（室）、其他洁净场所，非洁净手术部（室）、非洁净骨髓移植病房、产房、导管室、新生儿室、器官移植病房、烧伤病房、重症监护病房、血液病病区等部门的物体表面细菌菌落总数≤5 cfu/cm²。儿科病房、母婴同室、治疗室、注射室、换药室、输血科、消毒供应室、血液透析中心（室）、急诊室、化验室、各类普通病室、感染疾病科门诊及其病房等科室的物体表面细菌菌落总数≤10 cfu/cm²。

（4）空气消毒效果监测　采用洁净技术净化房间空气，在洁净系统自净后与从事医疗活动前采样；未采用洁净技术净化房间空气，在消毒或规定的通风换气后与从事医疗活动前采样；或怀疑与医院感染暴发有关时采样。

六、医务人员手卫生规范

手卫生是控制医院感染最简单、最有效、最方便、最经济的措施，能预防许多医院感染相关病原体的播散，如金黄色葡萄球菌、A 群链球菌、耐万古霉素的肠球菌、克雷伯菌属、肠杆菌属、假单胞菌属、艰难梭菌、假丝酵母菌、轮状病毒、腺病毒、甲型肝炎病毒、诺如病毒等，伤口、会阴部、腋窝、躯干和手通常含有大量的细菌，金黄色葡萄球菌和克雷伯菌等微生物在无创伤的皮肤表面存在量可达到（$10^2 \sim 10^6$）cfu/cm²。

加强手卫生有利于降低与预防外源性感染，提高医疗质量，保证患儿和医务人员的安全。同时通过控制感染，减少医疗费用支出；减轻医务人员工作量，缩短平均住院日，提高医院经济效益，使患儿、医院和社会共同受益。

（一）手卫生相关术语

1. 手卫生是医务人员洗手、卫生手消毒、外科手消毒的总称。

2. 洗手是医务人员用肥皂（皂液）和流动水洗手，去除手部皮肤污染、碎屑和部分致病菌的过程。

3. 卫生手消毒是医务人员用速干手消毒剂揉搓双手，以减少手部暂居菌的过程。

4. 外科手消毒是外科手术前医务人员用肥皂（皂液）和流动水洗手、再用消毒剂清除或者杀灭手部暂居菌和减少常居菌过程，使用的手消毒剂可具有持续抗菌活性。

5. 常居菌能从大部分人体皮肤上分离出来的微生物，是皮肤上持久的固有寄居菌，不易被机械地摩擦清除。如凝固酶阴性葡萄球菌、棒状杆菌类、丙酸菌属、不动杆菌属等。一般情况下不致病。

6. 暂居菌寄居在皮肤表层，常规洗手容易被清除的微生物。直接接触患儿或被污染的物体表面时可获得，可随时通过手传播，与医院感染密切相关。医务人员常见的暂住菌包括 G⁺ 菌（金黄色葡萄球菌、肠球菌）、G⁻ 菌（克雷伯菌）、病毒（呼吸道病毒）。

7. 手消毒剂用于手部皮肤消毒，以减少手部皮肤细菌的消毒剂，如乙醇、异丙醇、氯己定、聚维酮碘等。

8. 速干手消毒剂含有醇类和护肤成分的手消毒剂，包括水剂、凝胶和泡沫型。

9. 免冲洗手消毒剂主要用于外科手消毒，消毒后不需要用水冲洗的手消毒剂，包括水剂、凝胶和泡沫型。

10. 手卫生设施用于洗手与手消毒的设施，包括洗手池、水龙头、流动水、清洁剂、干手用品、手消毒剂等。

（二）手卫生设施

1. 洗手与卫生手消毒设施

（1）手卫生用水，应用流动水洗手设施。

（2）水龙头，重点部门（手术室、导管室、层流洁净病房、骨髓移植病房、器官移植病房、重症监护病房、新生儿室、母婴室、血液透析病房、烧伤病房、感染疾病科、口腔科、消毒供应中心等）应配备非手触式水龙头。有条件的医疗机构在诊疗区域均宜配备非手触式水龙头。

（3）清洁剂主要是肥皂（皂液）和洗手液。肥皂需保持清洁干燥；盛放皂液的容器宜为一次性使用，重复使用的容器应每周清洁与消毒，皂液有混浊或变色时及时更换，并清洁、消毒容器。

（4）手消毒剂，应符合国家有关规定；宜采用一次性包装，重复使用的消毒剂容器应每周清洁与消毒；医务人员对选用的手消毒剂应有良好的接受性，无异味、无刺激性等；易挥发的醇类手消毒剂开瓶后使用期不超过 30 日，不易挥发的手消毒剂开瓶后使用期不超过 60 日。

（5）干手用品，可用一次性纸巾干手；如用毛巾干手，则需一人一用一消毒；不能共用毛巾。

（6）手卫生设施的设置应方便医务人员使用。

2. 外科手消毒设施

（1）洗手池，洗手池设置在手术间附近，水池大小、高矮适宜，能防止洗手水溅出，池面应光滑无死角易于清洁。洗手池应每日清洁与消毒。

（2）水龙头，应配备非手触式水龙头，洗手池及水龙头的数量应根据手术间的数量设置，水龙头数量应不少于手术间的数量。

（3）清洁剂与手消毒剂，要求同卫生手消毒，手消毒剂的出液器应采用非手触式。

（4）清洁指甲用品、手卫生的揉搓用品，清洁指甲用品应每日清洁与消毒；揉搓用品应每人使用后消毒或者一次性使用。

（5）干手物品，干手巾应每人一用，用后清洁、灭菌；盛装消毒巾的容器应每次清洗、灭菌。

（6）应配备计时装置、洗手流程及说明图。

（三）手卫生指征

WHO 手卫生指南中提出手卫生指征为：医务人员在直接接触患儿前、后，进行无菌技术操作和侵入性操作前，接触患儿使用的物品后，处理患儿分泌物、排泄物后，必须洗手或使用速干手消毒剂进行手消毒。（简记法：接触患儿前、无菌操作前、接触体液后、接触患儿后、接触患儿环境后。）

（四）手卫生方法

1. 洗手 洗手的最大优点是花费少，是清除手部污秽的唯一方法，存在的主要缺点是装置要求高、依从性差、花费时间长、不易达到要求等。适宜于非手术医务人员，当手部有血液或其他体液等肉眼可见的污染并且有流动水源时，宜洗手。洗手方法如下：

（1）在流动水下，使双手充分淋湿。

（2）取适量肥皂（皂液），均匀涂抹至整个手掌、手背、手指和指缝。

（3）认真揉搓双手至少 15 秒，应注意清洗双手所有皮肤，包括指背、指尖和指缝，具体步骤如下：

1）掌心相对，手指并拢，相互揉搓。

2）手心对手背沿指缝相互揉搓，交换进行。

3）掌心相对，双手交叉指缝相互揉搓。

4）弯曲手指使关节大拇指旋转揉搓，交换进行。

5）右手握住左手大拇指旋转揉搓，交换进行。

6）将五个手指尖并拢放在另一手掌心旋转揉搓，交换进行。

（4）在流动水下彻底冲净双手，擦干，取适量护手液护肤。

（5）洗手时应注意，清洗容易污染致病菌的指甲、指尖、指甲缝和指关节等部位，彻底清洗戴戒指等饰物的部位，因为这些部位容易藏污纳垢。

（6）如果洗手水龙头为手拧式开关，要随时清洁水龙头开关。

2. 卫生手消毒　卫生手消毒适宜于非手术医务人员手部没有肉眼可见污染并且无流动水源时，宜使用速干手消毒剂消毒双手代替洗手，医务人员为特殊感染患儿诊疗操作后，除常规洗手外，还应进行卫生手消毒。与普通洗手相比有更高的依从性，能快速广谱地杀菌、所需时间少、不需要水和毛巾等优点。使用速干手消毒剂消毒双手时手消毒剂的取液量、揉搓时间应注意遵循产品的使用说明。

3. 外科手消毒　外科手消毒适用于外科手术前医务人员，外科手消毒原则为先洗手，后消毒。不同患儿手术之间、手套破损或手被污染时，应重新进行外科手消毒。

（五）我国儿童医院手卫生的现状

1. 洗手率低　医护人员在繁重的医疗护理工作中，手的微生物污染严重，其中革兰氏阴性杆菌携带率20％～30％，并分离到金黄色葡萄球菌等，接触患儿污物后未洗手时的手带菌率高达100％。由于病房工作量大，工作时间紧，危重患儿多而忽略洗手，医生在检查每个患儿后洗手，仅有极少数医生能做到，大部分医生难以做到，尤其是在查房时，日常工作中，护士常常在完成整个病房的护理操作后才洗手，在通常情况下，医务人员在工作中约50％人员在未洗手情况下从事医疗护理活动。

2. 手的再污染　我国卫生部对医院的抽样检查发现，医护人员洗手后，用白大衣两腋下或内边擦手的人数也不少，以致手再次污染。

3. 手卫生误区　戴手套可避免手污染，尽管戴手套可以减少70％～80％的手污染，在一定程度上有利于保护医护人员和患儿免受感染，但是戴手套并不能完全避免手被病原菌污染，手套只是手卫生的辅助手段，只戴手套而不注意手卫生的做法只是保护自己而不能避免细菌的传播。另外由于手套可能破损或表面被污染亦可导致医务人员手污染。研究表明，如不及时更换手套，仍可增加致病菌传播机会。

4. 依从性低　主要表现为洗手意识较差，总的手卫生的依从性低。如某调查表明手卫生总的依从性只有 42.9%；接触患儿前的依从性（35%）较接触患儿后的依从性低（57%）。

5. 手卫生方法不正确　主要表现为洗手不用清洁剂仅用流动水冲洗，洗手或卫生手消毒双手揉搓时间短、洗手步骤不符合要求，如遗忘清洗指尖、大拇指，干手方式不对造成洗手后的污染，如在白大衣上或公用毛巾上擦干双手，指甲过长影响洗手效果等。

（六）手卫生的管理

1. 管理制度及设施　医疗机构应制定并落实手卫生管理制度，配备有效、便捷的手卫生设施。医院应建设或改善手卫生设施，选择有效又无刺激的手清洁剂和手消毒剂，为医务人员提供良好、便捷洗手设施和设备，提高全体医务人员手卫生依从性。

2. 开展培训　医疗机构应定期开展针对医院各层面的手卫生全员培训。培训内容和形式根据培训对象不同而进行调整，使医务人员提高无菌观念和自我保护意识，掌握手卫生知识和正确的手卫生方法，保障洗手与卫生手消毒的效果。

3. 监测、监督与指导　医疗机构应加强对医务人员手卫生工作的指导、监测与监督，提高医务人员手卫生的依从性。

七、医疗废物管理制度

医院废物均有被病原微生物污染的可能，若不能以妥善的方式进行收集与处理，不仅对医院内医护人员有危险，也对其他人群如清理垃圾工人、清洁工，甚至是儿童医院的就诊儿童都造成威胁。医院产生的废物不仅是传染病的源头之一，还是由化学或放射性物质产生的其他事故来源之一，因此，妥善处理医疗废物对保证医疗安全、医务人员及患儿人身安全都有重要的作用。

为有效管理医疗废物，我国政府于 2003 年颁布实施了《医疗废物管理条例》《医疗废物分类目录》《医疗卫生机构医疗废物管理办法》《医疗废物集中处置技术规范》《医疗废物专用包装物、容器的标准和警示标识的规定》等，2004 年发布了《医疗废物管理行政处罚办法》等一系列文件，对医疗废物的产生、分类、收集、存放、转运、交接、登记等全过程都进行了严格的规定，使医疗单位有章可循，有法可依，对防止因医疗废物引起的感染提供了理论依据。

1. 医疗废物的分类 按照卫生部和国家环境保护总局颁布的《医疗废物分类目录》的相关规定，我国医院医疗废物分为5大类，包括感染性废物、病理性废物、损伤性废物、药物性废物及化学性废物，具体分类情况详见表2-5。

表2-5 医疗废物分类目录

类别	特 征	常见组分或者废物名称
感染性废物	携带病原微生物，具有引发感染性疾病传播危险的医疗废物。	1. 被患儿血液、体液、排泄物污染的物品，如下： (1) 棉球、棉签、引流棉条、纱布及其他各种敷料。 (2) 一次性使用卫生用品、一次性使用医疗用品及一次性医疗器械。 (3) 废弃的被服。 (4) 其他被患儿血液、体液、排泄物污染的物品。 2. 医疗机构收治的隔离传染病患儿或者疑似传染病患儿产生的生活垃圾。 3. 病原体的培养基、标本和菌种、毒种保存液。 4. 各种废弃的医学标本。 5. 废弃的血液、血清。 6. 使用后的一次性医疗用品及一次性医疗器械。
病理性废物	诊疗过程中产生的人体废弃物和医学实验动物尸体等。	1. 手术及其他诊疗过程中产生的废弃的人体组织、器官等。 2. 医学实验动物的组织、尸体。 3. 病理切片后废弃的人体组织、病理蜡块等。
损伤性废物	能够刺伤或者割伤人体的废弃的医用锐器。	1. 医用针头、缝合针。 2. 各类医用锐器，包括解剖刀、手术刀、备皮刀、手术锯等。 3. 载玻片、玻璃试管、玻璃安瓿等。
药物性废物	过期、淘汰、变质或者被污染的废弃的药品。	1. 废弃的一般性药品，如抗生素、非处方类药品等。 2. 废弃的细胞毒性药物和遗传性药物，如下： (1) 致癌性药物，如硫唑嘌呤、苯丁酸氮芥、萘氮芥、环孢素、环磷酰胺、苯丙胺酸氮芥、司莫司丁、三苯氧胺、硫替哌等。 (2) 可疑致癌性药物，如顺铂、丝裂霉素、阿霉素、苯巴比妥等。 (3) 免疫抑制药。 3. 废弃的疫苗、血液制品等。

续表

化学性废物	具有毒性、腐蚀性、易燃易爆性的废弃的化学物品。	1. 医学影像室、实验室废弃的化学试剂。 2. 废弃的过氧乙酸、戊二醛等化学消毒剂。 3. 废弃的汞血压计、汞温度计。

2. 医疗废物的收集与处理

（1）医疗废物包装要求应使用专用的医疗废物收集袋、利器盒、周转箱（桶）收集、转运医疗废物。

（2）分类收集应当按照要求，及时分类收集医疗废物。

1）根据医疗废物的类别，将医疗废物分置于符合《医疗废物专用包装物、容器的标准和警示标识的规定》的包装物或者容器内；在盛装医疗废物前，应当对医疗废物包装物或者容器进行认真检查，确保无破损、渗漏和其他缺陷。

2）感染性废物、病理性废物、损伤性废物、药物性废物及化学性废物不能混合收集。少量的药物性废物可以混入感染性废物，但应当在标签上注明。

3）废弃的麻醉、精神、放射性、毒性等药品及其相关的废物的管理，依照有关法律、行政法规和国家有关规定、标准执行；化学性废物中批量的废化学试剂、废消毒剂应当交由专门机构处置；批量的含有汞的体温计、血压计等医疗器具报废时，应当交由专门机构处置；医疗废物中病原体的培养基、标本和菌种、毒种保存液等高危险废物，应当首先在产生地点进行压力蒸汽灭菌或者化学消毒处理，然后按感染性废物收集处理。

4）隔离的传染病患儿或者疑似传染病患儿产生的医疗废物应当使用双层包装物，并及时密封。

5）盛装的医疗废物达到包装物或者容器的3/4时，应当使用有效的封口方式，使包装物或者容器的封口紧实、严密；放入包装物或者容器内的感染性废物、病理性废物、损伤性废物不得取出。

6）包装物或者容器的外表面被感染性废物污染时，应当对被污染处进行消毒处理或者增加一层包装。盛装医疗废物的每个包装物、容器外表面应当有警示标识，在每个包装物、容器上应当系中文标签，中文标签的内容包括医疗废物产生单位、产生日期、类别及需要的特别说明等。

（3）医疗废物登记要求

1）科室必须建立医疗废物交接登记制度，与医疗废物处置工作人员进行交接登记，登记内容包括医疗废物的种类、重量或数量、交接时间以及经办人签名等项目。

2）科室废物处置工作人员与医院医疗废物暂存点进行交接登记，登记内容包括医疗废物的种类、重量或数量、交接时间以及经办人签名等项目。

3）医疗废物暂存点建立医疗废物登记制度，登记内容包括医疗废物的来源、种类、重量或数量、交接时间、最终去向以及经办人签名等项目。登记资料至少保存 3 年。

（4）医疗废物转运要求

1）运送人员每日从医疗废物产生地点将分类包装的医疗废物按照规定的时间和路线运送至医疗废物暂存处。

2）运送人员在运送医疗废物时，应当检查包装物或者容器的标识、标签及封口是否符合要求，不得将不符合要求的医疗废物运送至医院垃圾暂存处。

3）运送人员在运送医疗废物时，使用垃圾收集箱以防止造成包装物或者容器破损和医疗废物的流失、泄漏和扩散，并防止医疗废物直接接触身体。

4）运送医疗废物应当使用防渗漏、防遗散、无锐利边角、易于装卸和清洁的专用运送工具，能有效防止儿童接触。每日运送工作结束后，应当对运送工具进行清洁和消毒。

（5）医疗废物贮存 医疗废物不得露天存放，医疗废物暂时贮存的时间不得超过 2 日，暂时贮存病理性废物，应当具备低温贮存或者防腐条件。运送人员每日从医疗废物产生地点将分类包装的医疗废物按照规定的时间和路线运送至指定的暂时贮存地点。医疗废物暂时贮存设施、设备要求如下。

1）远离医疗区、食品加工区、人员活动区和生活垃圾存放场所，方便医疗废物的装卸、装卸人员及运送车辆的出入。

2）有严密的封闭措施，设专人管理，防止非工作人员接触医疗废物。

3）有防鼠、防蚊蝇、防蟑螂、防盗以及预防儿童接触等安全措施。

4）地面与墙面易于清洁和消毒，能防止渗漏和雨水冲刷，能避免阳光直射。

5）设有明显的医疗废物警示标识和"禁止吸烟、饮食"的警示标识。

6）医疗废物转交出去后，应当对暂时贮存地点、设施及时进行清洁和消毒处理。

（6）医疗废物流失、泄漏、扩散和意外事故时应急预案

1）确定流失、泄漏、扩散的医疗废物的类别、数量、发生时间、影响范围及严重程度。登记内容包括医疗废物的种类、重量或数量、交接时间以及经

办人签名等项目。

2）组织有关人员尽快按照应急预案，对发生医疗废物泄漏、扩散的现场进行处理。

3）对被医疗废物污染的区域进行处理时，应当尽可能减少对患儿、医务人员、其他现场人员及环境的影响，由于儿童医院就诊对象的特殊性，在进行处理时尤其应当注意防止儿童接触。

4）采取适当的安全处置措施，对泄漏物及受污染的区域、物品进行消毒或者其他无害化处置，必要时封锁污染区域，以防扩大污染。

5）对感染性废物污染区域进行消毒时，消毒工作从污染最轻区域向污染最严重区域进行，对可能被污染的所有使用过的工具也应当进行消毒。

6）工作人员应当做好卫生安全防护（包括防护衣、帽子、口罩、手套、防护镜、靴子等）后进行工作。

7）如发生由医疗废物泄漏、扩散和意外事故造成职业暴露时，应按照医务人员职业暴露处理流程及措施进行处理。

3. 人员培训及个人防护要求

（1）人员培训　培训对象包括医务人员、保洁人员、医疗废物处置人员等。医疗废物相关工作人员和管理人员应当达到以下要求。

1）掌握国家相关法律、法规、规章和有关规范性文件的规定，熟悉本机构制定的医疗废物管理的规章制度、工作流程和各项工作要求。

2）掌握医疗废物分类收集、运送、暂时贮存的正确方法和操作程序。

3）掌握医疗废物分类中的安全知识、专业技术、职业卫生安全防护等知识。

4）在医疗废物分类收集、运送、暂时贮存及处置过程中预防被医疗废物刺伤、擦伤等伤害的措施及发生后的处理措施。

5）掌握发生医疗废物流失、泄漏、扩散和意外事故情况时的紧急处理措施。

（2）个人防护　医疗机构应当采取有效的职业卫生防护措施，为从事医疗废物收集、运送、贮存、处置等工作的人员和管理人员，配备必要的防护用品。定期进行健康检查，必要时，对有关人员进行免疫接种。工作人员在接触医疗废物前应做好个人防护，应穿好工作服、戴帽子、口罩、手套，转运人员还应穿长袖手套，穿胶鞋。工作中一旦发生职业暴露，立即处理伤口，并及时报告科室负责人及相关职能部门，相关部门根据暴露的具体情况采取相应的处理措施，必要时暴露者可到有资质的医疗机构进行咨询及就诊。

八、多重耐药菌医院感染管理制度

多重耐药菌（MDRO）主要是指对通常敏感的常用的三类或三类以上抗菌药物同时耐药（不敏感）的细菌，分为两种形式，一种是泛耐药（XDR），指对除1种或2种（黏菌素或替加环素）外的所有抗菌药物均耐药（不敏感）的细菌；另一种是全耐药（PDR），指对所有抗菌药物全部耐药（不敏感）。多重耐药菌感染对常用抗菌药物如氨基糖苷类、氟喹诺酮类、大环内酯类、四环素类等治疗效果不佳，并伴有较高的病死率，已成为临床治疗上的棘手问题。多重耐药菌主要包括耐甲氧西林金黄色葡萄球菌、耐万古霉素肠球菌、产超广谱β-内酰胺酶及头孢菌素酶的革兰氏阴性杆菌、非发酵革兰氏阴性杆菌等。

（一）多重耐药菌监测

1. 制定合理的耐药菌监测方案

（1）明确监测目的　监测目的是方案的核心，是工作的目标。细菌耐药性检测或耐药性监测应密切结合临床抗感染治疗实际，如监测本院前10位致病细菌的耐药性、监测医院不同重症监护病房的多重耐药菌、暴发流行的细菌监测等。

（2）选择监测病区　重点是选择感染发生频率较高的科室或病区，如重症监护病房、呼吸、感染、血液、移植等病区。

（3）确定标本收集比例　收集常见感染部位的标本，如呼吸道标本，血液、尿液、胆汁、脑脊液、伤口分泌物标本等。

（4）监测抗菌药物的选择。

（5）选择目标监测细菌。

2. 多重耐药菌的目标性监测　监测医院常见的多耐菌有耐甲氧西林金黄色葡萄球菌（MRSA）、耐万古霉素肠球菌（VRE）、产超广谱β-内酰胺酶（ESBLs）细菌、耐碳青霉烯类抗菌药物肠杆菌科细菌（CRE）［如产Ⅰ型新德里金属β-内酰胺酶（NDM-1）或产碳青霉烯酶（KPC）的肠杆菌科细菌］、耐碳青霉烯类抗菌药物鲍曼不动杆菌（CR-AB）、多重耐药/泛耐药铜绿假单胞菌（MDR/PDR-PA）和多重耐药结核分枝杆菌等。

3. 早期检出带菌者，严密监测高危人群　加强微生物室对多重耐药菌的检测，早期检出多重耐药菌感染患者和定植患者，根据监测结果指导临床对多重耐药菌医院感染的控制工作。加强对从其他医院转入者及易感者的检查，尤其是对年老体弱、有严重基础疾病的免疫力低下患者、接受侵入性检查治疗患者、住院时间长及近期使用广谱、高档抗菌药物治疗的患者等高危人群要严密监测。

（二）合理使用抗菌药物，预防耐药菌株产生

加强抗菌药物使用规范化管理，严格掌握临床适应证，随着抗菌药物使用种类增多和广泛应用，诱发医院感染的危险性不断增大，联合用药或频繁更换抗菌药物极易导致耐药菌株产生，从而诱发医院感染。严格落实抗菌药物分级使用管理制度，根据抗菌药物抗菌谱，正确选择适宜的抗菌药物并实施规范的给药方案，对于避免因抗菌药物滥用导致耐药菌株产生是十分重要的。

在临床抗菌药物应用中，医生要积极优化抗菌治疗策略，应根据药动学、药效学参数对时间或浓度依赖型的药物执行不同的给药方案，规范给药剂量、途径、周期和疗程。对严重感染患者，在初期选择可以覆盖所有可能引起感染病原菌的广谱药物，实施冲击疗法，确保杀灭致病菌。及时采集标本，进行病原学监测和药敏试验，根据药敏结果，尽早选用针对性强、作用确切的相对窄谱抗菌药物，使其在感染部位能迅速达到防细菌突变的药物治疗浓度，确保及时、有效地控制感染。

（三）加强医院各部门集束化管理防控

多重耐药菌的诊断主要依赖于病原微生物的诊断。临床科室应及时送检标本，及时发现，早期诊断多重耐药菌感染患者和定植患者。同时做好防控措施，以防扩散、流行。

1. 临床医生　在接诊感染性疾病患者后，应送检相应的病原学标本，并追踪检验结果，及时发现、早期诊断多重耐药菌感染患者和定植患者。若属于医院感染散发病例，则于 24 小时内填写医院感染登记表并上报感染管理部门。各病区医生或护士发现多重耐药菌感染患者及时电话报告感染管理部门。

2. 微生物实验室　进行细菌培养、鉴定、药敏后，对多重耐药菌应在检验报告上标注，并及时通知感染管理科，并应定期向全院公布临床常见分离细菌菌株及其药敏情况，感染管理部门定期对监测资料汇总，向全院公布。

3. 感染管理部门　每日到微生物实验室登记微生物检验阳性报告，然后到科室指导隔离工作。

4. 逐级上报 发生医院内暴发感染、特殊病原体或者新发病原体的医院感染、可能造成重大公共影响或者严重后果的医院感染，按照相关规范要求逐级上报。

（四）防控干预措施

1. 遵守无菌技术操作规程 在诊疗护理操作过程中必须严格遵守无菌技术操作规程，特别是实施中心静脉置管、气管切开、气管插管、留置导尿、放置引流管等操作时，应当避免污染，减少感染的危险因素。

2. 医院环境卫生管理 收治多重耐药菌感染患者和定植患者的病房，应当使用专用的物品进行清洁和消毒，对患者经常接触的物体表面、医疗设施表面，须由保洁员用含氯消毒剂每日进行清洁和擦拭消毒。使用过的抹布、拖布必须消毒处理。出现或者疑似有多重耐药菌感染暴发时，应增加清洁和消毒频次。

3. 抗菌药物合理使用管理 要依据病原学药敏结果，同时严格按照权限开处方，联合用药以及使用万古霉素、广谱头孢菌素、碳青霉烯类等必须严格掌握用药指征。避免由于抗菌药物的滥用而导致耐药菌的产生。

4. 手卫生 在直接接触多重耐药菌患者前后、实施诊疗护理操作前后、接触患者体液或者分泌物后、摘掉手套后、接触患者使用过的物品后以及从患者的污染部位转到清洁部位实施操作时，都应当实施手卫生。手上有明显污染时，应当洗手；无明显污染时，可以使用速干手消毒剂进行手部消毒。在各项诊疗中，特别是实施中心静脉置管、气管切开等侵入性操作时，应严格执行无菌操作规程。

（五）消毒隔离措施

1. 临床科主任、护士长负责病区内的多重耐药菌（MDRO）感染患者的接触隔离措施的落实情况，科室感染监控小组成员应积极配合，加强督导。

2. 科室医院感染监控小组应定期组织医务人员学习多重耐药菌的诊断、治疗、隔离知识，提高医务人员对多重耐药菌感染危险因素、流行病学、预防控制等观念的认识。

3. 医务人员对患者实施诊疗护理活动过程中，应当严格遵循手卫生制度。

4. 加强医务人员职业防护：在实施诊疗护理操作中，有可能接触患者的伤口、溃烂面、黏膜、体液、引流液、分泌物、排泄物时，应当戴手套，必要时穿隔离衣。离开患者床旁或房间时，须将防护用品脱下，并洗手或用快速手消毒剂擦手。

5. 医务人员应当严格遵守无菌技术操作规程，严格执行《预防导管相关血流感染标准操作规程》《预防手术部位感染标准操作规程》《预防导尿管相关尿路感染标准操作规程》《预防呼吸机相关肺炎标准操作规程》，避免多重耐药菌传播。

6. 严格执行抗菌药临床应用基本原则，根据微生物检测结果、结合临床合理使用抗菌药物。

7. 对多重耐药菌感染患者和定植患者实施隔离：首选单间隔离，也可以将同类多重耐药菌感染者或定植者安置在同一房间。隔离病房不足时才考虑进行床边隔离，不能与气管插管、深静脉留置导管、有开放伤口或者免疫功能抑制患者安置在同一房间。当感染者较多时，应保护性隔离未感染者。

8. 明确隔离标志：在住院患者一览表、病历夹内侧面、隔离单元粘贴相应的隔离标志。

9. 进行床边隔离时，在床尾床头卡位置贴"接触隔离"标识，以提醒医务人员以及家属。当实施床旁隔离时，应先诊疗护理其他患者，MDRO 感染患者安排在最后。

10. 保持病房清洁，定时通风换气。每日用含氯消毒剂擦拭门把手、床头等，对所用诊疗器械、器材（如呼吸机、雾化器等）应进行高水平消毒。患者出院时要做好终末消毒，床单、被褥等用紫外线照射。患者血液、体液和被血液、体液污染的敷料或一次性用品等所有废弃物，应按照医疗废物有关规定严格管理。

11. 应尽量减少与感染者或定植者相接触的医务人员数量。最好限制每班诊疗患者者为医生、护士各 1 人，所有诊疗尽可能由他们完成，包括标本的采集。

12. 物品专用：对于非急诊用仪器（如血压计、听诊器、体温表、输液架）等应专用。其他不能专人专用的物品（如轮椅、担架），在每次使用后必须消毒。

13. 进行床旁诊断（如拍 X 片、心电图）的仪器必须在检查完成后用消毒剂进行擦拭。

14. 如患者需离开隔离室进行诊断、治疗，或转科时，应电话通知相关科室采取措施，防止感染的扩散。同时必须由 1 名工作人员陪同，并向对方说明对该患者应使用的隔离措施。

15. 加强环境清洁消毒工作：隔离房间物体表面、地面、仪器应每日用专用清洁物品清洁后消毒，污染时及时消毒。出现多重耐药菌医院感染暴发时应每班次进行清洁、消毒。

16. 感染者或携带者应隔离至感染症状好转或治愈方可解除隔离。

（六）人员管理

1. 定期参加教育和培训　医护人员定期参加医院感染预防与控制知识的教育和培训，提高对多重耐药菌医院感染预防与控制认识，感染管理部门要对医务人员强化多重耐药菌感染危险因素、流行病学以及预防与控制措施等知识培训，确保医护人员掌握正确、有效的多重耐药菌感染预防和控制措施。

2. 严格执行《医务人员手卫生规范》　临床科室要具备有效、便捷的手卫生设施，特别是在 ICU、新生儿室、血液科病房、呼吸科病房、神经科病房、烧伤病房等多重耐药菌医院感染重点部门，应当配备充足的洗手设施和速干手消毒剂，提高医护人员手卫生依从性。医护人员在直接接触患者前后、进行无菌技术操作和侵入性操作前，接触患者使用的物品或处理其分泌物、排泄物后，必须洗手或使用速干手消毒剂进行手消毒。

九、疫情期间新型冠状病毒医院感染预防与控制

（一）新型冠状病毒肺炎

2019 年 12 月以来，某省部分医院陆续发现不明原因肺炎病例，现已证实为一种新型冠状病毒感染。现已纳入《传染病防治法》乙类传染病，并采取甲类传染病的预防与控制措施。

1. 病原学特点　新型冠状病毒属于 β 属的冠状病毒，有包膜，颗粒呈圆形或椭圆形，直径 60～140 nm。具有 5 个必需基因。可以感染许多动物物种，如蝙蝠、狗、猪、老鼠、鸟、牛、鲸、马、山羊、猴子等。体外分离培养时，新型冠状病毒 96 小时左右即可在人体呼吸道上皮细胞内发现，而在 Vero E6 和 Huh-7 细胞系中分离培养需 4～6 日。冠状病毒对紫外线和热敏感，56 ℃ 30 分钟、乙醚、75％乙醇、含氯消毒剂、过氧乙酸和氯仿等脂溶剂均可有效灭活病毒，氯己定不能有效灭活病毒。

2. 流行病学特点

（1）传染源　目前所见传染源主要是新型冠状病毒感染的患者。无症状感染者也可能成为传染源。

（2）传播途径　经呼吸道飞沫和密切接触传播是主要的传播途径。在相对封闭的环境中长时间暴露于高浓度气溶胶情况下存在经气溶胶传播的可能。

（3）易感人群　人群普遍易感。

3. 临床特点

（1）临床表现　潜伏期一般为 1~14 日，多为 3~7 日。临床主要以发热，乏力，干咳为主，鼻塞、流涕等上呼吸道症状少见。重型病例多在一周后出现呼吸困难，严重者快速进展为 ARDS、脓毒症休克、难以纠正的代谢性酸中毒和出凝血功能障碍。重症、危重症患儿病程中可为中低热，甚至无明显发热。轻症患儿仅表现为低热、轻微乏力等，无肺炎表现。儿童病例症状相对较轻。

（2）实验室检查　发病早期白细胞总数正常或减低，淋巴细胞计数减少；部分患儿出现肝酶、乳酸脱氢酶、肌酶和肌红蛋白增高；部分危重者可见肌钙蛋白增高。多数患儿 CRP 和 ESR 升高，降钙素原正常。严重者 D-二聚体升高、外周血淋巴细胞进行性减少。在咽拭子、痰、下呼吸道分泌物、血液、粪便等标本中可检测出新型冠状病毒核酸。

（3）胸部影像学　早期呈现多发小斑片影及间质改变，以肺外带明显。进而发展为双肺多发磨玻璃影、浸润影，严重者可出现肺实变，胸腔积液少见。

4. 诊断标准

（1）疑似病例　结合流行病学史和临床表现综合分析（有流行病学史中的任 1 条，符合临床表现中任 2 条。无明确流行病学史的，符合临床表现中的 3 条）。

1）流行病学史　发病前 14 日有病例报告社区的旅行史或居住史；发病前 14 日内与新型冠状病毒感染者（核酸检测阳性者）有接触史；发病前 14 日内曾接触过来自有病例报告社区的发热或有呼吸道症状的患者；聚集性发病（14 日内在小范围如家庭、办公室、学校班级等场所，出现 2 例及以上发热和/或呼吸道症状的病例）。

2）临床表现　发热和/或呼吸道症状；具有上述新型冠状病毒肺炎影像学特征；发病早期白细胞总数正常或降低，淋巴细胞计数减少。

（2）确诊病例　具备以下病原学证据之一者可确诊。

1）新型冠状病毒核酸检测阳性。

2）未接种新型冠状病毒疫苗者新型冠状病毒特异性 IgM 和 IgG 抗体均为阳性。

（3）无症状感染者　新型冠状病毒病原学检测呈阳性，无相关临床表现，如发热、干咳、乏力、咽痛、嗅（味）觉减退、腹泻等可自我感知或可临床识别的症状与体征，且 CT 影像学无新型冠状病毒肺炎影像学特征者。

（二）后疫情时代的管理

为贯彻落实新型冠状病毒肺炎常态化防控，做到"外防输入，内防反弹"，控制疫情传播，有效降低院内感染发生风险，保障患者和工作人员的生命安全，应参照最新版《新型冠状病毒肺炎防控方案》，结合医院实际，并组织院感防控专家组讨论，制定医院新型冠状病毒肺炎防控措施。

1. 对于中高风险地区人员、解除医学观察人员、新型冠状病毒肺炎出院患者、入境人员等做好 7 日或 14 日的健康监测　对所有临床一线工作人员开展每日的健康监测及每周一次核酸检测。发现发热、干咳、乏力、咽痛、嗅（味）觉减退、腹泻等症状者及时到具有发热门诊（诊室）的医疗机构就诊并进行核酸检测。其他场所及行业人员根据实际情况将其他"愿检尽检"人群纳入检测，实行定期抽样核酸检测。

2. 落实预检分诊制度　在医院门诊大厅入口处设立预检分诊点，急诊室和感染科设立二次预检分诊点，对患者的相关信息按上级文件要求做好登记。加强就诊患者的管理，合理安排就诊，及时疏散患者，减少患者聚集扎堆。

3. 严格隔离病区管理　健全和规范病房布局与工作流程。

（1）隔离病房布局按要求设置隔离生活区和隔离工作区，两区严格分开以缓冲间相连。隔离工作区分清洁区、半污染区和污染区，三区间设置缓冲间。患者与工作人员通道分开出入。

（2）进出隔离病房，应严格执行《医院隔离技术规范》和《医务人员个人防护要求》，正确实施手卫生及穿脱防护用品。

（3）隔离患者在实施标准预防的基础上，采取飞沫隔离和接触隔离。疑似病例封闭管理，隔离至疑似病例排除。

（4）尽可能使用一次性医疗用品。如果使用可重复使用的器械物品如听诊器、体温计、血压计等尽量专人专用，不能固定专用的消毒后再复用，需消毒灭菌的器械物品应置黄色垃圾袋做好"新型冠状病毒"标识，送消毒供应中心按"特殊感染"物品处理。

（5）疑似病例限制在发热门诊及隔离单位内活动，感染科设置检验、收费、药房等，其他实验室检查如超声、放射等采取床旁方式。如必须外出检查，患者及陪人佩戴口罩，穿隔离衣。

（6）疑似或确诊新型冠状病毒肺炎患儿接触物体表面、地面的清洁与消毒严格按照院感要求执行。

4. 强化普通病区患者的管理　各病区应设置应急隔离室，用于新型冠状病毒肺炎排查结果未回报的可疑病例以及误收的疑似病例的隔离，需要单人单间隔离，待排除新型冠状病毒感染后再转至常规病区进一步治疗。

5. 加强探陪人员及外来人员的管理

（1）加强病区人员管理，对新入院患者落实"应检尽检"要求，设置并合理使用过渡病室，通过采取核酸检测筛查和隔离安置等措施降低交叉感染风险。所有病区谢绝探视，无陪病房特殊原因须面谈者，由科室与家属联系，并负责对前来面谈人员进行疫情排查工作，凭探视证、当日健康码及行程码均为绿码才可进入住院大楼。

（2）严格陪护及探视管理，限制陪护人员数量，陪护人员要求相对固定。不得随意进出病区，严格限制行进路线和活动范围。限制陪护人员在院内各区域的无序移动。

（3）所有陪护人员在进入病区前应持有核酸检测阴性报告。所有病房陪护人员在住院部入口处现场凭医院统一有效陪护证件进出住院大楼。

（4）加强患者及陪人的健康教育，指导其正确佩戴口罩、正确洗手、咳嗽礼仪、医学观察和居家隔离等。对住院患者及陪人每日进行至少两次健康监测体温和有无呼吸道症状的排查。

（5）加强外来人员的管理　在医院各出入口对进入医院和病房的人员进行体温检测，未出示陪护证件者及发热者不得入工作区和病房，未戴口罩者一律不准进入院区。

6. 加强清洁消毒工作

（1）加强空气消毒与通风　门急诊、预检分诊点、发热门诊及隔离病房，在患者密集时段紫外线循环风空气消毒机连续消毒运行；检查科室及普通病区增加空气消毒频次，建议每间隔 2 小时一次循环运行或连续运行。

（2）加强地面、物表的清洁消毒　门把手、电梯按钮等高频接触物表及诊疗桌椅每日用 500 mg/L 的含氯消毒剂消毒 2～3 次，地面、候诊椅等每日消毒 2～3 次。拖把抹布专室专区专用，用后用 500 mg/L 的含氯消毒剂浸泡消毒 30

分钟，洗净晾干备用。

（3）患者出院、转科、死亡后，彻底地终末消毒。病床、床头柜、床帘、设备带、门把手、水龙头、水池等房间所有平面设施用 500 mg/L 的含氯消毒剂、厕所用 1000 mg/L 的含氯消毒剂清洁消毒，被褥用床单位臭氧消毒机消毒，密闭房间空气消毒 2 小时开窗通风。

（4）患者离开转运工具后，对转运工具内桌椅、车内外表面、车门把手，用 1000 mg/L 的含氯消毒剂喷雾和擦拭消毒 30 分钟后清水擦净后开窗通风。

7. 严格执行手卫生，遵循洗手指征及时洗手。

8. 加强医院感染及暴发的监测　做好早期预警预报，加强对感控工作的监督和指导，发现隐患及时改进。

9. 加强实验室生物安全防护意识　标本采集、运送、存储和检测暂按二类高致病性病原微生物管理。

10. 加强全院各类工作人员防控知识及个人防护知识培训。

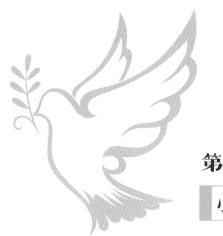

第三章

小儿肝病科诊疗技术与护理配合

第一节 小儿肝脏系统疾病 常见检验、检查

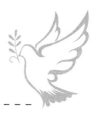

　　肝脏是人体重要的器官，参与全身合成和代谢功能，所以肝脏系统疾病病情复杂，通过患儿的病史、症状和医生的体格检查往往难以确定诊断，要明确病因及确定诊断通常需要借助一些医学辅助检验与检查。随着医疗技术的发展，检验检查手段也越来越多，本节重点介绍肝脏系统疾病常见的几种检验、检查方法及注意事项。

一、肝功能检验

　　肝功能检查是通过各种生化试验方法检测与肝脏功能代谢有关的各项指标，以反映肝脏功能基本状况的检查。肝功能检查是诊断肝胆系统疾病的一种辅助手段，如果要对疾病做出正确诊断，还必须结合患儿病史、体格检查及影像学检查等，进行全面综合分析。另外肝功能检查的项目有很多，但并不是每一个检查项目都需要做，通常医生会结合患儿病史和症状选择一项或其中几项检查。

（一）检验意义

　　肝功能的检测，尤其对肝脏疾病，如肝炎、肝硬化等疾病的判断极为敏感和重要。当这些病变时，首先影响到肝脏的代谢功能、免疫功能、合成功能等，使得这些极其敏感的指标在肝功能检查中体现出来。由于肝脏功能多样，所以肝功能检查方法很多，比如：有关蛋白质检查的有血清总蛋白、白蛋白与球蛋白之比、血清浊度和絮状试验及甲胎蛋白检查等；与肝病有关的血清酶类有谷丙转氨酶、谷草转氨酶、碱性磷酸酶及乳酸脱氢酶等；与胆色素代谢有关的试验如胆红素定量及尿三胆试验等。

（二）检验项目

　　肝功能检查项目通常包括肝脏的蛋白质代谢功能、胆红素和胆汁酸代谢功

能、酶学指标、脂质代谢功能、肝脏排泄和解毒功能的检测。

1. 反映肝实质损害的指标 主要包括谷丙转氨酶（ALT）、谷草转氨酶（AST）等，其中 ALT 是最常用的肝细胞损害的敏感指标，1‰的肝细胞发生坏死时，血清 ALT 水平即可升高 1 倍。AST 持续升高，数值超过 ALT 往往提示肝实质损害严重，是慢性化程度加重的标志。

2. 反映胆红素代谢及胆汁淤积的指标 主要包括总胆红素、直接胆红素、间接胆红素、尿胆红素、尿胆原、血胆汁酸（TBA）、γ-谷氨酰转肽酶（γ-GGT）及碱性磷酸酶（AKP）等。肝细胞变性坏死，胆红素代谢障碍或者肝内胆汁淤积时，可以出现上述指标升高。溶血性黄疸时，可以出现间接胆红素升高。

3. 反映肝脏合成功能的指标 主要包括白蛋白、前白蛋白、胆碱酯酶及凝血酶原时间和活动度等。长期白蛋白、胆碱酯酶降低，凝血酶原活动度下降，补充维生素 K 不能纠正时，说明正常肝细胞逐渐减少，肝细胞合成蛋白、凝血因子功能差，肝脏储备功能减退，预后不良。

4. 反映肝纤维化的指标 主要包括Ⅲ型前胶原（PCⅢ）、Ⅳ型胶原（Ⅳ-C）、层粘连蛋白（LN）、透明质酸酶（HA），这些指标可以协助诊断肝纤维化和早期肝硬化。

5. 肝脏凝血功能的检测指标 肝脏是许多凝血因子合成的重要器官。当肝细胞受损时，由于凝血因子合成减少，而发生凝血功能障碍，临床可出现牙龈、鼻黏膜出血，皮肤瘀斑，严重者可出现消化道出血。常检测的指标如下：

（1）凝血酶原时间（PT） 正常值为 11～13 秒，较正常对照延长 3 秒以上有意义。急性肝炎及轻型慢性肝炎 PT 正常，严重肝细胞坏死及肝硬化患者 PT 明显延长。PT 是反映肝细胞损害程度及判断预后较敏感的指标。

（2）凝血酶原活动度（PTA） 正常值为 80%～100%，其临床意义同 PT。

（3）活化部分凝血活酶时间（APTT） 是反映内源性凝血因子功能的指标。

（4）凝血酶时间（TT） 能直接反映患儿血浆内肝素和类肝素抗凝物质的水平，TT 的测定值和异常率与肝功能损害程度成正相关，是预测患儿病情预后的敏感指标。

（5）纤维蛋白原定量测定（FIB） 是由肝脏合成的一种糖蛋白，在凝血过程中具有重要的生理作用，它的含量降低是反映严重肝损害患儿的蛋白和生物酶合成下降，同时也是反映凝血功能障碍时的较敏感指标。

6. 甘胆酸（CG） 甘胆酸是胆酸和甘氨酸结合而形成，属于结合型胆酸，正常范围在 0.4～2.98 mg/L。当肝细胞受损、肝脏摄取甘胆酸的能力下降或者肝内胆汁淤积、肝脏排泄肝胆酸障碍时，都可以引起血清甘胆酸水平升高。血清甘胆酸的数值不仅能够反映肝细胞的功能，也反映胆汁排泄功能。因此血清甘胆酸不仅可以作为肝脏损害的早期预测指标，还可以用于判断临床预后。

7. 铁蛋白（SF） 在肝内合成并储存，肝细胞炎症反应可使 SF 合成增加，肝细胞变性坏死可使 SF 释入血中，SF 上升程度与肝细胞受损轻重呈平行关系，但在严重低蛋白血症、缺铁性贫血时可明显降低。

8. 前白蛋白（PA） 早期发现重症肝炎及慢性肝损害有一定意义。病情愈重值愈低。

9. 转铁蛋白（TF） 是肝脏合成的一种糖蛋白，主要功能是运转铁。急性肝炎时 TF 升高，慢性肝炎、肝硬化时则 TF 降低。其他多种感染时 TF 降低，而缺铁性贫血和妊娠末期 TF 升高。

10. 胆汁酸（TBA） 血清胆汁酸是肝实质损伤及消化系统疾病的一个较为灵敏的诊断指标，胆汁酸能较为特异地反映肝排泄功能，一旦肝细胞有病变或肠-肝循环障碍，均可引起 TBA 升高。

（三）检验注意事项

1. 检查前空腹。肝功能检查前需禁食禁饮，必须保持空腹，成人空腹时间一般为 8～12 小时，大于 3 岁患儿须禁食超过 6 小时，喂奶患儿须禁奶 4 小时。这是因为正常人血液内含有一定量大分子的 β 和 γ 球蛋白，可与某些化学试剂结合而沉淀，而小分子的白蛋白和 α1-球蛋白，便可预防沉淀的产生。当在正常人血清中加入规定的化学试剂后，因为白蛋白的抑制作用，不发生沉淀或轻微沉淀，肝炎患儿因为血清中白蛋白减少，β 和 γ 球蛋白增多，其血清中加入化学试剂以后，可发生明显的沉淀。也就是说在肝功能检查之前进食，血清中的成分发生改变，化验检查过程中在所抽取的血液中加入化学试剂后，即使正常人的血清也会发生程度不同的沉淀，特别是在进食高蛋白或者高脂肪的食物后，更容易发生明显的沉淀，这时候检查的结果很容易让医生把正常人误诊为肝炎患儿。

2. 饮食。肝功能检查前一晚以清淡为主，不饮酒，不吃辛辣食物和油腻食物。

3. 其他方面。肝功能检查前一晚不可熬夜，不能服药，不做剧烈运动，否则可能导致转氨酶升高，肝功能检查异常。

（四）检验结果分析

检验结果出来后，医生根据检验结果数值，结合患儿情况进行综合判断。常见结果分析如下：

1. 引起谷丙转氨酶升高的原因

（1）急性和慢性病毒性肝炎。

（2）胆囊炎或胆道疾病（如炎症、结石、息肉、癌症等）。

（3）饮酒引起的肝脏损伤。

（4）药物引起的肝脏损伤。

（5）其他引起 ALT 异常因素（脂肪肝、肝癌等）。

（6）病毒性肝炎（甲型、乙型、丙型、丁型、戊型）。

2. 谷草转氨酶结果的分析　谷草转氨酶（AST）增高一般见于心肌梗死急性期、急性肝炎、药物中毒性肝细胞坏死、慢性肝炎活动期、肝硬化活动期、肝癌、心肌炎、肾炎、肌炎等。

3. ALT/AST 比值结果分析　AST 主要分布于心肌，其次是肝脏、骨骼肌和肾脏等组织中。由于大约80%的 AST 存在于线粒体内，所以对肝细胞损伤的敏感度不如 ALT，升高的幅度也不如 ALT 大，但如果 AST 大幅度升高意味着肝细胞损伤比较严重。因此，在临床上往往把 ALT/AST 的比值作为一个诊断指标和病情监测指标。

4. γ-谷氨酰转肽酶（γ-GGT）的结果分析　γ-GGT 主要来自肝胆系统，因此，它主要是肝胆疾病的监测项目。

（1）肝脏炎症　γ-GGT 轻度和中度增高。

（2）肝胆其他疾病　肝癌、肝阻塞性黄疸、胆汁性肝硬化、胆管炎、胆囊息肉、胆结石、胰腺炎、胰头癌、胆道癌等、γ-GGT 明显升高。

（3）大量地饮酒，也会导致 γ-GGT 的升高。

（4）长期接受某些药物如苯巴比妥、苯妥英钠、安替比林者，口服避孕药等也会使 γ-GGT 升高。

5. 胆红素的结果分析　胆红素是血液中衰老红细胞分解和破坏的产物。它分为总胆红素、直接胆红素、间接胆红素3种。因此，胆红素测定结果有3个方面的作用。

（1）肝细胞受到损伤时如肝炎时，直接和间接胆红素会明显升高。

（2）胆道疾病，尤其是胆囊结石、胆道息肉、胆囊炎等、血中直接胆红素显著升高。

（3）溶血性疾病使血液中的胆红素来源增加，肝脏处理不及时，造成间接胆红素明显增加。

6. 总蛋白、白蛋白、球蛋白的结果分析　血液中蛋白的含量可以反映肝脏功能，如果蛋白降低就表示肝脏合成功能受损害，是病情比较严重的表现，如慢性活动性肝炎、肝硬化、肝衰竭等。一些非肝脏疾病也可以使血液中蛋白发生变化，所以分析结果时要注意一些生理性的影响因素。

二、遗传代谢检查

随着分子医学及遗传代谢相关检测技术的发展，如检测血液代谢物的串联质谱技术、检测尿代谢物的气相色谱质谱技术、基因检测技术等使各种代谢性疾病及基因突变引起的遗传性肝病逐渐被发现。

（一）检查意义

遗传代谢性肝病是由于遗传基因突变导致代谢物质合成和分解障碍而出现的一类疾病，目前能确诊的已有 4000 余种，主要表现肝脏形态结构和/或功能上病变，常伴有其他脏器的损害，临床上一般以黄疸、肝大、肝酶增高和低血糖为主要表现。遗传代谢检查有助于临床诊断生化改变不典型的代谢性肝病，以期能够及早治疗某些疾病，从而改善患儿生存质量和延缓肝硬化的发生。

（二）适应证

1. 不明原因的代谢异常。
2. 疑为有机酸或氨基酸病。
3. 疑为脂肪酸代谢及能量代谢障碍。
4. 不明原因的肝大、黄疸等。
5. 不明原因的神经肌肉疾病。
6. 多系统进行性损害等。

（三）禁忌证

一般无特殊禁忌证。

（四）注意事项

1. 检测血液代谢物的串联质谱技术 采全血标本滴于专用采血滤纸上，滴血时不可滴出圈外，并要求自然晾干后送检。

2. 检测尿代谢物的气相色谱质谱技术 收集患儿新鲜尿液滴于专用滤纸上，要求自然晾干，注意避免污染。

3. 基因检测 因基因检测一般价格较高，经家属知情同意后，用专用抽血管抽取静脉血送检。

三、肝胆超声检查

超声检测技术是各种肝病的首选检查方法。二维实时超声显像主要用于肝脏形态的变化，彩色多普勒血流显像则用于肝脏血管病变与血流动力学检查。超声检查显示肝脏的病变图像，属于声学物理的性质变化。必要时可在超声定位下行肝脏介入性活检或其他检查。

（一）检查意义

1. 肝脏的测量。

2. 观察肝脏的大小、形态、边缘、包膜光整及连续性，及右叶膈顶部、左外叶边角部位。

3. 肝实质内回声的均匀程度，有无弥漫性或局灶性增强、衰减、透声性增加或减低。

4. 肝实质内异常病灶的部位、大小形态、数量、回声性质、有无包膜、内部液化等。

5. 肝血管、胆管的分布、走向、纹理的清晰度；有无局限性或整体的增粗、扩张、扭曲、狭窄、移位、闭塞；病灶内、外的血流分布情况；血管内有无栓子形成。

6. 体位移动、深呼吸时观察肝脏的活动度，包膜与周围组织有无粘连。

7. 肝门部及腹腔内有无肿大淋巴结，有无腹水。

（二）适应证

超声检查适用所有肝脏疾病的检查，如肝脏血管瘤，小儿先天性胆总管囊肿，小儿先天性肝囊肿，非酒精性脂肪肝，肝硬化，肝脾大，肝脓肿，肝损伤，小儿糖原贮积病Ⅸ型，等等。

（三）禁忌证

1. 皮肤严重破损，耦合剂不能接触皮肤者。
2. 有严重外伤，疼痛剧烈，探头不能触碰腹壁者。
3. 腹腔内有大量气体，超声难以透过气体来观察脏器情况者。

（四）注意事项

1. 患儿需空腹　大于 3 岁患儿须禁食超过 6 小时（除少量白开水外），喂奶患儿须禁奶 4 小时。做胆囊收缩功能检查的患儿待第 1 次空腹检查后吃奶，吃完奶后开始记时，1 小时后再做 1 次胆囊 B 超。

2. 合理安排检查顺序　超声检查同时行放射造影检查或胃镜检查的患儿，需先行超声检查，再行其他检查，以免造影剂或气体干扰超声检查。

3. 其他　对于哭吵、不合作的患儿，需镇静睡眠后检查。

四、超声肝硬化检测

超声肝硬化检测是指运用肝纤维化定量诊断仪，通过探头测定肝脏瞬时弹性图谱来反映肝实质硬度。检测过程完全无创、无痛，而且用时只需 5～10 分钟，适用于各类人群。该技术是目前除肝穿刺活检外早期诊断肝纤维化、肝硬化的最准确方法，可使患儿避免进行肝穿刺活检。

（一）检查意义

肝纤维化是各种病因引起慢性肝损伤后的瘢痕修复反应，是肝硬化的早期可逆转阶段。以往对肝纤维化及肝硬化的检查主要通过血清检测、肝穿刺取肝组织做病理检查来明确。虽然肝穿刺病理检查为肝硬化诊断的金标准，但是肝穿刺属于有创操作且不易重复操作。传统影像学检查是基于肝脏的密度来判断肝纤维程度的，其敏感性和特异性较差。而超声肝硬化检测是检测肝脏硬度，其随着肝纤维化和肝硬化的进展不断增加。检测仪的原理是利用瞬时弹性成像原理检测得出肝脏的硬度值。可用于轻症患儿决定是否开始治疗、治疗中的患儿随访、肝硬化的确定、并发症危险性评估等。

（二）适应证

1. 普通人群的筛查，特别是肥胖患儿。

2. 各种慢性肝病包括病毒性肝炎、酒精性肝炎、非酒精性脂肪性肝炎及自身免疫性肝病等所导致的肝纤维化和肝硬化的检查。

（三）禁忌证

1. 皮肤严重破损，耦合剂不能接触皮肤者。
2. 有严重外伤，疼痛剧烈，探头不能触碰腹壁者。

（四）注意事项

1. 饮食　尽量空腹检测，对于婴幼儿可以适当进食但避免过饱影响检测。

2. 避免哭吵　可采用进食或者转移注意力等方式避免哭吵，否则影响检测结果。对于哭吵不能配合患儿，建议入睡后检测，必要时镇静后检测。

（五）结果判断

结果判断参照附录一肝纤维化无创检测正常参考值。

五、病原学检查

病原学检查是指寻找疾病病因的检查，许多儿童肝脏疾病只有通过病原学检查才能做出正确的诊断及处理，如肝炎的病原学检查包括血清学乙肝五项、甲肝抗体、丙肝抗体检查等。本节就儿童肝病常见的病原学检查做重点介绍。

1. 甲型肝炎

（1）抗-HAVIgM　出现较早，为甲型肝炎早期诊断最常用而简便的可靠指标。

（2）抗-HAVIgG　出现较晚，在急性肝炎后期和恢复早期出现（IgM 开始下降时），可在体内长期存在。

2. 乙型肝炎

（1）HBsAg　是感染 HBV 后最早出现的血清学标志。

（2）抗-HBs　是感染 HBV 后机体产生的唯一保护性抗体，对 HBV 具有中和作用。抗-HBs 阳性一般是 HBV 感染恢复的标志，见于乙型肝炎恢复期、HBV 既往感染者和乙型肝炎疫苗接种后。

（3）HBcAg　为 HBV 核心蛋白的组成部分，血液中一般无游离的 HBcAg。如血清 HBcAg 阳性表示血液内含有 HBV，患儿传染性强，HBV 复制活跃。

（4）抗-HBc　此为 HBcAg 刺激机体产生的，抗-HBc 为感染 HBV 后最早出现的抗体，属非中和性抗体，可持续存在多年。故抗-HBc 是 HBV 感染的标志，可能为现症感染或既往感染。抗-HBc 包括抗-HBcIgM 和抗-HBcIgG。感染 HBV 后先是抗-HBcIgM 阳性（6 个月内），随后出现抗-HBcIgG。高滴度的抗-HBcIgM 阳性或抗-HBcIgM 阳性而抗-HBcIgG 阴性为 HBV 急性或近期感染的标志。在部分慢性乙型肝炎、肝硬化、肝癌、慢性 HBV 携带者中抗-HBcIgM 也可出现低滴度阳性，而抗-HBcIgG 高滴度阳性，表示体内有 HBV 复制且传染性强。

（5）HBeAg　是病毒复制活跃、传染性强的标志。急性乙型肝炎患儿若 HBeAg 持续阳性 10 周以上，可能转为慢性感染。

（6）抗-HBe　抗-HBe 的出现预示着病毒复制减少或终止，传染性减弱。

（7）HBVDNA　常采用 PCR 检测，是 HBV 存在和复制最可靠的直接证据，反映病毒复制程度及传染性强弱，也常用来监测抗病毒药物的疗效。

3. 丙型肝炎

（1）抗-HCV　阳性可诊断为 HCV 感染。抗-HCVIgM 阳性更多见于现症感染者。抗-HCV 在 HCV 感染后 4～6 周或更久出现，慢性患儿抗-HCV 可持续阳性。

（2）HCVRNA　出现较抗-HCV 早，阳性表示体内有 HCV 复制，有传染性，可用于 HCV 感染的早期诊断及疗效评估。

（3）HCV 的基因分型检测　对流行病学研究及指导慢性丙型肝炎治疗有重要意义。

4. 丁型肝炎

（1）HDAg　感染 HDV 后 HDAg 较早在血清中出现，且持续时间短（1～2 周），HDAg 阳性是急性 HDV 感染的直接证据。

（2）抗-HD　抗-HDIgM 阳性是 HDV 现症感染的标志。持续性高滴度抗-HDIgM 或抗-HDIgG 是慢性 HDV 感染的证据。

（3）HDVRNA　血清或肝组织中 HDVRNA 是 HDV 现症感染的直接证据，急性 HDV 感染一过性阳性，慢性 HDV 感染则持续阳性。

5. 戊型肝炎

（1）抗-HEV　发病 1～2 周后抗-HEV 转阳性，3～5 周后达高峰，然后逐渐下降。抗-HEV 转阳性或滴度由低到高或抗-HEV 滴度＞1：20 或抗-HEVIgM 阳性对急性戊型肝炎有诊断意义。

（2）其他血清和/或粪便 HEAg 或 HEVRNA 阳性或粪便标本中找到 HEV 颗粒可明确诊断。

6. 巨细胞病毒性肝炎

（1）巨细胞病毒抗体　包括 CMV-IgM、CMV-IgG，CMV-IgM 阳性表示为活动性感染，但临床上阳性率低，这是由于 CMV 原发感染后，血清 IgM 的产生需要一定时间，一般在感染后 2～4 周才可以检测到。CMV-IgG 阳性表示发生过 CMV 感染，从阴性转为阳性表明原发性感染。

（2）$CMV_{PP}65$　是活动性 CMV 感染时外周血白细胞中的主要抗原，是活动性感染的重要标志。

（3）CMV-DNA　是反映病毒复制程度最可靠的直接证据，也常用来监测抗病毒药物的疗效。

第二节　肝穿刺活组织检查

一、概念

　　肝穿刺活组织检查术（以下简称肝活检）指由穿刺针刺入活体的肝组织，患儿通常全身麻醉或局部麻醉，运用切割式或负压吸引技术，在 B 超、CT 的定位和引导下经皮肤穿刺，或在腹腔镜的监视下直接穿刺。穿刺获取肝脏标本一般 10～25 mg，经过处理后作病理组织学、免疫组化等染色，在显微镜下观察肝脏组织和细胞形态。目前常作为肝病诊断的金标准。特点：适应性广，损伤小，操作简单，检查结果迅速可靠等。

二、肝活检目的及意义

1. 有利于多种肝病的鉴别诊断。

2. 了解肝脏疾病的病变的程度和活动性。

3. 提供各型病毒性肝炎的病原学诊断。

4. 发现早期、静止或代偿期的肝硬化。

5. 有利于药物的选择和药物的疗效判断。

6. 鉴别黄疸的性质和原因。

7. 作为慢性肝炎病情、预后的评判指标。

8. 用于诊断性治疗。

三、肝活检的适应证、禁忌证

（一）适应证

1. 原因不明的黄疸。

2. 原因不明的肝大。

3. 原因不明肝功能异常或血清学无法确定病因需做肝组织内病原学检查者。

4. 慢性病毒性肝炎、药物性肝病，肝组织炎症和纤维化程度的确定；慢性病毒性肝炎患儿的抗病毒时机选择及疗效评估与监测，预后判断。

5. 酒精性肝病与非酒精性脂肪性肝病的诊断及肝组织纤维化程度的确定。

6. 脾大或门脉高压病因不明，腹水原因不明。

7. 肝脏肉芽肿性病变。

8. 肝脏占位性病变性质不明（但肝脏肿物有手术指征且患儿同意手术切除者除外）。

9. 考虑自身免疫性肝病，含自身免疫性肝炎、原发性胆汁性胆管炎、原发性硬化性胆管炎以及相互重叠的所谓重叠综合征。肝活检有助于诊断及治疗方案制定。

10. 考虑遗传代谢性肝病，如 Wilson's 病（肝豆状核变性）、遗传性血色病、α1-抗胰蛋白酶缺乏症等，肝活检有助于诊断及治疗方案制定。

11. 肝脓肿建议在置管引流同时行脓肿壁（实质性成分）穿刺活检以排除恶性肿瘤。

12. 肝移植患儿术后，如考虑排斥反应或感染等并发症，可考虑肝活检协助诊断。

（二）禁忌证

1. 绝对禁忌证

（1）肝淤血或多发性/海绵状肝血管瘤、肝多房棘球蚴病。

（2）高度肝外梗阻性黄疸。

（3）有明显出血倾向，或严重血小板减少、严重凝血功能障碍。

（4）患者不合作或昏迷。

（5）穿刺路径有感染病灶。

（6）肝硬化肝脏明显缩小。

2. 相对禁忌证及可能增加肝穿风险的因素

（1）血小板计数$<80\times10^9/L$，凝血酶原时间延长 3 秒以上；或者血小板计数$<50\times10^9/L$，凝血酶原活动度$<50\%$，活化的部分凝血活酶时间延长 10 秒以上。

（2）大量腹水　大量腹水使肝脏与腹壁分离，肝活检后出血或胆汁漏不易被腹腔网膜所包裹、局限。

（3）肝淀粉样变性　有肝活检后出血和死亡的个案报告。

（4）肝脏囊性病灶性质不明　囊性病灶可能与包括胆管在内的多种结构相通。

（5）妊娠。

（6）其他　血友病、稀有血型、严重高血压、合并其他器官衰竭。

四、术前护理

1. 评估　术前检查：血常规、肝肾功能、电解质、凝血功能、血型、输血前四项、心电图、胸片、腹部 B 超术前定位。

2. 生命体征检查　体温、血压、脉搏、呼吸。

3. 感染评估　测量患儿体温，了解患儿有无咳嗽及流涕等情况。

4. 禁食　母乳或者牛奶喂养患儿禁食 6 小时，普食患儿术前禁食 6~8 小时，禁饮 4 小时，适当给予静脉补液及使用止血药。

5. 皮肤护理　保持皮肤清洁，着棉质内衣，做好手术皮肤清洁。

6. 训练床上排大小便　必要时准备患儿适用型号纸尿裤，因为术后需绝对卧床休息 4~6 小时，不能下床排大小便。

7. 呼吸训练　局部麻醉患儿是在清醒的状态下完成肝活检，术中取标本需要屏气，以减少穿刺时对肝脏的损伤。术前向患儿说明其重要性，模拟操作进针时情景，嘱患儿全身放松，自我感觉呼吸，练习缓慢深吸气，然后缓慢呼气，呼气末再屏气不动，与患儿一起进行练习，直至熟练掌握。

8. 用药 肝活检穿刺前给予留置针静脉穿刺以保持静脉通路的通畅。连续 3 日遵医嘱肌内注射或口服维生素 K_1，预防出血。穿刺前 30～60 分钟予以利多卡因乳膏外涂穿刺处局部皮肤，减少患儿穿刺时的痛苦。

9. 用物准备 活检枪或肝穿刺活检针、皮肤消毒剂、棉签、肝穿包、无菌刀片、无菌纱布、无菌手套、注射器、输液器、5％葡萄糖注射液、电镜和光镜固定液、吸氧装置、宽弹力绷带。

10. 心理护理 肝活检是一项创伤性操作，家长往往承受了很大的心理压力，也存在许多疑惑。因此做好家长的心理疏导，建立良好的医患关系是保证肝活检顺利实施的前提和重点。首先发放健康教育路径表，让家长了解什么是肝活检，肝脏病理检查的意义，需做哪些相关检查，局部皮肤准备要求，拟采取的麻醉方式及其饮食要求等，并向其介绍操作过程和可能出现的并发症，解答患儿及家属的疑问，消除恐惧紧张的情绪，帮助患儿树立战胜疾病的信心。同时对肝活检的必要性、可行性、具体的操作方法对患儿和家长进行全面告知，使其对肝活检有更深入的了解，主动配合，防止并发症的发生。

五、术中护理

1. 穿刺中的配合 维持静脉通路，必要时遵医嘱进行静脉输液。为避免患儿扭动，防止穿刺点移位，必须固定好患儿并给予必要的约束，协助取仰卧位或左侧卧位，仰卧位者身体右侧靠近床边，右手臂上抬弯曲置于枕后。左侧卧位者，手臂上抬弯曲置于胸前，左侧腰部可适当垫高。经 B 超定位，尽量避开胆囊、肝下缘、膈顶、结肠肝区及胃十二指肠区，避开大血管，常规消毒，在患儿深吸气后呼气末屏气的瞬间快速穿取肝组织，拔针后立即以无菌纱布按压针眼 5 分钟，复查 B 超，未见出血等，协助医生覆盖无菌敷料及腹带加压包扎，包扎时注意松紧适宜，以能插入 2 个手指为宜，避免过紧而影响呼吸。护士除熟练配合医生操作外，还应仔细观察患儿的神志、面色、呼吸、咳嗽、疼痛反应等，监测生命体征变化、注意保护隐私部位。

2. 心理护理 实施局部麻醉者，在患儿旁边，随时了解患儿有无不适，注意分散其注意力。同时，给予心理安慰支持和鼓励，并暗示患儿穿刺术进展顺利，消除其恐惧心理。

3. 手术完毕 及时整理患儿衣物，注意保暖，防止感冒。肝组织标本按要求送检。

六、术后护理

（一）一般护理

休息与体位　绝对卧床休息 6 小时，全身麻醉未清醒前采取去枕平卧位，头偏向一侧。减轻腹压，防止肝脏出血的发生。全身麻醉清醒后根据病情需要，取平卧位或半坐卧位。

（二）病情观察

1. 生命体征监测术后立即鼻导管给氧、心电监测、血氧饱和度监测。术后第 1 小时每隔 15 分钟测血压 1 次，第 2 小时每 30 分钟测血压一次，之后每小时测血压一次，共 6 小时。血压无变化后改为每 4 小时一次。

2. 穿刺处的观察与护理　穿刺后遵医嘱腹带加压包扎 24 小时，注意保持腹带包扎完好，观察穿刺局部有无渗血、渗液，保持清洁干燥，若有异常及时报告医生处理。加压包扎 24 小时后，遵医嘱更换敷料，同时观察穿刺处有无红肿及分泌物，周围皮肤有无出现发红、皮疹、瘙痒等过敏症状。

（三）对症护理

1. 并发症的观察与护理

（1）出血　出血症状主要表现为脉搏细速、血压下降、出冷汗、烦躁、面色苍白、四肢湿冷等，发现异常，立即报告医生，并积极配合抢救。术后 2~3 小时内是出血高发时段，因此，术后观察患儿生命体征及腹部体征变化非常重要。出血是最严重的并发症，未及时发现及处理可能有致命危险。

（2）疼痛的护理　一般为腹部肝区局部疼痛：多为钝痛，少有剧痛，右肩会有肝区放射性疼痛。局部麻醉患儿常因穿刺中保持固定体位，过于紧张，会导致肩部、背部肌肉酸痛。如无其他并发症，局部疼痛一般自行缓解，最多不超过 24 小时。处理：一般无需特殊处理。术后应加强巡视，评估疼痛的部位、性质、强度，做好解释并安抚患儿及家属，通过听音乐、听故事、看动画片来分散患儿注意力，大多数可得到缓解。少数疼痛不能缓解者，必要时可遵医嘱给予止痛药，减轻患儿痛苦。

（3）胆汁腹膜炎的护理　胆汁腹膜炎是一种相对严重的并发症，仅次于腹腔出血，原因多是因为手术中可能损伤患儿的胆囊。在术后，护士需要注意患儿是否出现以下症状：手术后立即腹痛；疼痛感从右上腹转移到右下腹，有压痛、肠鸣音消失、休克状况。如果患儿出现以上症状，护士需要及时告知医生，并做好手术的准备。

（4）排尿困难的护理　部分患儿术后由于体位和日常习惯等问题，会出现排尿困难，此时可给予患儿腹部热敷或给患儿听流水声，以诱导排尿。如若以上措施未能奏效，可遵医嘱行导尿术。

（5）感染　多因消毒或无菌操作不严所致，应予以抗感染治疗。

（6）气胸、血胸或血气胸　穿刺点过高，或患儿深吸气时穿入胸腔所致。患儿可表现为胸闷，呼吸困难，经肺部体格检查及查胸片、胸部彩超可明确。处理：对于轻度闭合性气胸、血胸或血气胸，患儿肺压缩范围较小且无明显呼吸困难，无需特殊治疗，可自行吸收；对于严重气胸、血胸或血气胸，患儿肺压缩范围较大且有明显的呼吸困难，应行胸腔闭式引流；发现气胸、血胸或血气胸需要请胸外科会诊处理。

（7）消化道穿孔　发生率极低，为穿刺过程中损伤胃肠道所致。除腹痛外，可出现腹膜炎体征。处理：禁食、胃肠减压，输液支持治疗。必要时请外科手术干预。

（8）休克　多为失血性休克，也有疼痛性或过敏性休克，积极对症处理，按休克进行相应治疗。

（四）饮食护理

全身麻醉完全清醒后 4 小时饮水，6 小时后进食，先喝少量温开水，如无呕吐，半小时后再进食，注意进食量比平常稍少，速度应慢，防止进食速度过快，量过多发生呕吐而引起窒息。恢复正常饮食后，予高热量、高蛋白、高维生素易消化的饮食、少量多餐。

（五）健康教育

术后 6 小时内绝对卧床休息，7 日内避免剧烈活动、术后一周后方可正常活动。穿刺部位伤口勿抓挠，3 日后方可淋浴。同时，强调休息、饮食和充足的睡眠对肝功能恢复的重要性。因肝穿活检术后有延迟出血风险，需住院观察至少 48~72 小时，如无特殊不适方可出院，如出现头晕、乏力、面色苍白、心率加快、胸闷、腹胀、腹痛等不适，需及时来医院复诊或到附近医院就诊。

七、小结

实施肝活检前应准备充分，落实临床健康教育路径，建立良好的医患关系；术中掌握穿刺要领，严格无菌操作，密切配合；术后精心护理、严密观察是保证肝活检成功的关键。对诊断不明确、治疗效果不理想的肝脏疾病患儿，应尽早行肝活检以明确诊断、指导治疗及判断预后。对于不合作的患儿，考虑在全身麻醉下行肝活检，以减少并发症的发生。

第三节　肝门-空肠吻合术
（Kasai 手术）

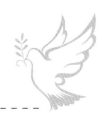

肝门-空肠吻合术主要用于不可手术矫治型胆道闭锁（BA）的手术治疗。通过实施肝门-空肠吻合术（Kasai 术），使不可治愈型 1/3 的 BA 患儿可以通过自体肝生存，并延长了部分 BA 患儿的生存时间使其得以接受肝移植手术。

一、手术介绍

1957 年，日本仙台大学的 Morie Kasai 教授率先创立 Kasai 术式。该手术强调切除肝门部纤维块，将空肠提至肝门行肝门空肠吻合，以重建胆道。手术方式分为开腹手术和腹腔镜手术。其手术步骤：①右肋缘下切口，经胆囊切开置管行术中胆管造影；②解剖并切除胆囊，结扎胆管残迹远端，横断后向近端游离，暴露门静脉及分支，必要时打开肝桥；③解剖肝门部纤维组织块，结扎自纤维组织块深面回流至门静脉的静脉分支（腔镜手术可电凝切断静脉分支），使肝门部纤维组织块的解剖平面达左右门静脉入肝处，且完全游离；④剪除肝门部游离的纤维组织块，两侧不应超过门静脉入肝处，深面不应剪到肝包膜；断面压迫止血，局部可加用止血材料压迫止血，慎用电凝止血；⑤距韧带远端15～25 cm 处将空肠切断，保留空肠胆支 30～45 cm 处空肠行端侧吻合，结肠后隧道提至肝门处；⑥肝门空肠吻合：紧贴纤维块下缘缝合后壁（尽量不要缝合在门静脉上，避免术后发生消化道出血），前壁与肝脏表面缝合；⑦关闭横结肠系膜裂孔以及肠系膜裂孔；⑧酌情放置引流管于右侧肝肾隐窝。

二、手术时机

胆道闭锁患儿的肝损害是进行性的，手术延迟，治疗效果会降低。接受 Kasai 手术的年龄是影响预后的一个重要因素。目前尽管存在一些争议，但多数学者建议 BA 一旦诊断应尽早行 Kasai 手术，手术年龄在 60 日左右预后较好，超过 120 日预后较差。

三、手术适应证及禁忌证

1. 适应证　明确诊断为胆道闭锁者，且没有以下禁忌证者，可行手术。

2. 禁忌证　①严重肝纤维化，不主张行手术；②患有严重畸形，评估认为不能耐受手术者，不宜做 Kasai 手术；③胆道造影和肝活检结果示非胆道闭锁的患儿，禁做 Kasai 手术。

四、影响手术预后因素

Kasai 手术能够重建胆汁引流，使黄疸完全消退，部分患儿甚至能达到长期自体肝生存。但仅作为一种暂时性的治疗手段，约 50% 的患儿将来需肝移植挽救生命。影响手术预后的因素有很多，术前因素有手术日龄、是否存在胆道闭锁、脾畸形综合征、肝功能、营养状况、早产儿、巨细胞病毒感染、治疗中心的经验、手术医生的技术水平；手术时肝脏病理状态和探查结果对 Kasai 手术效果也有影响，包括肝脏纤维化程度、胆管板畸形、肝门部纤维斑块、肝门部炎症、肝组织炎症、细胞浸润程度、胆管反应相关抗体、BA 类型、肝脏结节和腹水；术后影响因素包括管理和用药、早期发生胆管炎、胆管炎反复发作、黄疸未消除等。

五、护理要点

（一）术前护理

1. 术前健康宣教及心理护理　由于对该病缺乏了解，家属多有恐惧感、焦虑，医护人员应耐心、详尽地介绍该病的病因、症状体征、预后及手术的必要性，使家属对患儿的疾病病情有大体了解。通过积极的沟通，减少家属不必要的忧虑和担心，加强对手术成功的信心，并积极配合疾病的治疗和病情的观察；对于顾虑重的家属，医护人员可有意安排其与术后恢复好的同类患儿及家属接触、交流，建立良好的医患关系并缓解和消除家属的焦虑；另一方面也要家属充分认识到，手术治疗该病的治愈率为 50 %～60 %，仍有部分患儿，其肝内胆道闭锁严重，或就诊较晚等因素，即使手术也不能治愈，并最终选择肝移植。应充分尊重家属的选择，使家属以良好的心态接受手术治疗。

2. 病情观察

（1）黄疸　观察黄疸的程度与部位，患儿出现黄疸后，通常不消退，并日益加深，皮肤变成金黄色甚至褐色，黏膜、巩膜也明显发黄，到晚期甚至泪液及唾液也呈黄色。

（2）大小便颜色有无异常　患儿尿的颜色会随着黄疸的加重而变深，犹如红茶，将尿裤染成黄色；大便也会随着黄疸加深变成棕黄色、淡黄色、米黄色，以后成为无胆汁的陶土样灰白色。如果治疗有效，大便颜色逐渐转黄，小便逐渐转清亮。

（3）并发症的观察　患儿因肝功能损害、凝血因子合成障碍导致凝血机制异常，如发现针刺部位渗血不止或皮肤黏膜有出血点、瘀斑，应及时与医生沟通，给予相应的处理。皮肤穿刺部位应延长压迫止血时间。

3. 饮食　鼓励母乳喂养，人工喂养者给予无乳糖、深度水解、富含中链脂肪酸的配方奶。适当给患儿喂水，促使患儿多排尿，以利于直接胆红素的排泄。

4. 护肝与退黄治疗　遵医嘱使用护肝退黄药物，合理安排输液顺序。

5. 皮肤护理　胆道闭锁患儿因血清胆红素增高会刺激皮肤产生瘙痒感，且出汗多。注意保持皮肤清洁、干燥，每日给患儿洗澡一次，特别是皮肤皱褶处要清洗干净。给患儿穿宽松、柔软的棉布内衣，出汗后及时更换衣服。修剪指甲，并戴护手套，以防抓破皮肤。及时更换尿布，每次大便后用温水清洗臀部并擦干，局部涂抹护臀膏，防止发生臀红。

6. 术前准备　术前 3 日口服肠道抑菌药如甲硝唑，肌注或静脉输入维生素 K_1 或使用血浆等纠正凝血功能障碍，术前晚上清洁洗肠留置胃管。

（二）术中护理

1. 环境温度的保持　婴儿的体表面积与体重的比例大，皮下脂肪薄、皮肤血管显露隔热差、体热丢失较多，加上小儿体温调节中枢尚未成熟。各种内外因素均可使婴儿术中低温或发热引起高热、惊厥，低温会增加氧耗量。高热和低温均会影响术后的恢复，因此，术中保持适度的室温是相当重要的。为了保证婴儿适当的体温，可采用充气电热垫加温和加温输液的方法，这样就可保证婴儿在术中恒定的体温。应用充气电热垫时应严密观察电热垫的性能，并定时观察患儿的体温变化，适时调节控制。

2. 体位的摆设和力体轮廓垫的应用 Kasai 手术患儿均采用平卧位、肝区垫高。在体位方面既要充分暴露手术野，又要不影响正常的呼吸及循环，保持体位垫放置正确，小儿肢体短小，固定不当极易造成压伤，在固定体位时应特别注意受压部位的骨突处的保护，应用啫喱力体轮廓垫，垫于患儿背部至骶尾部，该垫可对受压部位进行支托，调节和改善骨突处所受的压力，防止压力性损伤。

3. 静脉的选择和输液通道的建立 先天性胆道闭锁患儿因术前多次静脉滴注药物，使外周血管的弹性变差、可供选择的静脉减少，再加上黄疸患儿肝功能差、易出血。手术中会有不同程度的出血，术中患儿的生命体征变化大，因此，术前选择合适的穿刺针和穿刺点、建立静脉通道尤为重要。更好地掌握患儿在术中生命体征的变化和术后静脉营养的供给，可采取大的外周静脉和中心静脉输入的方法。

4. 术中液体出入量的管理

（1）术中液体速度的控制 术中液体的输入量除了补充失衡量外，还应注意手术时的额外损失量，如体腔液的丧失和术中创面暴露的蒸发液，量出而入，严格控制出入量，保证体液平衡。补液的速度也应严格控制，以防止肺水肿。补液速度为婴幼儿 11 ml/（kg·h），新生儿 9 ml/（kg·h）。

（2）术中输血的管理 对于术中失血量多的患儿，给予输注浓缩红细胞。输注时用加温器加温，以防止患儿出现低温的隐患。

5. 留置尿管 为更好地观察术中患儿的出入量，做到出入平衡，术前留置尿管。

6. 术中胆道造影 手术探查与术中胆囊造影目前是诊断胆道闭锁的"金标准"。近年来已开展腹腔镜下胆囊穿刺造影术，创伤小、恢复快。全麻插管，脐窝 trocar 置入腹腔镜，建立 CO_2 气腹，取头高足低位，了解肝外胆道及胆囊的情况。提起胆囊，连同 trocar 一起，经右上腹切口拉出腹壁外。切开胆囊，置入导管并缝扎固定，注入造影剂，同时摄片。观察胆道系统显影情况，胆道系统及肠管内有造影剂显影，则表示胆道因炎症或胆汁淤积引起梗阻；如胆管、肠道不显影，则胆道闭锁诊断明确，行 Kasai 术。造影时压力不宜过小，否则肝内胆管不易显影。若胆囊或胆总管囊肿较大时，酌情增加造影剂用量。根据造影结果决定进一步治疗方案。对诊断胆汁淤积的患儿，可通过导管用生理盐水冲洗胆道，并留置导管，以便术后再进行胆道冲洗。

（三）术后护理

1. 病情观察

（1）生命体征的观察　持续心电监护，监测患儿血氧饱和度、心率、呼吸变化至病情平稳。保持呼吸道通畅，予低流量持续鼻导管吸氧。

（2）腹部症状与体征　有无腹胀、腹肌紧张。

（3）黄疸　观察消退情况，比较大小便的颜色较术前有无改变。

（4）伤口　观察伤口敷料有无渗血渗液、污染，若有异常及时换药及报告医生处理。

2. 观察胆汁排出征象　术后胆汁是否排出关系到手术的成功与否，每班要评估患儿皮肤巩膜黄疸的变化趋势，观察尿液的颜色。排便后观察大便的颜色，每次拍照留存进行对比。注意复查总胆红素、直接胆红素、间接胆红素、肝功能等。术后一周遵医嘱使用护肝利胆退黄药，使用过程中注意观察药物的不良反应。

3. 做好围手术期保暖　婴儿的体表面积与体重比例大，皮下脂肪薄，婴儿体温调节中枢尚未成熟，各种因素均可使婴儿术中低温或发热，护士通常更注重高热，而忽视低温的护理，低温可直接损害患儿的免疫功能，使术后感染率增高。术中加强体温监测，维持舒适的手术环境，控制室温在 22 ℃～24 ℃，加强手术各环节的管理，缩短手术时间，必要时输入加温液体，液体温度控制在 37 ℃～40 ℃。血制品温度不超过 37 ℃～38 ℃，以免破坏血液成分。术后病房温度维持在 24 ℃～25 ℃，注意保暖，护士各项操作尽量集中进行，减少因低体温引起的肺部感染。

4. 做好消毒隔离　病房每日定时通风，保证空气新鲜，有陪人病房控制探陪人员，每日用消毒纸巾擦拭床单位，接触患儿前后严格洗手，防止交叉感染。严格无菌操作，准确及时使用抗生素，积极控制感染。

5. 营养与饮食　术后禁食，胃肠减压，保持胃管通畅固定，观察并记录其量、颜色、性状的变化，待肠功能逐渐恢复，缓慢开奶喂养。禁食期间，遵医嘱输入血清白蛋白或给予静脉营养支持，增强患儿抵抗力，促进伤口愈合。所有的胆道患儿均需补充脂溶性维生素。

6. 管道护理　术中根据情况留置腹腔引流管，注意保持管道通畅固定，观察并记录引流液的量、颜色、性状的变化，严格无菌操作。引流液为血性液体时，及时报告医生，留置时间依引流情况而定。

7. 体位护理　麻醉清醒后，患儿取半卧位，上半身抬高30°，可减轻腹部张力，利于胆汁引流，防止胆汁反流。肝门空肠吻合术后由于横断空肠，破坏了肠道运动功能传递的连续性，使肠道的蠕动功能受到影响。胆管炎是胆道闭锁术后最常见也是最严重的并发症，上半身抬高30°，特别强调进食后取左侧卧位，有利于减少胆管炎的发生。

8. 用药护理　此类患儿术后用药较多，包括持续服用激素类、保肝、退黄药物等。

（1）利胆药物的长期应用　以熊去氧胆酸应用最多。通过增加胆汁酸的分泌，导致胆汁酸成分的变化，使其在胆汁中含量增加，有利胆作用，同时松弛肝胰壶腹括约肌，加强利胆效果。目前作为常规使用获得良好疗效，尚未有不良反应报道。临床上推荐口服熊去氧胆酸10~20 mg/（kg·d），术后进食即开始使用，一般维持1~2年。

（2）激素的使用　目前胆道闭锁术后应用激素被广泛采用。可以提高毛细胆管膜的电解质转运，刺激胆流量，可抑制炎症和免疫过程从而提高术后早期退黄率。但是，激素对患儿生存率及最终肝移植的需求影响尚不肯定。激素的用法和剂量不同机构也变化很多，一般在抗生素应用的同时，于术后5~7天静脉使用4 mg/（kg·d）甲泼尼龙，比较安全有效。每3天减量，每次减少1 mg/（kg·d），黄疸消退不佳可重复冲击一次，再减量至2 mg/（kg·d），维持12周后，逐渐减量。使用激素期间并发症的观察需引起重视。

1）感染　由于使用激素后，患儿的机体免疫功能低下，极易并发各种感染，以上呼吸道感染最为常见。注意保持病室空气环境清洁，每日用消毒剂擦拭患儿的床单位、物品，各项操作严格无菌。

2）应激性溃疡　甲泼尼松为肾上腺皮质激素，能刺激胃酸分泌，降低胃黏膜的保护和修护能力，可诱发溃疡。密切观察患儿的生命体征及呕吐物、排泄物的量、性质、颜色，做到早发现、早治疗。

3）高血糖　应用甲泼尼松可影响胰岛素分泌，使糖代谢紊乱，注意监测血糖变化。

（3）术后预防性使用抗生素　用第三代头孢抗生素及甲硝唑，静脉用2~4周后改2种抗生素低剂量交替口服6个月。

9. 并发症的观察和护理

（1）胆管炎　胆管炎是胆道闭锁 Kasai 术后常见的严重并发症，早期胆管炎发生在术后第 1 周，危害较大，因为此时吻合口上皮未完全愈合，局部炎症水肿，极易使开放的胆小管闭塞，胆汁引流中断，黄疸加深而影响预后。晚期胆管炎发生在术后 1 个月左右。无论哪期胆管炎均可因反复感染而使肝功能损害加重。术后胆管炎早期的表现一般不典型，表现为精神萎靡或烦躁，皮肤黄疸加深或褪而复升，大便颜色变浅，血胆红素上升，肝功能差，发热（>38.5 ℃），排白色大便和血培养阳性。术后胆管炎的反复发作直接影响胆流量的维持和肝纤维化的程度，因此是影响预后的重要指标。唯一有肯定疗效的方法是静脉应用有效的抗生素，疗程一般不少于一周。

（2）漏胆汁　为术后常见并发症，表现为高热、腹痛、伤口周围出现大量黄色渗液。发生后应密切观察患儿腹部体征的变化，保持腹腔引流管的通畅，给予营养支持，使用抗生素等治疗措施。多数患儿可自愈。如果引流无效则需再次手术。

（四）家庭护理

1. 体位　患儿在家吃奶、睡觉、玩耍时都尽量保持半卧位，上半身抬高 35°~45°，可以左右侧卧位交替，促进胆汁排到肠道，以减少胆汁反流引起胆管炎的发生。

2. 喂养　首选母乳喂养，如果腹部不胀，排大便好，可以少量多餐，特殊情况遵医嘱使用无乳糖、深度水解、富含中链甘油三酯配方奶粉。随着患儿生长发育的需要，逐步添加辅食，少量多餐，建议进食高蛋白、高能量、低脂肪、低盐饮食。

3. 环境　患儿抵抗力弱，容易感染。房间应定时通风，注意保暖，减少家里陪客，保证空气新鲜，接触患儿前后均要洗手，防止交叉感染。

4. 口服药　遵医嘱正确服用口服药，此类患儿术后用药较多，其中包括服用激素类、保肝、退黄药物等，每种药物口服时间隔半小时，不要把药物和奶混合在一起喂养。胆道闭锁术后正确持续用药尤其重要，避免骤然停药。

5. 病情观察　密切观察患儿大便颜色及皮肤黄染消退情况，可以将每日排的大便拍照，进行颜色对比，看颜色变淡或变黄；如果大便颜色有变淡，皮肤黄染有加深，应及时就诊。保持伤口清洁干燥，注意腹部情况，监测体温变化。

6. 皮肤护理　胆道闭锁患儿全身皮肤黄染，出汗比较多，皮肤瘙痒，应保持皮肤清洁，每日给予温水擦拭全身 2~3 次，勤换衣服，应使用棉质柔软的衣服，修剪指甲，防止抓伤皮肤。

7. 定期复查　一般术后 1 个月时间为首次复查时间。如患儿出现精神差、发热、黄疸加深、腹胀、大便颜色变浅等情况时应及时就诊。根据患儿病情的进展和肝功能情况进行营养、预防接种和肝移植前准备的指导。随访时间为术后 1 个月、3 个月、6 个月、1 年、2 年、5 年、10 年、20 年。

六、小结

胆道闭锁的治疗时机非常重要，最好于出生后 60 日内手术，超过 90 日的患儿肝脏损害已不可逆转，对于大于 120 日的患儿，手术效果更差，主张等待肝移植。护理人员应加强疾病的宣传，避免患儿错过最佳手术时机。胆管炎是胆道闭锁术后最严重的并发症，密切观察病情变化，并处理并发症。术后肝功能的监测、管道护理、药物干预、喂养指导、出院指导十分重要，可以改善患儿及其家庭的生活质量。通过 Kasai 手术能改善预后，然而单纯手术并不能取得最佳效果。国内外学者摸索了中药、激素等辅助治疗方案，可以减少对肝移植的需求。但是应用激素治疗也不能提高他们的短期生存率，肝移植可能是挽救他们生命唯一的方法。

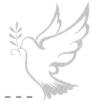

第四节　肝移植术

一、概述

肝移植术是指通过手术植入一个健康的肝脏到患儿体内，使终末期肝病患儿肝功能得到良好恢复的一种外科治疗手段。

（一）肝移植

根据供肝方式可以分为两种：尸体供肝和活体供肝。

1. 尸体供肝　主要来源于死亡后捐献的儿童和成人。儿童供肝给儿童，可以采用全肝移植，如果供肝偏大，有的需要行减体积肝移植。成人供肝可以采用劈离式肝移植，左外叶可以给儿童患儿，右半肝可以给成人患儿或者体重较大的儿童患儿，达到"一肝两受"，增加器官利用率。

2. 活体供肝　切取活体供肝的左外叶（Ⅱ、Ⅲ段）或左半肝，离体后进行灌注，并采用背驮式植入受者体内。活体肝移植的概念是来源于减体积肝移植的经验，即肝脏的部分作为供体，它可以来自尸体亦可来自活体。最初，肝动脉栓塞是该项技术最常见的并发症，但通过精细的显微外科技术和血管移植物的重建可以使之得以改善。即便左外叶活体肝移植的供体并发症发生率已经较低，但这并不意味着它不会导致严重的并发症，如胆总管损伤、出血所致的输血感染、二次手术甚至死亡。目前文献报道的活体肝移植儿童受体的预后良好。可择期完成，更适合于儿童肝脏恶性肿瘤的治疗。随着技术创新，活体肝移植的开展范围已扩大到更小甚至患有先天性代谢疾病或爆发性肝衰竭的新生儿。

（二）儿童肝移植的手术方式

儿童肝移植的手术方式主要分为全肝移植和部分肝移植。全肝移植包括经典原位肝移植与背驮式肝移植。部分肝移植包括活体肝移植、劈离式肝移植与减体积肝移植。特殊疾病可以选择多米诺肝移植与辅助性肝移植。

1. 全肝移植　将供体整肝移植，手术操作与成人肝移植相似，但由于患儿体重较轻，很难找到与之相匹配的供肝，因此较少应用。

2. 部分肝移植　部分肝移植包括活体肝移植、减体积肝移植与劈离式肝移植，此类技术可选择的供肝类型有左肝外叶、带或不带尾页的左半肝、带或不带肝中静脉的左半肝、带或不带肝中静脉的右半肝、右后叶、减体积的左外叶或单段移植物（Ⅱ、Ⅲ段）。

二、儿童肝移植适应证

儿童肝移植的适应证可以分为以下几大类：可能导致肝衰竭的原发性肝脏疾病；急性肝衰竭；原发性的肝脏代谢性疾病；全身性疾病导致的肝脏病变；原发性肝脏恶性肿瘤。

（一）导致肝功能不全的原发性肝脏疾病

由于急性或终末期肝病引起的肝衰竭是新生儿及儿童肝移植的主要适应

证。由胆道闭锁引起的肝硬化是肝移植适应证中最常见的病种。Alagille综合征、原发性硬化性胆管炎以及一些肝实质细胞病变，例如自身免疫病和慢性病毒性肝炎也是常见的肝移植适应证。

（二）急性肝衰竭

肝脏移植在挽救急性肝衰竭患儿生命上具有重要价值。目前，虽然有许多评分系统可以预测急性肝衰竭的死亡率，但是仍没有足够有效的系统来判断实施肝移植手术的合适时机。目前仍无法确切地判断哪类急性肝衰竭患儿能够自愈。进一步研究将帮助更加深入地认识肝脏损伤的病因及修复机制，判断肝脏自愈的概率，提高医生对肝脏移植实施时机的判断能力。

（三）先天性代谢性疾病

人类许多疾病主要是由于肝脏的代谢或合成障碍导致的。其中一些疾病包括络氨酸血症、糖原贮积症、Wilson病、新生儿血色病，能够导致肝脏结构性损伤。患有这些疾病的成人或儿童都具有肝移植的潜在适应证。当出现急性或慢性肝衰竭、恶性肿瘤及频繁发作的严重代谢紊乱症状时，需行肝移植手术治疗。同时，肝移植也有益于不引起肝损伤的先天性代谢性疾病，其治疗的主要目标是纠正代谢障碍。

（四）继发性肝脏疾病

许多患囊性纤维化或胆管硬化的儿童和青年接受了肝移植手术，继发于朗格汉斯组织细胞增生综合征的硬化性胆管炎患儿也成功进行了肝移植手术。当肝脏疾病无法逆转时，可以选择肝移植手术，移植手术前必须控制其他全身性系统疾病。

（五）原发性肝脏恶性肿瘤

肝母细胞瘤是儿童恶性肿瘤中最常见的肝移植适应证。很多的常规手术无法切除的肝母细胞瘤患儿接受了肝移植治疗。明确肝移植适应证为中央型、侵犯三支肝静脉、累及双侧门静脉系统并累及肝脏所有四个象限的肿瘤。且肝母细胞瘤患儿行肝移植的经验非常有限。该肿瘤在临床上常表现为巨大肿瘤引起的腹胀。肝母细胞瘤对化学治疗非常敏感，因此在行肝切除手术治疗之前应当先行化学治疗减小肿瘤体积。仅对于无法完整切除的肝母细胞瘤才应当考虑行肝移植治疗。

三、儿童肝移植禁忌证

（一）绝对禁忌证

1. 难以控制的全身性感染。

2. 肝脏恶性肿瘤合并无法彻底清除的肝外转移灶。

3. 合并严重的心、肺、脑等重要脏器器质性病变。

4. 获得性免疫缺陷综合征。

5. 其他：C型尼曼-皮克病、严重的多器官受累的线粒体病（如AKPers综合征）等。

（二）相对禁忌证

1. 经化疗后仍快速进展或合并静脉侵犯的肝细胞癌。

2. 广泛的门静脉系统血栓形成。

3. 药物难以控制的门脉性肺动脉高压。

4. 人类免疫缺陷病毒携带者。

5. 经多学科干预仍无法控制的高度不依从性患儿（如难以控制的心理变态或精神病患儿）。

6. 嗜血细胞性淋巴组织细胞增多症。

四、肝移植的目的及意义

肝移植手术的成功开展，让世界肝病患儿从不可避免的可见性死亡过程中找到了生存的希望，尤其是近年来，手术技术、手术设备的成熟和护理技术、监护设备的发展，肝移植作为一种有效的治疗方式，已广泛应用于儿童终末期肝病的治疗，给广大的肝病患儿带来了希望。

五、术前护理

由于儿童的解剖、生理和特定的发病时期以及病理生理的特殊性，儿童肝移植术前准备与成人相比有其特殊性。充分而完善的术前准备，对儿童肝移植术的成功和减少并发症的发生有很重要的意义。应加强对受体各方面的护理指导，以提高受体手术耐受性以及家属的知识水平，预防术后并发症的发生。

（一）肝移植受体术前评估

1. 全身和营养状况的评估　应评估患儿发育状况、身高、体重、腹围、血压、体温；询问病史，注意有无出血倾向、输血史、过敏史及既往手术史，检查肝脾，注意有无黄疸、腹水、门静脉高压。重视体温变化，注意有无感染。研究表明，伴有营养不良的肝移植患儿术后更容易发生并发症，其病死率明显增高。尽管目前具有严密细致的临床医疗、护理及药物和实验室检查，但仍无法预测那些营养不良患儿的术后并发症和预后。因此，必须进行详细的病史采集和实验室检查，以了解肝移植患儿的营养状况及预测术后并发症的可能危险性，给予对症治疗，以提高术后成活率。

2. 心、肺、肾等重要脏器功能评估　重要脏器的评估对于术后康复有着直接影响。术前应充分借助于各种医疗检查检验来评估脏器功能。如胸部 X 线摄片、肺功能测定、心电图、超声检查、尿液检查、肌酐检查、血尿素氮等。

3. 感染性疾病评估　全身性的潜在感染是移植的禁忌，同时手术打击和免疫抑制药的使用，使患儿处于低免疫状态，极易引起感染暴发甚至败血症、菌血症等，增加死亡率。术前应进行全面检查，包括病毒、细菌、真菌与寄生虫感染进行评估。病毒感染主要检查巨细胞病毒，EB 病毒，单纯疱疹病毒，带状疱疹病毒，乙型、丙型肝炎病毒，艾滋病病毒。细菌感染主要检查有无菌血症、自发性腹膜炎、结核病等。真菌与寄生虫感染状态评估主要根据患儿所生活地域的病原流行情况进行评估。

4. 疫苗接种状态评估　由于受体在移植术后很长一段时间内将接受免疫抑制剂治疗，这将有可能造成患儿容易患一些传染病。因此，术前对疫苗的充分评估很重要。移植前在无接种禁忌情况下，应尽可能多接种各类疫苗。在移植手术前间隔 2 周以上可以接种灭活疫苗，在移植手术前间隔 4 周及以上可以接种减毒活疫苗，如麻疹活疫苗、风疹活疫苗、腮腺炎活疫苗、水痘活疫苗等。

由于儿童受体在接受肝移植时因为年龄等原因还没有完成全部免疫规划疫苗接种，所以建议儿童受体的家庭成员接受疫苗接种，在儿童受体身边形成全体免疫保护。

5. 社会心理、经济状况方面的综合评估　移植前，应对患儿和患儿家庭的社会心理状况和经济状况等进行评估，应充分了解移植患儿和家庭的社会支持情况、家庭经济状况、生活环境、经济来源、父母职业、主要交通方式、社会服务、社会保险等，评估患儿和家庭所需要的支持与帮助等。以了解患儿和家属能否接受手术，能否很好地配合治疗，能否坚持长期免疫抑制剂治疗，有无足够的经济支持移植手术和术后的治疗等情况是非常重要的。

（二）肝移植受体术前支持治疗与指导

1. 营养支持治疗　肝移植患儿术前大多为肝功能失代偿期，营养不良者多见。术前改善身体功能以提高手术耐受性，饮食调理应指导患儿进食优质蛋白，高热量，高维生素，易消化的低脂饮食，以免增加肝脏负担，低蛋白患儿应酌情静脉补充白蛋白、血浆等。肝硬化患儿每日测腹围、称体重、记24小时尿量；乙型肝炎患儿规律性服用抗乙型肝炎病毒药物；护肝药物治疗；补充蛋白质、凝血因子（血小板、冷沉淀、新鲜冷冻血浆）等改善凝血功能；定期复查肝功能、凝血功能、血氨等。预防肝性脑病，保护肾功能，维持水电解质平衡。

2. 肝病和肝移植相关知识支持　移植前教育对于移植成功是相当重要的。教育对象包括移植受者及其家庭成员。首先应对患儿和家属知识及理解能力进行评估，评估患儿和家属对疾病及移植相关知识的了解程度，根据不同理解程度建立健康教育的方案，以确保患儿及家属知情同意，并和患儿和家属建立信任的关系，建立长期稳定的互信关系，能够促进学习和实现公信力。肝移植受体基本为终末期肝病，通常伴有各种并发症，患儿及家属对常见的并发症，如消化道大出血、肝性脑病等，要有一定的预防和急救知识。肝移植成功后，患儿要接受长期的免疫抑制治疗、抗病毒治疗以及相关的抗感染、降血压、降血糖、改善肾功能不全等治疗，家属也应接受相应知识的培训。有效的教育能帮助患儿减轻疼痛，帮助家属纠正错误的观点，减轻患儿和家属的焦虑情绪，协助决策，提高依从性，促进健康和提高应对机制。

3. 药物指导　术前用药主要以护肝、改善凝血功能、抗乙型肝炎病毒、补充白蛋白及利尿为主，告知患儿用药目的、作用及用法，如抗乙型肝炎病毒类药物，指导空腹定时服用，长期口服，禁止自行停药或换药等。

4. 心理支持　移植受体大多数是身处绝境，需要进行移植手术延长生存时间的患儿，他们大多经历着疾病的折磨，患儿和家属在身心上都经受着煎熬，而患儿年龄偏小，对亲人的依赖程度大。肝移植术后病室要求严格，为减轻患儿术后出现"分离焦虑症"以及家属过度焦虑恐惧，术前应针对性地对家属做好心理辅导，以及探视时消毒隔离知识的培训。

5. 运动指导 患儿术前避免强度过高的锻炼，避免过劳，运动主要以有氧活动为主，可多进行散步。如患儿病情有加重，应以卧床休息为主，但注意加强床上翻身，应每 2 小时进行一次主动或被动的翻身，并活动四肢关节以促进血液循环，预防下肢血栓、坠积性肺炎等并发症。每日应保证充足的睡眠，有利于疾病的康复。

6. 肺部功能训练指导 为预防术后肺不张、肺炎等并发症的发生，术前应加强肺部功能训练。对于婴幼儿，应教会家属进行有效的雾化和扣背训练。

（1）扣背训练 患儿可侧卧位、坐位、直立位。操作者手呈杯状，在患儿肺底部开始由下往上、由外向内行有力叩击，力度以患儿能够耐受为宜，每次叩背 5～10 分钟，每日 4～6 次。对于年长儿，除进行叩背训练外，还可进行深呼吸训练、有效咳嗽训练、增加肺活量训练等。

（2）深呼吸训练 让患儿取半坐位，双下肢及双膝下各垫一薄枕，四肢自然位，以患儿感觉舒适为度。嘱患儿用鼻深吸气，然后通过半闭的口唇慢慢呼出，呼气时让患儿数数，数到第 7 后做 2 个"扑"声，吸与呼时间之比为 1∶2 或 1∶3。尽量将气呼出，以改善通气。如病情允许，鼓励患儿下床活动，以增加肺活量。

（3）有效咳嗽训练 嘱患儿取坐位或直立位，深呼吸 1 次，在第 2 次深呼吸的吸气末屏住呼吸 3～5 秒，双手按住两侧肋缘，稍用力向腹部按压，嘱患儿张口发"啊、哈"的声音，用力将肺深部的痰液咳净。咳嗽后休息片刻，每次咳嗽次数要根据体力情况而定，一般每次连续咳嗽 2～3 下，每日 4～5 次。可以有效咳净痰液，防止肺部感染；减小术后腹部切口的张力，减轻切口疼痛。

（4）增加肺活量训练 吹气球训练。嘱患儿用鼻深吸气，然后通过半闭的口唇将气体一次性用力呼至气球内同时捏紧气球口端，休息 3～5 秒，再重复上述动作。每吹 5 个为一周期，每日练习数次，以患儿体力能耐受为宜。吹气球可以增加肺活量防止术后肺不张，预防肺部感染。另外可以把患儿吹起的五颜六色的气球挂在床头，写些关爱、鼓励的话，增强患儿战胜疾病的信心。

7. 体位指导 患儿去枕平卧位，双上肢外展与身体长轴垂直，腰背部垫一枕头或腰垫，以患儿可以耐受为宜。一般第 1 次时间为 10～15 分钟，每日 1 次，以后逐日增加训练时间。可以防止或减轻术后 2 周左右出现的腰背部及肩部的肌肉酸痛。

8. 日常生活指导 患儿术后因病情危重需卧床休息，日常生活需在床上解决。个人护理，如口腔清洁、皮肤清洁等至少每日2次，出汗或大小便后，需及时更换衣物并进行皮肤清洁，以防出现皮疹等并发症。因术后患儿身体常会留有引流管，应指导家属模拟术后翻身，应注意避免引流管脱出、扭曲、打折、受压，妥善固定引流管，保持引流管通畅，术后早期下床活动时，注意保护好引流管。

9. 床上排便训练指导 练习时嘱患儿平卧位，可适当抬高患儿的床头，协助患儿坐在便器上。双腿屈膝协助用力，练习舒肛、缩肛运动，每日数次，以患儿的体力可以耐受为宜。防止术后因排便体位的改变而引起的排便困难。病情较重者不要太用力，可在排便时屏住呼吸，以防生命体征发生改变。

10. 病情观察指导 指导家属观察患儿大小便，注意观察大、小便的颜色、性状以及每日大便次数和24小时小便的总量，注意观察有无牙龈出血，皮肤、巩膜黄疸情况，腹部有无腹水，腹围有无变化，下肢有无水肿，每日称体重及记录出入量。注意患儿精神状态，食欲情况，有无肝区疼痛等。如出现恶心不适，大便颜色变黑，有血便或有牙龈出血，尿量减少、腹胀加重、腹围增大、头晕乏力、肢体肿胀感，应及时和医护人员反映。每日记录体温，注意保暖，预防感冒。

（三）肝移植受体术前准备

1. 环境准备 安排合适的单人病室，防止感染性疾病的交叉感染，创造一个安静、舒适的环境，利于受体的休息。

2. 完善术前检查、检验项目 包括常规检查，如血常规、肝肾功能、凝血功能、乙型肝炎、丙型肝炎、静脉血气、梅毒、艾滋、EB病毒、CM病毒、血氨和尿、大便常规。心肺功能检查：心电图、心脏彩超、肺CT、肺功能检查。以及特殊检查：肝脏血管B超、CTA（肝脏、肝动脉、门静脉、腔静脉）、组织配型、病毒全套、血型配型、EBV-DNA和CMV-DNA定量检测等。

3. 肠道准备 为了手术能顺利进行，早期对肠道进行清理和消毒，能有效地预防肠道并发症。遵医嘱术前为受体进行肠道清洁与消毒；术前12小时禁食，6小时禁水，术前晚和术日晨清洁灌肠。

4. 皮肤准备 手术前晚沐浴，进行全身的皮肤清洁，换上干净的手术服。术前备皮范围同肝切除手术，防止损伤皮肤。

5. 药物准备　遵医嘱预防性地应用抗生素，建立静脉输液通道。

6. 备血准备　提前一日开好医嘱，抽好交叉配血，送至血库，备好术中可能需要输注的血液制品，如全血、血浆等。

7. 个人准备　测量体重，修剪指甲，手术前晚、术晨测体温，术前静脉滴注抗生素，留置胃管及导尿管，骶尾部及双足后跟贴透明贴予以保护，防止因手术时间过长而受压损伤。如学龄儿童，牙齿有松动者，术前请口腔科会诊，拔出松动牙齿，以防牙齿在麻醉中发生意外脱落，引发窒息的风险。头发长的患儿可以将头发适当剪短，以利于术后的护理和预防感染。注意观察患儿的个人生活习惯，为术后护理工作奠定基础。

8. 家属物品准备　公民逝世后尸体器官捐献肝移植多为急诊手术，所以家属平时就应做好必需物品的准备，医院一般提供患儿住宿的常用物品，如床单、被褥等，患儿家属需准备个人用品，建议携带以下生活用品：衣物、水杯、洗漱用品（如牙刷、牙膏，肥皂，脸盆，毛巾等），餐具一套、干/湿纸巾、拖鞋、笔和小记事本（住院期间记事用）。婴幼儿可备安抚奶嘴、一次性纸尿裤、玩具等。

六、术中护理

肝移植术中护理主要包括体位护理，体温管理，皮肤护理和管道护理。

（一）体位护理

合理安置手术体位，遵循体位摆放原则。

1. 取平卧位，患者置于变温毯上，床单平整无皱褶。

2. 保护眼结膜，双眼涂金霉素眼膏，使其充分闭合，并贴上专用凝胶眼贴保护眼角膜。

3. 头部枕硅胶头圈。

4. 双上肢外展，便于静脉及动脉穿刺，建立静脉通道，注意上肢外展不超过 90°，以免臂丛神经损伤或麻痹。

5. 腘窝处放置软垫。

6. 足跟及踝关节垫硅胶垫。

7. 合理粘贴高频电刀负极片。要求避开瘢痕，关节，皮肤破损，毛发多等位置。肝移植患儿以粘贴小腿为宜。

（二）体温管理

小儿肝移植术中应常规监测体温。通过 PICCO 导管监测血温，较鼻咽温和食管温能更快速准确地反映中心温度的变化。术中应加强保温措施，保持手术室温度在 23 ℃以上，并使用主动式升温设备，如充气式热风毯，循环水变温毯，输液加温仪或红外辐射加温仪等。术中低体温相对常见，特别是在无肝期，体温通常较无肝前期下降 2 ℃~3 ℃甚至更低。在门静脉开放时术者应用温热生理盐水溶液冲洗腹腔，帮助快速复温。患儿的双手双脚套上一次性薄膜手套，是经济又实惠的很好的保温措施。儿童头部散热快，可用器械吸水纸将头部包裹起来。

（三）皮肤护理

在双侧肩胛骨，骶尾部贴防压疮敷贴，用软棉垫或马蹄形凝胶垫将双足跟垫高，将小熊加温毯附带的塑料薄膜粘贴在患儿身体两侧的腋后线位置，由上向下，自锁骨严密粘贴至腹股沟处，既防水，防感染又保温。在薄膜下方，身体两侧分别塞上两个长条形体位垫，防止因手术时间过长术者对患儿身体的无意识的压迫，同时也给术者提供了一个手臂放松和休息的平台。患儿两腿之间也放置一个长条形体位垫，采用同样的方法达到同样的效果。术中每小时按摩头部皮肤一次，或小幅度偏转头部改变受压部位。防止长时间压迫而产生血液循环障碍。转动头部位置时注意气管导管随之一起移动，防止松脱或移位。术中避免使用一次性的床单或不吸水的布单直接与患儿接触，尽量保持患儿身体干燥，避免受潮。切口周围粘贴脑外手术专用粘贴膜，收集术中的渗血、渗液及冲洗液，防止无菌单和床单浸湿。

（四）管道护理

1. 胃管 妥善固定，防止扭曲，受压。麻醉前常规抽吸胃管，防止反流误吸。排空胃内气体，提供更宽阔的术野。术中随时观察引流物的颜色，性状和量。将引流袋的固定绳松解至最长，挂于床头，使其始终处于床头的较低位置。

2. 导尿管 为了更精准地记录尿量，肝移植患儿宜使用一次性集尿袋。一次性集尿袋不仅能将尿量精确到 1 ml，而且当储尿瓶装满，可以随即倒入集尿袋，减少了倾倒尿液的工作量，也便于记录尿液总量。给患儿插入合适的导尿管后，宜将尿管从两腿间引出，绕过左侧脚跟，用胶布固定于床单上，预留合适长度，以不拉伤尿道为宜。将一次性集尿袋上的固定绳松解到最长后重新打结，然后将固定绳挂在手术床左侧的前端。挂于左侧，完全不影响主刀，挂于床头，不影响一助，避免了传统的常规做法挂于床尾，观察尿量时需要请助手们挪动位置，在布单下面寻找尿袋。将固定绳松解到最长，防止术中变换体位时，引流袋可能高于尿道出口而引起的尿流不畅或无尿假象。

3. 腹腔引流管 肝移植患儿术后常规留置腹腔引流管。腹腔引流管采用美敷固定。根据切口大小选用合适的美敷。腹腔引流管处将美敷剪开，环形包绕引流管即可。既美观又牢固，避免了传统的胶布固定法给患儿留下过多的难以去掉的胶布痕迹。在美敷外面直接捆绑腹带。保持引流管周围皮肤及敷料清洁干燥，观察引流物的颜色，性状和量。避免扭曲，受压或脱出。防止逆行感染。

七、术后护理

儿童肝移植术后护理是肝移植手术成功的关键，涉及意识状态、生命体征、血流动力、呼吸系统、消化系统等多器官多系统功能的监测与护理。

（一）意识状态的监测

肝移植术后脑病的发生与术前肝功能衰竭密切相关，术后早期神经系统的并发症是死亡的主要原因。

1. 患儿转入监护室后，逐渐从麻醉状态中清醒，严密观察意识、神志、瞳孔大小、对光反射、肢体活动、感觉及情绪波动情况，每小时测量一次。

2. 密切监测电解质变化，存在严重低钠低钾血症患儿，术后予以及时地纠正。但应防止含钠液体输入过多过快而导致血钠突然升高引起桥脑脱髓鞘病变。

3. 了解药物的不良反应和可能对神经系统产生的不良影响，对于严重躁动患者要予镇静。

4. 记录麻醉后苏醒时间，患儿意识不清时，使用约束带约束，注意肢体保持功能位。神志清醒后有自主呼吸，咳嗽有力，神经肌肉反射正常，血流动力学稳定，血气分析结果正常，方可考虑脱机拔管。

（二）生命体征的监测

严密的术后监测可最大程度降低患儿的并发症和死亡率，缩短病程，减少医疗费用。患儿入 1CU 后立即进行全面的生命体征的监测，在生命体征稳定前每 15 分钟重复监测。生命体征稳定后可逐步调整为每 30～60 分钟监测一次。对心率、心律、有创血压、中心静脉压、呼吸、体温采取 24 小时床旁监测。

1. 体温监测　由于手术时间长，大量补充液体以及供肝低温灌注的原因，患儿入 ICU 时体表或中心温度有时处于不升状态，应给予升温毯复温，改善组织灌注。复温时温度不宜过高，升温不宜过快，2～4 小时内体温上升到 36 ℃以上即可。如果出现高热则可能是感染或者排斥反应的先兆，遵医嘱先予以物理降温，在腋窝或股动脉放置冰袋，30 分钟后复测体温，温度在 38.5 ℃以下可以继续物理降温，如果持续体温不降，遵医嘱予布洛芬口服降温。除对症处理外，应尽早拔除中心静脉导管、引流管、尿管，减少逆行感染机会。加强口腔护理、皮肤护理、会阴护理等基础护理，防止致病菌生长、繁殖。适当控制免疫抑制剂使用，维持机体免疫功能。此外要加强全方位的消毒隔离措施。

2. 呼吸监测　因手术及术后免疫抑制剂的应用，患儿易发生肺不张、肺部感染、反应性胸腔积液等合并症。应尽早拔除气管插管，恢复自主呼吸，并保证吸入足够的氧气，维护呼吸功能，尽可能早期拔除胃管。保证呼吸道通畅，术后严密观察呼吸频率、节律、深浅度、气道内压、潮气量、监测血氧饱和度、血气分析以及咳嗽、咳痰等情况。拔管后每班雾化吸入，并定时给予翻身、扶坐、拍背、鼓励患儿深呼吸，有效咳嗽，协助排痰。雾化吸入以清除呼吸道分泌物和促进肺泡充盈扩张。注意观察有无肺水肿及胸腔积液的发生，及时复查胸片，动态掌握呼吸道的病理生理状况。

3. 循环监测　严密观察并记录神志、意识、心率、有创血压、中心静脉压及尿量等生命体征的变化。保持轻度高血压，低中心静脉压，有利于肝静脉回流和肾脏灌注，控制输液速度和总量。

（1）每小时测中心静脉压，将中心静脉压控制在 5～12 cmH$_2$O 以内，保持轻度高血压，低中心静脉压，因为低中心静脉压有利于肾脏灌注和肝静脉回流，有利于移植肝脏的存活。由于患儿年龄小，手术时间长，失血多，遵医嘱输入新鲜血浆、浓缩红细胞及白蛋白等。术中肝门阻断导致肾供血不足，术后可能出现急性肾功能不全。

（2）严格控制输液速度和总量，避免肺水肿的发生，记 24 小时出入水量，密切观察尿量。手术当天给予 80% 生理需要量，生理需要量 100 ml/（kg·d）+额外损失量，额外损失量为每 2~4 小时引流管的引流量。注意维持水电解质的平衡，等容量给予，量出为入。维持尿量＞1.0~1.5 ml/（kg·h）。特别要警惕超急性排斥或急性排斥的早期表现，如果患儿出现烦躁不安，面色苍白，呼吸急促，脉搏细数，血压下降，四肢湿冷，尿量明显减少，每小时尿量＜0.5 ml/（kg·h）等休克现象，及时通知医生查看患儿。

（3）严格控制采血量，采血时应尽可能将不同监测项目综合后统一进行，最大限度减少失血量。

（三）血流动力学监测

1. 中心静脉压（CVP）的监测 CVP 主要反映右心室前负荷，由静脉毛细血管压、右心室充盈压、静脉内血容量等组成。测定 CVP 对移植术后了解循环有效血容量和右心功能有十分重要的意义，体循环血容量改变、右心室射血功能异常或静脉回流障碍均可使 CVP 发生变化，胸腔、腹腔内压变化亦可影响 CVP 测定结果。患儿自术后转至 ICU 时，术中建立了中心静脉通路，通常是放置右侧颈内静脉，以便于补液和血流动力学的监测。CVP 的正常值为 5~12 cmH$_2$O，CVP 降低提示右心充盈不佳或血容量不足；CVP 增高提示右心功能不良或血容量超负荷。

（1）CVP 的正常值为 5~12 cmH$_2$O。在肝脏灌注良好的情况下，CVP≥12 cmH$_2$O，应采用限制补液及利尿等措施。但是 CVP≥15 cmH$_2$O 除考虑心功能不全、输血、输液过量等情况外，还应考虑肝移植术后肝肿胀、腹水、肠胀气等原因引起的腹压增高，而实际有效血容量并不充足的情况。因此护士要依据具体病情认真分析、准确记录，结合临床情况如神志、心率、尿量情况，及时报告医生处理。

（2）在监测 CVP 时，尽量使患儿处于平卧位，即心脏与床、地面保持平行，位于腋中线第 4 肋间，同时要注意测压系统通畅无气泡、无凝血、扭曲以及严格的无菌操作。若某些患儿因病情不能平卧应尽量使其处于能承受的最低位置。每次测 CVP 前应重新测零点，以便使误差降低至最低程度。

（3）使用双腔中心静脉导管监测时，正确连接测压管，以免影响 CVP 值。测量中心静脉压的中心静脉导管应避免输入血管活性药及其他特殊药物，否则会造成生命体征的大幅度波动。测压时注意检查各管道是否受压、扭曲，管道内是否有气泡，各管道接头是否松动、漏液，回抽血液是否通畅，确认无误后方可测压。当正在输注营养液或胶体时（如全血、血浆、白蛋白等），先用0.9％生理盐水冲管后再测压。

（4）监测 CVP 时，要减少胸内压干扰，尽量使胸内压保持不变。测量时，安抚患儿避免哭闹。如果出现咳嗽、烦躁、哭闹时，应避免监测 CVP；咳嗽、哭闹、烦躁停止后 10 分钟，即可监测。不主张吸痰前监测 CVP，因为患儿有痰时，会出现呼吸费力、躁动或咳嗽等现象，而把痰液吸净后，患儿很快会安静下来，此时监测 CVP 才比较可靠，对使用机械通气的患儿，在结果判断时应考虑呼吸机的影响。

2. 有创动脉压（IBP）的监测 有创动脉压能直接反映后负荷、心肌做功与耗氧及周围循环血流。在术中会留置桡动脉导管以方便术后取血做一些常规化验，并能监测体循环动脉压而替代外周血压计的监测，尤其是在患儿处于低血压和低血容量时。收缩压（SBP）：主要由心肌收缩和心排血量决定。舒张压（DBP）：主要由心肌舒张和心灌注血量决定。其重要性在于维持冠状动脉血流。脉压：与每搏量和血容量有关。血容量不足时，脉压缩小。平均动脉压（MAP）：是心动周期的平均血压。与心排血量和体循环血管阻力有关，是反映脏器组织灌注良好的指标之一。在有创血压测量时要注意：

（1）监测开始时，首先对换能器进行校零 首先将传感器位置固定于心脏水平位置，调整三通使传感器与大气相通，点击监护仪零点校正键，当屏幕上压力线显示值为零时，校零成功，使传感器与动脉测压管相通进行持续测压。

（2）监测过程中，要随时保持压力传感器与心脏在同一水平上，为防止导管堵塞，要不断注入肝素盐水冲洗导管，保持测压径路的通畅；同时要牢固固定导管，防止导管位置移动或脱出，影响有创血压的测量。有创血压已成为危重患者血流动力学监测的主要手段，它可以及时和准确地监测患者的血压变化。一般来说，有创血压测压值比无创测压值高 5～20 mmHg。

（3）严防动脉内血栓形成 用肝素盐水（1 ml：10 U）持续冲洗测压管道外。

1）每次经测压管抽取动脉血后，均应立即用肝素盐水进行快速冲洗，以防凝血。

2）管道内如有血块堵塞时应及时予以抽出，切勿将血块推入，以防发生动脉栓塞。

3）动脉置管时间长短也与血栓形成呈正相关，在循环功能稳定后，应及早拔出。

4）防止管道漏液，如测压管道的各个接头应连接紧密，压力袋内肝素生理盐水袋漏液时，应及时更换，各个三通应保持良好性能等，以确保肝素盐水的滴入。

（4）保持测压管道通畅　妥善固定套管、延长管及测压肢体，防止导管受压或扭曲。应使三通开关保持在正确的方向。

（5）严格执行无菌技术操作

1）穿刺部位每 24 小时用聚维酮碘消毒及更换敷料 1 次，并用无菌透明贴膜覆盖，防止污染。局部污染时应按上述方法及时处理。

2）从动脉测压管内抽血化验时，导管接头处应用聚维酮碘严密消毒，不得污染，测压管道系统应始终保持无菌状态。

3）防止气栓发生，在调试零点、取血等操作过程中严防气体进入桡动脉内造成气栓形成。

4）防止穿刺针及测压管脱落，穿刺针与测压管均应固定牢固，尤其是患儿躁动时，应严防被其自行拔出。

（6）防止感染　动脉置管后可并发局部感染，严重者也可引起血液感染，应积极预防。所需用物必须经灭菌处理，置管操作应在严格的无菌技术下进行。置管过程应加强无菌技术管理。置管后加强监测，每日监测体温 4 次，查血常规 1 次。如患儿出现高热寒战，应及时寻找感染源。必要时，取创面物培养或做血培养以协助诊断，并合理应用抗生素。置管时间一般不应超过 7 日，一旦发现感染迹象应立即拔除导管。

（四）呼吸系统监测

手术后免疫抑制药的使用，术后患儿易发生肺不张和肺部感染，应加强呼吸系统监测。如患儿术前无呼吸系统疾病，一旦自主呼吸恢复、意识清醒，术后维持 10 小时后脱机。其脱机的最低要求是动脉血氧在吸入氧浓度≤30％时，呼气末正压 PEEP 为 5 cmH$_2$O，并且咳嗽有力，患儿情况良好可以拔除气管插管。使用呼吸机期间应注意如下环节：

1. 呼吸机的监测

（1）呼吸参数的监测　包括呼吸模式、吸氧浓度（FIO$_2$）、潮气量（VT）、每分钟通气量（VE）、呼吸频率（自主/机控）等。严密观察生命体征，注意呼吸改善指征，定期进行血气分析监测，经常检查呼吸机参数与医嘱要求设定的参数值是否一致，4 小时检查一次。

（2）体位护理　予患儿每 2 小时翻身 1 次，保持肢体处于功能位，抬高床头 20°～30°，翻身时注意避免牵拉管道，以防止导管发生移位或脱落，肩下垫小软枕，保持颈部轻度的仰伸。

（3）呼吸道管理　保持环境温度在 22 ℃～24 ℃，湿度在 60％～70％。观察胸廓起伏及肺部呼吸音，呼吸道分泌物的颜色、性质、量，患儿对缺氧、吸痰耐受等。吸痰前后给予 100％氧气吸入 1～2 分钟；口鼻腔吸痰 q1 h～q2 h，气管内吸痰 q2 h～q4 h，或根据患儿的病情按需吸痰，翻身拍背（每侧 3～5 分钟）后再行气管内吸痰；第一次吸痰时需留取痰培养标本两份，以后每隔 3～7 日做一次痰培养。

（4）保持气管导管通畅、固定　头部沙袋固定，约束好肢体；遵医嘱给予镇静；带气囊的导管每 2～4 小时放气一次，每次 5～10 分钟；接触导管前后需听诊两肺呼吸音；气管温湿化，加温湿化器内无菌蒸馏水保持 1/2～2/3 满水平，且每日更换一次；气体温度控制在 35 ℃～37 ℃。温度过高烫伤患儿呼吸道黏膜，温度过低使呼吸道黏膜过于干燥。湿化液不足时及时添加，使之保持在刻度线范围内。集水瓶底处于朝下方向，观察有无积水，积水杯容量 <1/3，并及时倾倒集水瓶内的积水，避免倒流入气道内造成呛咳或窒息。

（5）皮肤及口腔护理　大小便及时清洁处理；每日擦浴一次，肢体处于功能位，必要时卧气垫、水垫床；每日清洁口腔 2～3 次，有感染时局部涂药。

（6）预防感染　接触患者操作前后要洗手，吸痰时严格无菌操作。复苏囊与气管导管脱开后重新连接时用 75％乙醇消毒两遍，不用时用无菌接头保护。使用一次性吸痰管，吸痰用物高压消毒并一用一更换。呼吸机管道送中心供应室消毒备用。

（7）防止意外　每班测量气管插管外露的长度，妥善固定，必要时约束患儿，以防拔管、脱管或移位。告知患儿如何正确表达自己的需求：伸出大拇指代表需要大便、小指代表需要小便、拇指与小指围成圆形表示口干、伸出示指表示需要变换体位等。

2. 气管内吸痰

（1）每 1～2 小时口鼻腔吸痰 1 次，每 2～4 小时气管内吸痰 1 次，吸痰管的外径一般为气管导管内径的 1/3～1/2 较合适。翻身拍背，每侧 3～5 分钟后再进行气管内吸痰，操作中严格无菌操作和手消毒。

（2）吸痰前先给患儿吸高浓度氧气 1～3 分钟，吸痰时负压以 100～

200 mmHg为宜，每次吸引时间不超过 15 秒；动作宜轻柔，吸痰动作要轻、稳、准、快。严格无菌操作，避免造成肺部感染。每次吸痰前用 75％乙醇消毒气管导管的接口处。

（3）吸痰用物应高压灭菌并一用一更换，吸痰管每次更换，先吸引口咽部、鼻腔的痰液，最后吸引气管内的痰液。观察颜色、性质及吸痰耐受情况。若吸痰过程中患儿出现低氧血症，应暂停吸痰，立即给予复苏囊加压给氧以纠正缺氧。

（4）密切观察呼吸频率、潮气量、呼吸道压力、血氧饱和度等，每次改变呼吸机参数和改变吸入氧浓度后 30 分钟必须进行动脉血气分析。拔除气管插管后的患儿应立即进行中心管道吸氧，维护呼吸功能，氧气雾化吸入每日 2次，雾化用药为糖皮质激素、布地奈德、异丙托溴铵、乙酰半胱氨酸雾化吸入，每次雾化后予拍背，经口或鼻腔吸痰，鼓励患儿进行深呼吸，有效咳嗽咳痰，以清除呼吸道分泌物和促进肺泡充盈扩张。

（五）肾功能监测

患儿移植手术经过麻醉、手术失血、组织器官的缺血再灌注及术后免疫抑制剂及其他药物的使用，也会大大增加肾脏的负担，因此，术后严密监测肾功能十分重要。

1. 警惕肾性功能不全发生　在术后早期应注意急性肾小管坏死（ATN）的发生，ATN 可能与术中器官缺血、严重感染以及肾毒性药物的使用等有关。移植术后常用的免疫抑制剂环孢素 A 和他克莫司均具有明显的肾毒性，一般术后第 2 日即开始使用环孢素 A 或他克莫司，因此要注意监测血药浓度，避免药物浓度过高造成严重的肾损害和术后感染。对于移植术后患儿肾功能的监测主要包括：尿量、血尿素氮、血肌酐、血肌酐清除率、尿常规、尿肌酐以及肾脏超声，同时要注意患儿中心静脉压、动脉血压的监测。

2. 尿量的观察　术后患儿转入 ICU 时均留置尿管，导尿管连接精密引流袋，保持导尿管通畅，避免堵塞、受压、扭曲等。每小时观察尿量、颜色并记录，移植术后早期维持尿量＞2 ml/（kg·h），如果术后出现少尿，要严密监测肾功能指标的肌酐及尿素氮变化趋势，定期做尿常规监测，尿相对密度及尿渗透压检查。

3. 准确记录 24 小时出入量　入量包括输液量、饮水量、牛奶、食物含水量，出量包括小便、大便、呕吐物、引流液量等，密切观察尿量，手术当天予

80%生理需要量，生理需要量＝100 ml/（kg・d）＋额外损失量，每 2~4 小时根据引流量计算速度，维持水电解质的平衡，等容量给予，量出为入。维持尿量>1.0~1.5 ml/（kg・h），特别要关注出量的变化，尿量的变化是超急性排斥或急性排斥的早期表现。肝移植术后患儿应保持出入水量平衡或出量大于入量。

4. 严格控制输液速度和总量　避免肺水肿的发生。输液应遵循"量出为入，宁少勿多"的原则，输液量过多容易导致高血压、心力衰竭、肺水肿或脑水肿等并发症，护士应使用输液泵控制输液速度，避免电解质紊乱和高血钾的发生。

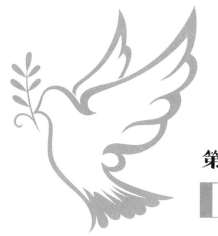

第四章

小儿肝病专科护理

第一节　入院护理

　　患儿入院护理是指患儿经门诊或急诊医生诊查后，因病情需要住院做进一步观察、检查和治疗，医生开具住院证后，由护理人员为患儿提供的一系列护理工作。良好全面的入院护理，可以为日后护理工作的顺利开展奠定良好的基础。

一、平诊患儿入院护理

　　1. 护士电脑端接收到医生开具的住院信息后及时点击接收患儿。

　　2. 根据病情、病种、年龄，遵循感染性与非感染性疾病分室收治的原则合理安排床位，将暂空床改为备用床。

　　3. 护士积极主动接待患儿，核对患儿信息并佩戴好腕带标识。

　　4. 为患儿进行入院评估，测量患儿体重及生命体征并记录，初步了解患儿病情、心理状态及家庭情况等。

　　5. 填写登记医保信息及相关资料。

　　6. 介绍医院环境（布局与设施）、作息时间、相关制度（安全、探陪、管理）及医护人员，带患儿入病房妥善安置，通知医生接诊。

　　7. 制订护理计划，根据医嘱给予患儿相应的分级护理，指导患儿饮食，并执行各项护理治疗措施，协助正确留取大小便标本。

二、急危重症患儿入院护理

　　1. 接到入院通知后，尽快准备抢救室的床单位，备齐急救药品、设备器材及用物，并立即通知医生。

　　2. 患儿入院后，必要时配合医生立即实施抢救。

　　3. 监测患儿生命体征，如心率、呼吸、血氧饱和度、神志、瞳孔等。

　　4. 积极配合医生完成各项急症检查。

　　5. 昏迷患儿或不能表述病情的患儿留两名陪人，以便询问病史及相关情况。

　　6. 据实补记抢救记录，做好护理记录。

7. 参照平诊患儿入院护理灵活处理入院登记工作。

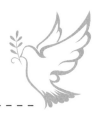

第二节　转科/出院护理

患儿经治疗和护理后，病情好转、痊愈；或由于病情变化、手术治疗、各种并发症的出现等原因需要进行转科/出院处理时，需遵医嘱做好转科/出院护理，帮助患儿及家属顺利过渡。

一、转科护理

1. 收到转科医嘱后，告知患儿及家属所转科室及转科时间。

2. 执行转科医嘱，注销各种执行卡，做好转科登记，清退患儿已记账但尚未使用的药品、检查等。

3. 写好护理小结，按要求整理病历，并填写转科交接卡。

4. 由医护人员护送患儿至所转科室，并跟所转科室的医护人员进行标准化沟通交接。

5. 做好床单位的终末料理和消毒工作。

二、出院护理

1. 收到出院医嘱后，写好护理小结，告知患儿/家属出院时间。

2. 执行出院医嘱，注销各种执行卡，做好出院登记，清退患儿已记账但尚未使用的药品、检查等。

3. 告知出院后注意事项及复诊时间，详细交代出院带药的服用方法及注意事项。

4. 征求患儿及家属的意见与建议，做好记录。

5. 按要求整理病历。

6. 做好床单位的终末料理和消毒工作。

三、转科/出院指导

1. 告知家长办理转科/出院手续的流程、需要准备的证件及相关材料。

2.根据患儿康复情况介绍饮食、运动方法及注意事项，详细交代用药的方法及注意事项，介绍复诊时间及流程等。必要时提供与患儿疾病相关的书面健康教育资料。

3.预防接种：严重肝脏疾病多为接种疫苗的禁忌证。因此，肝病科患儿接种疫苗需谨慎。发热的患儿不能接种疫苗；正在接受免疫抑制剂治疗的患儿，应推迟常规的预防接种；近3个月内注射过免疫球蛋白者，不能接种活疫苗。每种疫苗都有其特殊的禁忌证，应根据不同疾病的特点，给予相应的接种指导。

4.为患儿提供延续性护理，通过电话、微信、公众号等多种形式做好随访工作，了解患儿出院后的健康状况、用药情况及饮食与心理状况。

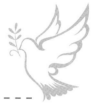

第三节　基础护理

儿童阶段是一个生长发育的连续过程，不同年龄阶段的小儿生理、心理特点各异，在发病原因、疾病过程和转归等方面与成人有不同之处。因此，在疾病的治疗和护理过程中须充分考虑年龄因素。不同年龄小儿的表达能力不同，需要医护人员悉心观察和综合判断。良好的基础护理在促进患儿康复中起着巨大的作用，患儿的基础护理主要包括以下几个方面。

一、环境

病室整齐、清洁、安静、舒适，空气新鲜、流通，温湿度适宜。

二、睡眠护理

1.保持病房安静、舒适、光线柔和。

2.患儿睡前不可过饱或过度饥饿，不要饮浓茶、咖啡等兴奋性饮料。

3.睡前不可让患儿玩太过兴奋的游戏。

4.可适当播放一些柔和的音乐。

5.检查、治疗与护理操作尽可能集中时间进行，尽量不影响患儿的睡眠。

6.指导家属对卧床患儿定时翻身、更换体位，按摩受压部位，必要时使用保护具，防止造成压疮。

三、病情观察

细致的病情观察，有利于及早发现病情变化，临床观察到患儿不典型或细微的表现，都应考虑其可能存在的病理基础。

1. 观察生命体征　常规观察患儿体温、心率、呼吸，必要时测血压。注意观察患儿体温变化，及时发现感染征兆；观察患儿有无缺氧症，注意患儿有无呼吸急促、面色青紫、口唇及甲床发绀等症状，必要时给予低流量吸氧；注意观察患儿瞳孔大小、对光反射及神志改变等情况。

2. 观察疾病状态　密切观察患儿精神食纳情况、观察皮疹、黄疸、呕血便血、出血倾向、性格行为改变等情况，有肝硬化的患儿还应观察腹围、尿量等情况。

3. 观察前囟张力　前囟张力可反映颅内压的变化。正常情况下囟门是平软的，如果囟门有隆起、紧绷，伴有发热、呕吐，甚至出现抽搐，说明患儿的颅内压力增高，可能是由于颅内感染（脑膜炎、脑炎等疾病）所引起。药物因素，如长期服用大剂量的鱼肝油、维生素 A 或四环素，也可使患儿的前囟门饱满。前囟凹陷最常见于患儿体内缺水，如腹泻后没有及时补充水分，使用大剂量的脱水剂降低颅内压。

4. 观察腹泻及呕吐的情况　密切注意患儿腹泻及呕吐的性质、量、次数，有无饮食的改变及伴随症状出现。观察患儿是否有前囟及眼眶凹陷、哭时无泪、小便明显减少等脱水症状。

5. 观察患儿经治疗后疾病的转归　注意患儿经治疗后是否好转或治愈，有无不良反应发生，有无并发症发生，如有病情变化应及时做好应急处理。

四、皮肤护理

1. 避免局部皮肤刺激　保持皮肤清洁、干燥，避免潮湿、摩擦及排泄物的刺激。

2. 避免局部皮肤长期受压　对于需要卧床休息或活动受限的患儿，应定时翻身，活动肢体，建立翻身卡并做好记录。

3. 促进局部血液循环　对长期受压部位进行局部按摩，必要时进行理疗。

4. 改善机体营养状况　指导家长给予患儿高蛋白饮食、遵医嘱予以静脉高营养等。

五、运动护理

1. 长期卧床患儿应保持肢体处于功能位置，防止发生足下垂、爪形手等。

2. 帮助患儿做肢体被动运动，轻柔缓慢地进行按摩，幅度由小到大，由大关节到小关节，注意安全。

3. 恢复期鼓励、指导、督促患儿自主活动，加强其对生活自理能力的训练，注意强度适中、循序渐进、持之以恒。

4. 合理安排运动时间，注意安全，避免跌倒、摔伤等。

5. 教会家长帮助患儿进行训练的方法。

六、预防感染性疾病

1. 防止交叉感染　医护人员在接触患儿前后均洗手，病室要定期清扫、消毒。

2. 防止医源性感染　严格执行各项操作规程，定时检查消毒设备，防止医源性感染的发生。

3. 合理安排病房和病区　可按年龄、病种、病情轻重和护理要求合理安排病房和病区。

（1）按年龄分病区　如年长儿病室、小婴儿病室等。

（2）按病种分区　将同类患儿集中管理，避免交叉感染。

（3）按病情分区　病情危重者收于抢救室，恢复期者集中于一室。

4. 防止意外的发生

（1）医护人员为患儿检查、治疗和护理完毕后要及时拉好床档。

（2）所有物品，如玩具、体温表、药杯等用毕及时收好，以免小儿玩耍误伤。

（3）喂药、喂奶要将患儿抱起，避免呛咳、呕吐引起窒息。

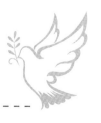

第四节　肝脏疾病与营养

肝脏是人体最大的腺体，也是消化系统最重要的脏器之一。肝脏的主要生理功能包括：参与三大物质代谢包括碳水化合物、蛋白质和脂肪的代谢；储存和活化维生素、矿物质；合成与分泌胆汁；将氨转化成尿素；参与激素代谢等。因此肝脏发生疾病后容易导致营养不良的发生，发生率高达 65%～90%，营养不良与肝病的严重程度密切相关，且对患儿的预后产生很大的影响。肝病患儿发生营养不良的原因有：一方面，由于食欲下降、医源性蛋白质与能量不足、合并腹水压迫导致胃扩张不足等引起营养摄入减少；另一方面，由于排泄入小肠的胆盐减少、合并有胃肠道血液淤滞、肠蠕动能力减弱、胃肠道黏膜病变、肠肝循环受损等原因，使肠道吸收功能明显减弱，营养素吸收受到严重影响。此外因腹水、消化道出血、感染等并发症导致营养物质丢失过多；再加上肝脏病变合成蛋白质能力下降，导致低白蛋白血症等。以上诸多因素可能导致营养不良的发生。故应关注肝病患儿的营养状况和提供合理的营养支持治疗。

一、胆汁淤积性肝病

胆汁淤积性肝病的病理生理及临床特征为肝细胞和毛细胆管及胆管异常，胆汁淤积，引起肠道内胆汁酸和胆红素减少或缺如，导致脂肪吸收不良，脂溶性维生素吸收障碍，从而出现一系列脂溶性维生素缺乏的临床表现，如维生素 A 缺乏所致上皮角化，维生素 D 缺乏性佝偻病，维生素 K 缺乏性出血，维生素 E 缺乏致神经系统病变，营养不良，生长发育障碍。由于肠道胆汁酸和胆色素减少，患儿大便颜色变浅呈白色或浅黄色。

营养治疗对胆汁淤积性肝病患儿十分重要，可以预防和治疗蛋白质营养不良、维生素及矿物元素缺乏，促进生长发育，促进胆流及肝病恢复，防止低血糖、肝性脑病和感染发生，提高生存质量，为后期的肝移植奠定基础。

1. 病因 婴儿胆汁淤积性肝病的发生率在 1/5000～1/2500 之间，不同国家因地理环境、遗传背景及其他因素各不相同，其主要病因有：肝外胆道疾病、肝内疾病、解剖异常、代谢或内分泌疾病、感染、中毒等。肝外胆道疾病常见有：胆道闭锁、自发性胆管破裂、胰胆管合流异常、结石、肿瘤等。肝内疾病包括特发性新生儿肝炎、持续性肝内胆汁淤积、Alagille 综合征、严重肝内胆汁淤积伴进行性肝细胞病，胆盐输出障碍（进行性家族性肝内胆汁淤积症Ⅱ型，PFIC Ⅱ）、良性复发性肝内胆汁淤积等。解剖异常，如先天性肝纤维化、婴儿多囊病（肝脏和肾脏）、肝内胆管囊性扩张（Caroli 病）。代谢或内分泌疾病包括：肝脑肾综合征、酪氨酸血症、胆固醇沉积病、尼曼-皮克病、戈谢病、半乳糖血症、糖原贮积症Ⅳ、线粒体肝病、α1-抗胰蛋白酶缺乏症、特发性垂体功能低下、甲状腺功能低下、婴儿铜负荷过重、精氨酸血症、citrin缺陷引起的新生儿肝内胆汁淤积症等。其他还有肠道外营养相关性胆汁淤积，细菌感染及 CMV 感染等。

2. 胆汁淤积性肝病患儿营养不良的常见原因及营养障碍表现 造成胆汁淤积性肝病患儿营养不良的因素是多方面的，其中饮食摄入不足是最重要的原因。

（1）常见的引起营养不良的因素：

1）摄入量减少，患儿厌食，微量元素锌、镁缺乏导致味觉异常，肝脏肿大、肠胀气和腹水导致胃容量减少而出现早饱，因诊断需要禁食，如磁共振成像、核素肝胆显像、肝脏 B 超和血液生化检查等，均可造成摄入量减少。

2）疾病情况下人体对热量、蛋白质及其他营养素的需求量增加。

3）外周胰岛素抵抗导致糖异生障碍，减少肌肉蛋白质的存储。

4）生长激素-胰岛素样生长因子轴异常。

5）胆汁流减少使脂肪吸收不良，脂溶性维生素吸收障碍，蛋白质消化吸收障碍。

6）消化酶合成和分泌受损，黏膜充血、绒毛萎缩、细菌过度生长或胰腺功能不全等，均可引起营养素的消化吸收不良。

（2）胆汁淤积性肝病婴儿营养障碍表现：

1）氨基酸代谢紊乱，血液氨基酸谱异常，其中亮氨酸、异亮氨酸、缬氨酸等支链氨基酸减少，苯丙氨酸、酪氨酸等芳香族氨基酸增多，支链氨基酸/芳香族氨基酸比例下降，从而使氨基酸比例不平衡。

2）脂肪消化吸收障碍，由于胆汁淤积、胆流减少，脂肪乳化、脂肪酶及蛋白酶活化受损，脂肪消化吸收不良，并引起脂溶性维生素 A、维生素 D、维生素 E、维生素 K 等吸收障碍。

3）碳水化合物代谢紊乱，易发生低血糖及高血糖症状。

4）肠道菌群紊乱，易发生细菌移位及腹泻、腹胀、肠功能障碍。

5）肠黏膜屏障功能损害，易发生有毒物进入机体及容易发生过敏。

3. 营养评估及干预 蛋白能量营养不良导致生长停滞是慢性胆汁淤积性肝病的常见后果。胆汁淤积性肝病患儿的营养支持，主要是促进生长发育，减少胆汁淤积相关并发症，如低血糖、肝性脑病。营养干预的途径及营养成分的选择则需要根据病因、血液生化及疾病严重程度而定。

（1）营养评估 结合病史、体格检查及相关检查评估：是轻型还是重症；

有无肝病的合并症（出血、感染等）；病因；营养状况；血液生化变化特征。

1）病史 ①黄疸发生时间及演变；②黄疸伴随症状，有无恶心、呕吐、腹泻、腹胀，有无感染症状，有无头颅血肿；③粪便颜色；④营养方式是肠外营养还是肠内营养，同时明确营养种类及时间。

2）体格检查 ①一般情况：身长，上臂围，三角肌褶厚度，头围，前囟大小；有无头颅血肿；有无白内障；有无巩膜皮肤黄染及程度；有无口腔黏膜异常；有无皮肤出血点；肝脏、脾脏大小及质地；有无腹水；有无阴囊及双下肢水肿；有无脐疝、腹股沟疝；重症肝炎应注意神志变化。②营养素缺乏的临床表现：维生素 A 缺乏引起的结膜、角膜干燥和夜盲症；维生素 D 缺乏引起的佝偻病；维生素 E 缺乏引起的周围神经病变；维生素 K 缺乏引起的出血时间延长；铁、锌、镁缺乏等。

3）实验室检查 包括血常规，血 25(OH)D，血清锌、钙、镁，肝功能，白蛋白，前白蛋白，转铁蛋白，血糖，血氨，凝血全套检查，血清总胆红素、直接胆红素，胆固醇，血脂，血氨基酸，尿有机酸检查，血气分析等。

4）相关影像学评估 肝胆 B 超检查，核素肝显像，肝胆磁共振胰胆管造影（MRCP）等。

（2）营养途径 营养途径的选择主要根据患儿疾病的严重程度，由所需营养时间和医疗条件决定。肠内营养是营养治疗的首选方式，其方法简单、方便、安全，营养成分多样且经济，能维持消化道正常生理功能，防止消化道萎缩，减少消化道细菌移位。当经口喂养不能满足患儿的营养需求，并出现以下情况时可以选择鼻饲和造瘘：①反复持续呕吐；②有胃食管反流症状；③口腔感染或拒食；④胃排空时间延迟；⑤有面部畸形，如唇腭裂；⑥重症肝炎神志改变者。需要注意避免由鼻饲和造瘘引起的相关并发症。当出现以下指征时需要给予肠外营养：①重症肝炎并消化道出血；②腹胀明显，疑似肠梗阻；③胃肠道穿孔；④合并重症胰腺炎。

（3）营养治疗 积极进行营养治疗和康复是婴儿和儿童胆汁平衡的关键。

1）能量密度 能量密度≈1 kcal/ml 的配方适合大多数患儿。胆汁淤积性肝病患儿每日饮食中热量摄入量通常为同龄正常儿童推荐量（RED）的 120%～150%。标准配方能量密度为 0.67 kcal/ml，如果患儿出现腹水可选用高能量密度 1.3～2.0 kcal/ml。

2）渗透压 配方奶的渗透压是决定患儿能否耐受喂养的重要因素。适宜的配方奶渗透压浓度为 280～295 mmol/L，不超过 300 mmol/L。

3）碳水化合物　是机体的重要能量来源，而肝脏是维持血糖正常水平的重要器官。胆汁淤积性肝病患儿肝功能受损，肝脏合成代谢障碍，糖异生能力和糖原储备能力下降，当实施各种医源性禁食时，更易发生低血糖症或餐后高血糖症。因此，应动态监测患儿的血糖浓度，特别是夜间及清晨尤其重要。

4）蛋白质　肝脏在人体蛋白质合成、分解和氨基酸代谢中起着重要作用。一般情况下胆汁淤积性肝病患儿不限制蛋白质摄入。无肝性脑病患儿的蛋白质推荐摄入量为 3~4g/（kg·d）；有肝性脑病时则应限制蛋白质的量，推荐摄入量 0.5~1.0 g/（kg·d）。支链氨基酸配方有助于改善胆汁淤积性肝病患儿氨基酸不平衡的问题。

5）脂肪　胆汁淤积性肝病患儿推荐选用中链甘油三酯。中链甘油三酯是由一个甘油含 8~10 碳的中链脂肪酸酯化而成，其水溶性大、分子较小、表面张力低，易于与水乳化，不需胆盐参与即可直接吸收，并且容易透过病变的肠黏膜；其在肠黏膜中不重新酯化，以脂肪酸形式经门静脉直接吸收。中链甘油三酯能促进患儿能量平衡，减少胆汁酸性腹泻和促进生长发育。此外，大多数胆汁淤积性肝病需肝移植患儿有必需脂肪酸和长链多不饱和脂肪酸缺乏的表现，也应适当补充（图 4-1）。

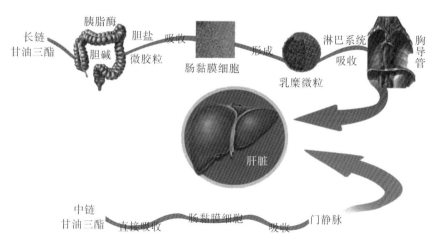

图 4-1　中链甘油三酯吸收示意图

6）微量营养素　当肠腔内胆汁酸浓度低于正常时，脂溶性维生素 A、维生素 D、维生素 E、维生素 K 的吸收易发生障碍，因此有必要补充适量的脂溶性维生素。推荐补充脂溶性维生素的剂量：维生素 K_1 2.5~5 mg/（kg·d），维生素 E 15~25 IU/（kg·d），维生素 D 400 IU/d，维生素 A 5000~25000

IU/d；同时应根据临床表现和相应监测结果调整剂量。水溶性维生素的供给也应不少于正常推荐量。推荐补充元素铁 3～6 mg/（kg·d），一个月后评估铁营养状况，并根据结果调整剂量。推荐补充元素锌 1 mg/（kg·d），必要时检测血清锌并调整剂量。按推荐量补充其他矿物元素。

7）谷氨酰胺　谷氨酰胺是肠黏膜细胞的主要能量来源，也是保持肠黏膜屏障完整的一种主要物质；能促进 sIgA 生成，提高各种淋巴细胞、吞噬细胞的功能；调整肠道菌群，促进肠蠕动，保护胃肠黏膜，减少肠麻痹。肠外营养液中加入谷氨酰胺能减轻黏膜萎缩，增加黏膜细胞 DNA 和蛋白质含量，使肠道 SIgA 合成增加，从而降低肠道细菌移位率。

8）其他　对某些先天性遗传代谢疾病，如酪氨酸血症患儿，应给予低苯丙氨酸、低酪氨酸膳食；半乳糖血症患儿应避免含乳糖膳食，改用无乳糖配方，同时避免含乳糖的水果和蔬菜；由 Citrin 缺陷引起的新生儿肝内胆汁淤积症，给予无乳糖、高蛋白、低碳水化合物饮食或添加中链甘油三酯的配方。

总之，营养治疗对婴儿胆汁淤积性肝病十分重要，能够促进肝病恢复，减少或预防蛋白能量营养不良而导致的生长发育停滞，对患儿预后起到至关重要的作用。

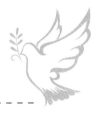

第五节　用药护理

药物治疗是儿童肝病治疗的重要组成部分和手段，由于儿童在不同年龄阶段的生理特点、器官结构与代谢能力不同，故掌握药物性能、作用机制、毒副作用、适应证以及精确的计算剂量和准确的用药方法，对促进疾病康复非常重要。

一、儿童用药的特点

1. 儿童肝肾功能及某些酶系发育不完善，药物的代谢及解毒功能较差。

2. 儿童血脑屏障不完善，药物容易通过血脑屏障到达神经中枢。

3. 儿童年龄不同，对药物反应不一，药物的毒副作用也有所差异。

4. 胎儿、乳儿可因母亲用药而受到影响。

5. 儿童易发生水电解质紊乱。

二、用药原则

1. 严格掌握适应证　根据儿童的年龄、病种、病情以及儿童对药物的特殊反应和药物的远期影响，有针对性地选择药物。早期、足量、足够疗程给药。

2. 掌握药物配伍禁忌　合理用药不仅应选用恰当的药物，采用正确的给药方法，还应注意药物的配伍禁忌。在输入 2 组有配伍禁忌的药物时，应根据不同情况，使用生理盐水或 5％葡萄糖注射液 20 ml 冲洗或更换输液器。

3. 药物输液速度　输液速度须由医生根据患儿的年龄、病情、药物的种类等多方面的情况综合考虑后开具医嘱，护士遵医嘱进行调节。

（1）根据年龄调节滴速　儿童输液速度一般为 3~5 ml/（kg・h）。

（2）根据病情调节速度　如果患儿有心脏病或肺部疾病，输液速度宜慢，以免加重心脏负荷而出现心力衰竭或肺水肿；若患儿脱水严重或失血过多引起休克，则要通过快速补液来扩充血容量。

（3）根据药物种类调节速度　临床上不少药物需要严格控制速度。若速度过快，单位时间内进入体内的药物剂量过多、过大，则会引起严重不良反应，如搏动性头痛、颜面潮红、血压下降、心率加快等。个别患儿对药物特别敏感，即使在正常剂量下也会出现严重不良反应，更须警惕。如硝普钠速度过快可使血压急剧下降，需使用输液泵严格控速，根据患儿血压情况调节。如降颅内压药物甘露醇，则需快速静脉滴注效果较好。一般情况下，要求 20％甘露醇静脉滴注时间不超过 30 分钟，若滴速过慢则起不到降低颅内压的效果或效果不佳。

4. 掌握用药剂量的计算方法　儿童用药剂量可按以下方法计算：

（1）按体重计算　这是最常用、最基本的计算方法，可算出每日或每次用药量：每日（次）剂量＝患儿体重（kg）×每日（次）每千克体重所需药量。须每日数次用药，如抗生素、维生素等，都按每日剂量计算，再分 2~3 次服用；临时对症治疗用药，如退热药、催眠药等，常按每次剂量计算。患儿体重应以实际测得值为准。年长儿按体重计算如已超过成人量，则以成人量为上限。

（2）按体表面积计算　此法更为准确，因其与基础代谢肾小球滤过率（GFR）等生理活动的关系更为密切。小儿体表面积计算公式为：

如体重≤30 kg，小儿的体表面积（㎡）＝体重（kg）×0.035+0.1；

如体重＞30 kg，小儿的体表面积（㎡）＝〔体重（kg）－30〕×0.02 +1.05。

（3）按年龄计算　此法简单易行，用于剂量幅度大、不需十分精确的药物，如营养类药物。

（4）按成人剂量折算　此法仅用于未提供小儿剂量的药物，所得剂量一般都偏小，故不常用。小儿剂量＝成人剂量×小儿体重（kg）/50。

采用上述任何方法计算的剂量，还必须与患儿具体情况相结合，才能得出比较确切的药物用量，如新生儿或小婴儿肾功能较差，一般药物剂量宜偏小；重症患儿用药剂量宜比轻症患儿大；须通过血脑屏障发挥作用的药物，如治疗化脓性脑膜炎的磺胺类药或青霉素类药物，剂量也应相应增大。用药目的不同，剂量也不同，如阿托品用于抢救中毒性休克患儿时的剂量要比常规剂量大几倍到几十倍。

三、用药的护理

（一）小儿常用药物的应用及不良反应的观察

1. 抗生素　严格掌握适应证，有针对性地使用，防止抗生素滥用。在应用抗生素时，要注意药物的毒副作用，还要注意用药的剂量和疗程，协助做好相关检查；婴儿长时间地使用广谱抗生素，容易出现鹅口疮、肠道菌群失调和消化功能紊乱等副作用。

2. 镇静药　儿童有高热、烦躁不安等情况，使用镇静药可以使其得到休息，以利病情恢复。常用的药物有苯巴比妥、地西泮、水合氯醛等，使用中应特别注意观察患儿呼吸情况，以免发生呼吸抑制。12岁以内的儿童不宜使用阿司匹林，以免发生瑞氏综合征。

3. 镇咳祛痰药　婴幼儿支气管较窄，又不会主动咳嗽，炎症时易发生阻塞，引起呼吸困难。故婴幼儿一般不用镇咳药，多用祛痰药或雾化吸入稀释分泌物，配合体位引流排痰，使之易于咳出。哮喘患儿应用平喘药时，应注意观察有无精神兴奋、惊厥、心悸等。新生儿、小婴儿应慎用茶碱类药物。

4. 止泻药和泻药　儿童腹泻一般不主张使用止泻药，多采用调整饮食和补充液体等方法，因为使用止泻药后虽然腹泻可以暂时得到缓解，但加重了肠道毒素吸收甚至发生全身中毒现象。儿童便秘一般不用泻药，多采用调整饮食和松软大便的通便法。

5. 退热药　儿童发热一般使用对乙酰氨基酚和布洛芬，但剂量不宜过大，两种药可交替使用。用药后注意观察患儿的体温和出汗情况，及时补充液体。复方解热止痛片（APC）对胃有刺激性，且可引起白细胞减少、再生障碍性贫血、过敏等不良反应，大量服用时会因出汗过多、体温骤降而导致虚脱，禁用于婴幼儿。

6. 糖皮质激素类　肾上腺皮质激素短疗程常用于过敏性疾病、重症感染性疾病等；长疗程则用于治疗肾病综合征、某些血液病、自身免疫性疾病等。在使用中必须重视其副作用：①短期大量使用可掩盖病情，故诊断未明确的一般不用。②较长期使用可抑制骨骼生长，影响水、电解质平衡，影响蛋白质、脂肪代谢，也可引起血压增高和库欣综合征。③长期使用除以上副作用外，还可导致肾上腺皮质萎缩，可降低免疫力，使病灶扩散。④水痘患儿禁用糖皮质激素，以防加重病情。

（二）给药方法

根据患儿年龄、疾病及病情选择给药途径、药物剂型和用药次数，以保证药效和尽量减少对患儿的不良影响。在选择给药途径时，应尽量选用患儿和患儿家长可以接受的方式给药。

1. 口服法　口服法是最常用的给药方法。幼儿用糖浆、水剂、冲剂等较合适，也可将药片捣碎后加糖水吞服，年长儿可用片剂或药丸。小婴儿喂药时最好将小儿抱起或头略抬高，以免呛咳时将药吐出。病情需要时可采用鼻饲给药。

2. 注射法　注射法比口服法起效快，但对小儿刺激大，肌内注射次数过多还可造成臀肌挛缩，影响下肢功能，故非病情必需，不宜采用。静脉推注多在抢救时应用；静脉滴注应根据年龄大小、病情严重程度控制滴速。

3. 外用法　外用药以软膏为多，也可用水剂、混悬剂、粉剂等。防止患儿用手抓摸药物，误入眼、口等引发意外。

4. 其他方法　如塞肛法。

（三）注意药物的有效期

使用药物前，应仔细查看药物有效期，静脉用药配置后应及时使用，以免影响疗效。如青霉素稀释后应在 1 小时内滴完。

（四）特殊口服药物的护理

使用特殊口服药物时应提前告知患儿及家长，使患儿及家属充分认识到遵医嘱服药对稳定病情及防止疾病复发的重要意义，从而提高其监督患儿规律服药的依从性，对改善治疗效果十分重要。如肝移植术后抗排斥的药物：他克莫司、环孢素及激素类药物，这些抗排斥药物一般联合应用，药物要定时吃，每日比如早七点、晚七点按时吃药，同时服用这些药物的过程中，还应当注意定期监测其血药浓度。

（五）静脉用药的护理

输液过程中要加强巡视以及时发现患儿面色、神志变化，有无输液反应，瓶内液体有无输完及各连接处有无漏液等异常情况。使用高渗或特殊药物时，应注意不能外渗到血管外，以免引起局部刺激和局部水肿。静脉补钾时，选择粗直静脉，减轻药物所致的疼痛；严密观察输液肢体情况，防止液体外渗造成组织坏死。输液期间必须有计划地选择和保护血管，保证输液的顺利进行。

（六）加强患儿及家属用药相关知识的教育

用药时应详细告知所用药物的使用目的、方法、毒副作用、注意事项及观察重点，以取得患儿及家属的积极配合。

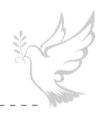

第六节　心理护理

儿童生病住院后，既要忍受疾病带来的痛苦，又要适应陌生的医院环境，对儿童及其家庭势必造成很大的压力，并由此引发患儿诸多的心理问题。因此，了解各年龄段的患儿对疾病的认识和住院的心理反应，将有助于帮助患儿尽快适应医院环境带来的不适，缓解或避免患儿负性的心理反应。

一、各年龄阶段患儿对疾病的认识

1. 婴儿　5～6 个月大的婴儿开始意识到自己是独立于母亲的个体，他们能够意识到与父母或主要照顾者的分离，也会害怕陌生人，但对疾病缺乏认识。

2. 幼儿与学龄前期患儿 这一阶段患儿能对自己身体各部位和器官的名称有所了解，但对疾病的病因不了解，常用自身的感情和行为模式来解释，易将疾病和痛苦认为是对自身不良行为的惩罚。

3. 学龄期患儿 随着认知能力的提高，学龄期患儿开始了解身体各部分的功能，对疾病的病因有一定的认识，能听懂关于疾病和诊疗程序的解释，疾病常使其关注自己的身体和治疗，喜欢询问相关的问题，对身体的损伤和死亡感到恐惧。

4. 青春期患儿 认知水平的提高使青春期患儿能够理解疾病及治疗，但也易对疾病和治疗所导致的后果感到焦虑、恐惧。此时期自我意识增强，使青少年难以接受疾病造成的身体功能损害和外表改变。

二、住院患儿的心理反应

生病住院使患儿离开了熟悉的生活环境，由于医院规章制度的限制和各种诊疗、护理措施的实施，患儿常出现各种心理反应，常见的有：

1. 分离焦虑 是指由现实的或预期的与家庭、日常接触的人和事物分离时引起的情绪低落，甚至功能损伤。分离焦虑在不同年龄阶段的表现也会有所不同。

分离焦虑一般表现为 3 个阶段：

（1）反抗期　患儿常表现为哭叫、认生、咒骂、愤怒和极度悲伤，拒绝医护人员的照顾和安慰等。

（2）失望期　发现分离的现状经过自身的努力不能改变，表现为沉默、沮丧、顺从、退缩，以及对游戏和食物缺乏兴趣。部分患儿可出现"退化"现象，如尿床、吸吮奶嘴和过度依赖等，这是患儿逃避压力常用的一种行为方式。

（3）去依恋期或否认期　长期与父母或亲密者分离可进入此阶段。患儿克制自己的情感，能与周围人交往，配合医护人员的各种诊疗操作，以满不在乎的态度对待父母或亲密者的探视或离去。这一阶段往往会被误认为患儿对住院生活适应良好，但却使患儿与父母之间的信任关系受到损害，患儿成年后不易与他人建立信任关系，甚至影响成年后的人际交往。

2. 失控感 失控感是一种对生活中和周围所发生的事情感到有一种无法

控制的感觉。医院的各项规章制度和住院期间的各种诊疗活动常使患儿体验到失控感，不同年龄段患儿住院导致失控感的原因和后果也有所不同。

（1）婴儿期　此期患儿已能通过简单的表情、姿势等逐渐学会对外部世界的控制，婴儿与主要照顾者之间的依附关系对儿童的心理健康尤其重要，住院的诊疗活动，特别是侵入性的诊疗活动会使患儿有失控感，易导致患儿产生不信任感和不安全感。

（2）幼儿及学龄前期　此期患儿正处于自主性发展的高峰，住院的规章制度和诊疗活动带来的失控感会使患儿感受强烈的挫折，患儿常有剧烈的反抗，同时可能伴有明显的"退化"行为。

（3）学龄期　此期患儿已能较好地处理住院和诊疗活动导致的限制和挫折，但对死亡、残疾和失去同学、朋友的恐惧会导致其产生失控感。

（4）青春期　此期患儿独立自主意识增强，住院和诊疗活动常使其感到对自己身体和生活的控制受到威胁，感到挫折和愤怒，很难接受诊疗引起的外表和生活方式改变，从而导致对治疗的抵触和不依从。例如：使用类固醇皮质激素，会导致明显的外貌和体型变化，青春期患儿为了外表与同学、朋友保持一致，常会减少服药次数，甚至拒绝服药。另外，青少年有可能通过压抑自我情绪而做出符合他人期望或社会要求的行为。

3. 焦虑或恐惧　以上所述的分离焦虑以及失控感，还有面对不熟悉的环境，如不熟悉的语言、食物，奇怪的设备和服装，以及各种医疗护理操作，特别是侵入性操作引起的疼痛，均会引起患儿恐惧或焦虑。对疼痛的恐惧在各年龄段都是相似的，但幼儿及学龄前期患儿会害怕身体的完整性受到破坏，对侵入性操作和手术过程尤其会感到焦虑或恐惧。

4. 羞耻感和罪恶感　幼儿和学龄前患儿易将患病和住院视为惩罚。如果错误观念得不到纠正，随着学龄后期道德观念的建立，患儿会产生羞愧、内疚和罪恶感等心理反应。

三、住院患儿的心理护理

1. 入院前教育　在日常生活中，应鼓励父母、教师等通过图书、视频等多种渠道对孩子进行医院作用和功能的简单介绍，了解人体结构，学习简单的健康知识，注意引导患儿对医院的印象，禁止用住院或者诊疗行为恐吓患儿而导致其对住院和诊疗行为产生恐惧。

2. 防止或减少被分离的情况　有条件时，应鼓励父母和照顾者对住院患儿进行陪护，对缓解婴幼儿和学龄前儿童分离焦虑的效果尤为明显。护士应注意满足陪护者的生活需求，体现以家庭为中心的护理理念。

3. 减少分离的副作用 当住院导致的分离不可避免时，护士应与家长协作，采用积极的方式应对分离。

（1）护士在患儿入院时主动介绍自己，并且介绍医院的环境和同病室的其他患儿，鼓励患儿结交新朋友，有利于患儿对医院环境的尽快适应，缓解不安和焦虑。

（2）家长向孩子解释分离的原因，鼓励家长尽可能多地探视和陪伴患儿。

（3）医院的环境和工作人员可能使患儿感到陌生、恐惧，尤其对于年幼的患儿，建议家长准备患儿喜欢的日常用品，如玩具、杯子、毯子、图书等提高其适应分离的能力。利用拥抱、轻拍等身体的接触，以及分散注意力的技巧，提供舒适和安全感，建立信任感。

（4）鼓励学龄期患儿与学校老师和同学保持联络，允许同学和老师来院探视，可利用床边教学的方式，尽可能继续学业。

（5）鼓励青少年与朋友保持联络，鼓励朋友来访，并为会面安排舒适的环境。病情允许时，可尽量安排同年龄层、同性别者住在相同或相邻的房间。

4. 缓解失控感

（1）在不违反医院规定，以及在患儿病情允许的情况下，应鼓励患儿自由活动。

（2）有条件时，可尽量保持患儿住院前的日常活动，如收看患儿喜欢的电视节目、从事其喜爱的娱乐活动等。

（3）允许患儿表达其反抗及生气的情绪和行为反应，以及退化性行为。对于学龄期以上的儿童，尽可能让患儿参与讨论治疗护理计划的制订及执行。

（4）在诊疗活动中，护士也可给患儿提供一些自我决策的机会以缓解失控感，例如：在静脉输液时，提供各种颜色的止血带让患儿选择，固定针头时选择胶布的数量和长短等，这些都能明显地缓解住院带来的失控感。但要注意，护士在提供选择时，应避免询问患儿不能进行选择的情景，例如，询问患儿："要不要打针？"会让患儿觉得可以不打针，应该这样询问患儿："要打针了，你想坐在凳子上打，还是躺在床上打呢？"

5. 应用游戏或表达性活动来减轻患儿的焦虑或恐惧 游戏不仅有助于患儿的生长发育，在住院时也有助于患儿应对住院带来的各种压力。护士应积极参与患儿的游戏，并善于利用游戏与患儿沟通交流。

6. 发掘住院的潜在正性心理效应 护士应积极地引导和发挥潜在的正性心理效应。

（1）住院虽然是不愉快的经历，但住院作为患儿生活中的一个应激事件，是促进父母和患儿的关系发展的契机。

（2）住院是一个教育过程，根据患儿及其家庭的需要和理解程度，护士能为其提供相关疾病的健康指导。

（3）成功地应对疾病能提高患儿的自我管理能力。患儿能发挥其独立能力，自我护理，从而更加自信。

（4）住院为患儿提供了一个特殊的接触社会的机会，能够近距离了解医务人员的工作，同其他患儿和家长交流、互相支持。

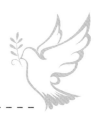

第七节　延续护理

延续护理是从医院到家庭的延续，是整体护理的一部分，是住院护理的延伸，使出院患儿能在住院治疗后的恢复期中得到持续的卫生保健、健康指导，从而促进患儿康复，提高慢性肝病患儿生活质量，提高出院后用药依从性、减少疾病复发致反复入院的重要护理措施，包括经由医院制订的出院计划、复诊、患儿回归家庭或社区后的持续性随访和指导。延续护理的实施步骤如下。

一、成立延续护理小组

因为慢性肝病患儿的院外护理问题以正确有效长期性用药问题为主，同时还会存在营养、运动、情绪、复诊复查等方面的问题。因此延续护理小组成员不应仅限于护理工作者，应以护士为主导，医生、营养师、心理咨询师、职业药师等多团队协作性延续管理团队，其中特别要积极争取职业药师的加入。职业药师于出院前与患儿进行全面沟通，通过专业化的分析为护理对象提供个性化药物延续护理方案，帮助患儿出院后仍能获得针对性强、专业度高的安全用药保障。其他团队成员亦分别从各自专业角度出发，制定适宜患儿情况的延续护理方案，并于整个延续护理期内随时应答随访护士咨询以提供间接随访，或于必要时应随访护士申请参与联合式直接随访。

二、建立患儿信息档案

建立患儿信息档案，记录健康问题、用药情况、复诊及转归情况，为下次随访时找到沟通话题与指导重点，使随访能有的放矢，提高随访效果。

三、延续护理形式

延续护理形式可以多种多样，如电话随访、微信或网络信息平台沟通、开设健康教育门诊、建立儿童肝病健康俱乐部等。

四、延续护理内容

1. 延续饮食护理　制作肝病饮食手册，通过电话、微信和健康教育门诊等方式定期对其饮食计划进行干预，使其尽可能多食用一些富含纤维素、维生素和蛋白质的食物，食物应以清淡易消化为主，并且适量补充叶酸、脂溶性维生素、水溶性维生素、铁和锌等。

2. 延续心理护理　通过微信对患儿予以定期的心理护理和疏导，将机体受到负面情绪的不利影响告知患儿，并且尽可能地多鼓励患儿，对其进行正面引导，使其树立恢复健康的信心。

3. 延续戒酒护理　对于青少年儿童有饮酒行为的，一定告知戒酒的重要性，并且帮助患儿制定科学的戒酒方案，使患儿及其家属充分认识到在疾病的治疗中戒酒的作用，通过电话和随访的方式监督患儿的戒酒情况，对其戒酒方案的具体实施予以严密关注。

4. 延续用药护理　对患儿的药物服用情况予以定期了解，提醒患儿及其家属要严格按照医嘱服用药物，千万不能擅自改变服用剂量，也不能停止服用药物。

5. 延续运动指导　以患儿的病情和身体恢复情况为依据帮助其制订科学的锻炼计划，并且督促患儿按照计划进行运动和锻炼。

6. 延续定期复查指导　慢性肝病患儿往往需要定期复查，追踪康复情况，通过电话或预约，指导复查时间及注意事项，帮助患儿及家属顺利完成复查。

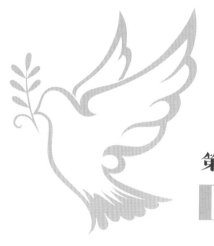

第五章

小儿肝病常见疾病护理

第一节 小儿肝病一般护理常规

一、一般护理

1. 环境 保持病室安静，室内光线柔和，温湿度适宜；避免噪声，减少不必要的刺激；治疗、护理尽量集中进行。

2. 休息与体位 根据患儿疾病情况进行具体护理，急性期卧床休息，至症状明显消退可逐渐增加活动，以不感到疲劳为宜。有消化道大出血患儿，取平卧位，呕血时将头偏向一侧，避免误吸，保持呼吸道通畅。

二、病情观察

1. 生命体征 严密观察患儿心率、呼吸、血压、体温的变化。

2. 黄疸及食欲情况 皮肤巩膜的黄染情况，如黄疸进行性加深，精神食欲差，需警惕重症肝炎。

3. 精神及神志 观察有无性格行为异常及意识障碍，警惕肝性脑病的发生。

4. 大小便的变化 若出现不同程度的胆道阻塞，大便颜色变浅乃至陶土色。消化道有不同程度的出血，可见排柏油样便或黑便。由于肝功能受损，小便颜色变深变黄。如有出血时，尤其注意观察尿量。

5. 出血倾向 观察全身皮肤黏膜有无出血点，特别注意穿刺部位有无出血时间延长。

三、对症护理

1. 皮肤护理 保持床单位平整、清洁，定时翻身，特别是消瘦的患儿，应避免压疮的发生。有黄疸的患儿，每日温水浴，避免使用肥皂等碱性物质。瘙痒明显者，剪短指甲，必要时戴手套，避免抓挠。必要时用炉甘石擦涂瘙痒皮肤或遵医嘱用抗组胺药。

2. 安全护理 保证环境设施安全，遵守操作规程，做好患儿的安全保护和告知，防止坠床、烫伤等意外发生。

四、用药护理

遵医嘱正确给药，观察用药后的反应，指导患儿预防副作用的发生。

五、营养指导

饮食宜清淡，热量足够，适当补充维生素 B、维生素 C 等，少量多餐。重症肝炎肝昏迷前期患儿限制蛋白质摄入。对于遗传代谢性肝病，根据不同的情况，给予相应的饮食指导。

六、心理护理

做好患儿及家属的心理护理，指导积极地应对疾病，正确面对生活，增强战胜疾病的信心。

七、健康教育

根据病种及病情对患儿及家属进行健康教育，让家长及患儿了解疾病的相关知识，学会自我管理，进行自我护理，遵医嘱门诊定期随访。

第二节　非酒精性脂肪性肝病

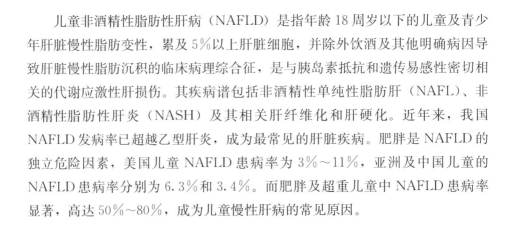

儿童非酒精性脂肪性肝病（NAFLD）是指年龄 18 周岁以下的儿童及青少年肝脏慢性脂肪变性，累及 5% 以上肝脏细胞，并除外饮酒及其他明确病因导致肝脏慢性脂肪沉积的临床病理综合征，是与胰岛素抵抗和遗传易感性密切相关的代谢应激性肝损伤。其疾病谱包括非酒精性单纯性脂肪肝（NAFL）、非酒精性脂肪性肝炎（NASH）及其相关肝纤维化和肝硬化。近年来，我国 NAFLD 发病率已超越乙型肝炎，成为最常见的肝脏疾病。肥胖是 NAFLD 的独立危险因素，美国儿童 NAFLD 患病率为 3%～11%，亚洲及中国儿童的 NAFLD 患病率分别为 6.3% 和 3.4%。而肥胖及超重儿童中 NAFLD 患病率显著，高达 50%～80%，成为儿童慢性肝病的常见原因。

一、病因及发病机制

儿童非酒精性脂肪性肝病（NAFLD）发病机制目前仍然不十分明确，危险因素包括肥胖、营养不良、药物、毒物、脂类代谢障碍等。发病原因与成人有所不同，学界普遍认为基因多态性、饮食因素及宫内环境等是 NAFLD 发生发展的主要风险因素。

NAFLD 致病机制以往广泛认为是"二次打击"学说，但是最新研究认为"多重打击"可以更好解释 NAFLD 发生发展。

（一）经典二次打击学说

NAFLD 的经典二次打击假说在 1998 年被首次提出。在肝脏的实质细胞内，大量脂肪过度积累，这是第一次打击。这个积累过程与胰岛素抵抗有关，胰岛素浓度升高，导致外周脂肪组织发生分解，使得肝脏从血液中摄取的游离脂肪酸增多。同时，游离脂肪酸 β-氧化会随着胰岛素浓度升高而减少，造成肝脏内大量的游离脂肪酸转化成甘油三酯，此时脂质纤维化和过氧化增加。脂质过氧化反应和氧化应激为第二次打击，实质是使单纯性脂肪肝病发生转化，发展成脂肪性肝炎，最后肝脏出现一系列的变化（纤维化、坏死、炎症）。

（二）多重打击学说及其他机制

近年来，NAFLD 的发生机制已逐渐由经典"二次打击学说"过渡到"多重打击学说"，并普遍被人们所接受。NAFLD 多是由炎症细胞因子、宿主-微生物相互作用、遗传因素、饮食因素等造成，这就是多重打击学说。此外，肠道菌群失调、自噬、免疫失调已成为研究热点，且有研究证明在 NAFLD 的发生和进展中发挥重要的作用，但还缺乏足够的实验数据以及临床实践的积累。

二、临床表现

大多数 NAFLD 患儿无症状。有些表现为非特异性症状，如腹痛和疲劳，体检显示腰围增加、白纹，在颈部、腋窝和皮肤褶皱处可见黑棘皮症，这是胰岛素抵抗的典型征兆。在 50% 的 NAFLD 病例中可检测到肝脏增大，而脾脏增大不常见。部分 NAFLD 患儿可有谷丙转氨酶（ALT）、碱性磷酸酶和 γ-谷氨酰转肽酶水平升高。胰岛素抵抗、血脂异常和高尿酸血症可作为代谢综合征的指导参数。

三、实验室检查

（一）代谢综合征相关指标

包括体质量指数、血糖、血脂等。可有超重（BML>25 kg/m²）、肥胖（中心性肥胖）、空腹血糖升高（≥5.6 mmol/L）、脂代谢紊乱（血清 TG≥1.7 mmol/L，高密度脂蛋白胆固醇降低）等。

（二）肝脏酶谱 ALT 是筛查 NAFLD 的首选生化指标

目前我国缺乏儿童 ALT 正常值上限标准，将 ALT 值>实验室正常值上限的 1.5 倍（60 U/L）并持续 3 个月以上作为 NAFLD 的诊断标准。谷草转氨酶（AST）、γ-谷氨酰转肽酶（γ-GT）和胆汁酸一般不作为 NAFLD 筛查指标，但 AST/ALT 比值>1、持续高水平 γ-GT 和胆汁酸可作为 NAFLD 进展为 NASH 的预测指标。

（三）影像学

1. B超 所有肝病指南都将超声检查作为一线检查，诊断敏感性 60%～100%，对肝脏脂肪变性<30% 的患者检出率低。具备以下 3 项中 2 项者即可诊断为弥漫性脂肪肝：①肝脏近场回声弥漫性增强，强于肾脏回声；②肝内管道结构显示不清；③肝脏远场回声逐渐衰减。

2. CT 非酒精性脂肪性肝病患儿肝脏密度普遍降低，计算机断层扫描（CT）肝/脾密度值之比<1.0。肝/脾 CT 密度值≤0.5 为重度脂肪肝，>0.5 且≤0.7 为中度脂肪肝，>0.7 且<1.0 为轻度脂肪肝。

3. 肝纤维无创检查 可检测到肝脂肪含量明显升高，脂肪衰减一般超过 220 db/m，出现肝纤维化或肝硬化时，肝弹性值（LSM）升高，最高达到 45 kPa。

（四）病理学检查

肝活检可以对肝细胞炎症坏死、纤维化、损伤的程度以及肝脂肪变进行准确判断。肝脏细胞脂肪变性>5% 是儿童 NAFLD 最低组织学诊断标准。NAFL：肝脏细胞脂肪变性，无脂肪性肝炎表现，伴或不伴肝纤维化。

NASH：肝脏细胞脂肪变性伴炎症改变，伴或不伴肝细胞气球样变及纤维化；腺泡 3 区气球样变、腺泡 1 区常无气球样变。NAFLD 伴纤维化：NAFL 或 NASH 伴门静脉、门静脉周围、窦周或桥接样纤维化。

四、治疗原则

治疗首要目标是控制体重、改善胰岛素抵抗、防治代谢综合征及其相关终末期器官病变；次要目标是减轻肝脏脂肪变性，避免 NAFLD 的发生及肝病进展，预防或减少肝硬化、肝癌等发生。加强健康宣教和改变生活方式是 NAFLD 患儿的一线干预方案。目前没有针对 NAFLD 疗效确切的药物，可根据临床需要采用相关药物治疗代谢危险因素及并发症。

五、主要护理问题

1. 营养失调　高于机体需要量　与饮食结构不合理、食物摄取增加和缺乏运动有关。

2. 自我形象紊乱　与肥胖有关。

3. 知识缺乏　与患儿及家长缺乏正确认识及控制疾病的知识及技能有关。

六、护理措施

（一）一般护理

同小儿肝病一般护理常规中一般护理

（二）病情观察

1. 大多患儿临床症状为非特异性，可无症状，或有右上腹胀痛、食欲不振、乏力、体重减轻、黄疸等；随着病情加重，可有肝硬化患者的临床表现，如蜘蛛痣、肝掌及谵妄等精神症状等。

2. 定期测量儿童身高、体重、腰围、臀围、血压，并根据身高、体重测量值计算体质指数（BMI）和腰臀比（腰围/臀围）。血压测量采用汞柱式标准袖带血压计，安静休息 10 分钟后，测量 2 次，取读数的平均值。腰围是反映儿童体脂中心分布的最强有力指标，可以反映腹部内脏脂肪和皮下脂肪量，腰臀比也被认为是与腹内脂肪有关的指标，腰臀比越大表明腹部肥胖程度越重，患儿腰围、甘油三酯水平以及血压与是否存在代谢综合征关系更加密切。

3. 严格按要求抽血查肝功能、血糖、血脂、血清胰岛素、C肽等指标。

4. 评估患儿及家人有无不健康的生活习惯，如经常不吃早餐、喜欢吃零食、偏食肥甘厚味、喜欢久坐不动等。

5. 评估患儿睡眠状况，观察有无打鼾、睡眠呼吸暂停等现象。

6. 注意观察患儿有无认知和行为障碍，排除特征的遗传性疾病相关的代谢综合征。

7. 评估患儿心理状况，观察有无抑郁、焦虑等心理问题。

（三）对症护理

1. 运动干预 肥胖是导致 NAFLD 最常见的危险因素，且常常伴有胰岛素抵抗。因此，减轻体重可以有效防止 NAFLD 的发生和进展。而单一通过饮食减重，其效果往往不显著。结合运动干预通常被认为是比较健康的生活方式，并且可以改善胰岛素抵抗。培养长期有规律的运动习惯，调动患儿的兴趣和积极性，如有心肺功能异常或严重高血压等需在医生指导下运动。

（1）运动内容 可以根据儿童的兴趣选择容易坚持的运动方式。在相关的研究中，采用的运动形式主要包括有氧运动、抗阻运动以及有氧加抗阻复合运动形式。有氧运动项目主要包括球类运动、游戏、跑步机、椭圆机、自行车等健身器械以及水上运动（游泳）、田径运动（跑步）等多种形式或几种组合形式。抗阻运动的内容基本采用覆盖上下肢以及人体核心区域的大肌群的抗阻练习或者练习组合，如腿部推举、腿部伸展、腿部弯曲、胸部推举、硬拉、肱二头肌与肱三头肌力量练习以及俯卧撑和仰卧起坐等。有氧加抗阻复合运动形式，是将有氧运动的内容与抗阻运动结合在一次运动中。单纯的有氧运动能够有效地降低体质量，降低肝脏脂肪与内脏脂肪。在有氧运动与抗阻运动的比较试验中，有氧运动的总能量消耗比抗阻运动高，有氧运动对代谢参数、身体成分和体脂分布的影响较抗阻运动具有更大的潜力。抗阻训练可以增加瘦体质量、促进脂肪的减少、改善心血管危险因素及胰岛素敏感性。

（2）运动训练方法 在针对肥胖儿童的运动干预中，应根据心肺功能的个体情况以及运动的不同阶段，循序渐进，选择合理的训练方法，主要包括持续训练法、重复训练法以及循环训练法。持续训练是指不间断地连续进行的训练方法，持续训练法负荷时间较长，量较大而运动的强度相对较小，一般用在有氧运动中（如持续 30 分钟的自行车练习）。重复训练是把练习的内容分为若干时间段或练习组，各组之间有较为充分的休息时间，每组练习完成后进行较为充分的休息再进行下组练习。循环训练法是依据预定的路线和顺序，分别依次完成不同练习，组间间歇，多组进行的训练方法。

（3）运动时间　坚持每日30～60分钟的有氧运动，每周至少5日，减少静态活动时间，看电视、玩手机和玩电脑时间每周不超过2小时。

（4）运动强度　在运动强度方面，主要选择中到大强度。运动初期选择较高的运动强度很难执行，且心肺功能的适应性难以确定，应采用较低的运动强度。在抗阻运动中，为了最大限度地提高肌肉力量和减少运动风险，儿童和青少年必须首先学会如何在轻负荷下正确地进行每项运动，然后逐渐提高训练强度或量，以活动疲劳感于10～20分钟后消失为宜。

（四）用药护理

监督患儿遵医嘱按时用药，同时将药物的作用以及相关不良反应告知患儿，并向患儿讲述药物治疗的重要性，提高患儿用药依从性。注意有无胃肠道不适，如恶心、呕吐、腹泻、腹痛、便秘、腹胀、消化不良、胃灼热，味觉异常等表现，对于出现轻微不良反应者可告知其为正常现象，并对其进行安抚。左卡尼汀需避光保存，因含有少量乙醇，对乙醇过敏的患儿慎用。使用二甲双胍注意整片服用并于进食时或饭后服，禁止嚼碎后服；合并严重感染以及需要使用碘化造影剂者应谨慎使用或暂停；用药过程中出现皮疹等过敏反应立即停药，并及时报告医生。

（五）营养指导

结合患儿及家庭情况，制定个体化方案，控制体重，改善各项代谢指标。一日三餐定时、定量，早、中、晚三餐按照所提供的能量占全天总能量的比例分别为30％、40％、30％；烹调方式以蒸、煮、烩、拌等为主；改变饮食结构，碳水化合物、脂肪、蛋白质、钠盐摄取的比例适当，蛋白质、脂肪、碳水化合物的供能比例分别为12％～14％、25％～30％、55％～65％。限制饱和脂肪酸、反式脂肪酸、胆固醇以及富含果糖的果汁和饮料的摄入，增加食物中黏性纤维、植物甾醇（脂）的含量。控制热量的同时保证儿童生长发育所需能量供应。

（六）心理护理

注意心理、情绪方面的调整，及时疏导和帮助患儿调整不良心理。采取开放式询问、反应式倾听、正面鼓励等技术进行以患儿为中心的指导式沟通，及时消除不良心理，保持心态平衡，自觉地采取健康的生活方式。

（七）健康教育

1. 采取多种形式进行健康教育　健康信念的建立对阻止病情发展、治疗起着积极的作用。定期举办讲座，如专家专题讲座、医护人员小讲课、医患个别咨询、发放健康教育处方及宣传小册子等多种形式，进行 NAFLD 保健知识的教育，建立健康的行为态度和信念。

2. 戒除劣习　戒除一切有损于健康的不良生活习惯及行为、嗜好，尤其是与 NAFLD 发生有关的劣习，如集中进餐、快速进餐、过量进餐、夜间加餐、久坐懒动等。

3. 定期随访　定期进行生长发育监测，检测体重、腰围、血压、肝功能、血脂、血糖等。每半年复查肝、胆、胰、脾 B 超；对伴有肝功能异常的患儿根据病情遵医嘱定期随访；根据实际情况筛查恶性肿瘤、代谢综合征相关终末期病变及肝硬化相关并发症。随访过程中需注意社会心理问题，必要时提供相应支持治疗。

七、小结

近年由于生活水平的提高，儿童和青少年非酒精性脂肪肝患病率逐渐增长，已成为一个日益严重的公共卫生问题。因患儿通常无症状，往往未得到及时诊治，因此 NAFLD 可能发展为 NASH 和终末期肝病，所以认识 NAFLD 的重要性，早发现、早治疗对阻止其进展至关重要。治疗首要目标是控制体重、改善胰岛素抵抗、防治代谢综合征及其相关终末期器官病变。目前没有针对儿童 NAFLD 疗效确切的药物，可根据临床需要采用相关药物治疗代谢危险因素及合并症。改变久坐不动的生活方式和高热量的饮食习惯，建立健康饮食、根据自身实际情况选择合适的方式坚持规律运动是治疗 NAFLD 的一线方案。未来还需要进行更多的研究，从而提高 NAFLD 的诊治水平。

非酒精性脂肪性肝病护理流程

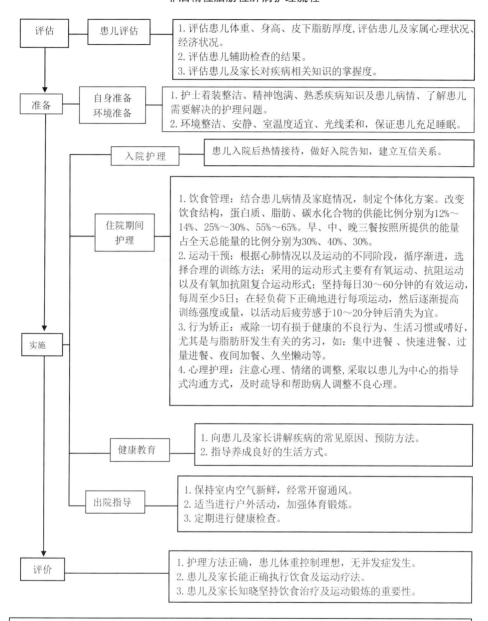

评估	患儿评估	1.评估患儿体重、身高、皮下脂肪厚度,评估患儿及家属心理状况、经济状况。 2.评估患儿辅助检查的结果。 3.评估患儿及家长对疾病相关知识的掌握度。
准备	自身准备 环境准备	1.护士着装整洁、精神饱满、熟悉疾病知识及患儿病情、了解患儿需要解决的护理问题。 2.环境整洁、安静、室温度适宜、光线柔和,保证患儿充足睡眠。

入院护理 —— 患儿入院后热情接待,做好入院告知,建立互信关系。

住院期间护理

1.饮食管理:结合患儿病情及家庭情况,制定个体化方案。改变饮食结构,蛋白质、脂肪、碳水化合物的供能比例分别为12%～14%、25%～30%、55%～65%。早、中、晚三餐按照所提供的能量占全天总能量的比例分别为30%、40%、30%。
2.运动干预:根据心肺情况以及运动的不同阶段,循序渐进,选择合理的训练方法;采用的运动形式主要有有氧运动、抗阻运动以及有氧加抗阻复合运动形式;坚持每日30～60分钟的有效运动,每周至少5日;在轻负荷下正确地进行每项运动,然后逐渐提高训练强度或量,以活动后疲劳感于10～20分钟后消失为宜。
3.行为矫正:戒除一切有损于健康的不良行为、生活习惯或嗜好,尤其是与脂肪肝发生有关的劣习,如:集中进餐、快速进餐、过量进餐、夜间加餐、久坐懒动等。
4.心理护理:注意心理、情绪的调整,采取以患儿为中心的指导式沟通方式,及时疏导和帮助病人调整不良心理。

实施

健康教育
1.向患儿及家长讲解疾病的常见原因、预防方法。
2.指导养成良好的生活方式。

出院指导
1.保持室内空气新鲜,经常开窗通风。
2.适当进行户外活动,加强体育锻炼。
3.定期进行健康检查。

评价
1.护理方法正确,患儿体重控制理想,无并发症发生。
2.患儿及家长能正确执行饮食及运动疗法。
3.患儿及家长知晓坚持饮食治疗及运动锻炼的重要性。

注意事项:
1.严格执行饮食及运动疗法。
2.定期监测体重。

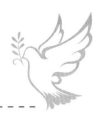

第三节　胆道异常

一、胆道闭锁

胆道闭锁（BA）是指患儿在胚胎期和围生期因多种因素影响而使肝内和/或肝外各级胆管狭窄、闭锁或缺如的一种疾病，是新生儿胆汁淤积最常见的原因。患儿可因肝内外胆道完全梗阻而发生进行性胆汁淤积性肝硬化甚至肝衰竭。在亚洲，尤其是我国和日本发病率较高，女孩发病率略高于男孩，约3∶2。早期手术是治疗先天性胆道闭锁的唯一手段，随着肝门空肠吻合术（葛西手术）的开展，先天性胆道闭锁患儿得到了救治，明显改善了预后，但很多患儿仍需肝移植才能长期存活。

（一）发病机制

胆道闭锁的病因相当复杂，至今仍不清楚。目前的观点认为胆道闭锁是新生儿肝胆系统受胚胎期和围生期多种因素影响所致，比较公认的是由病毒（巨细胞病毒、轮状病毒）所激发，造成机体细胞免疫紊乱，随之带来围生期胆道上皮的一系列病理改变，如肝纤维化、胆管上皮凋亡、细胞内胆汁淤积。

胆道闭锁的病理改变表现为肝门附近的胆道系统狭窄、闭锁或缺如。胆囊亦纤维化、空瘪或有少许无色或白色黏液。组织学检查示肝外胆管存在不同阶段的炎症过程，大多呈瘢痕结节样慢性炎症，形成一三角形的纤维索，纤维索位于肝门部的横断面上尚可见一些不规则的胆管结构，与肝内胆管相通，这些胆管结构即为葛西手术的解剖基础。

肝内病变是进行性的，早期的肝组织内肝小叶结构欠清，但肝细胞改变不明显，仅部分见再生结节；门脉区水肿、纤维化、伴肝内胆管炎症及胆汁淤积；单核细胞包括淋巴细胞和巨噬细胞浸润集中在门脉区。所以早期胆道闭锁，肝组织病理改变主要是肝内门脉区的胆管炎症及纤维化形成。晚期病例肝脏有显著的胆汁性硬化，肝内的体积增大1~2倍，质地坚实，呈暗绿色，表面有结节。

胆道闭锁按胆管受累而闭塞的范围可分为 3 型。

1. Ⅰ 型为胆总管闭锁占 5%～10%，肝管未闭锁，胆总管部分或全部缺如。此型可以进行胆肠吻合，以往被称为"可治型"。

2. Ⅱ 型为肝管闭锁，此型中少数病例闭锁部位在肝管，而胆囊及胆总管存在，并连接十二指肠，称为胆总管未闭锁型胆道闭锁。

3. Ⅲ 型为肝门部闭锁，此型和 Ⅱ 型胆道闭锁占 85% 以上，以往由于无法进行胆道肠管吻合而被称为"不可矫治型"。

（二）临床表现

1. 黄疸 本病特征性表现。生后黄疸延迟消退（足月儿大于 2 周，早产儿大于 3 周），或消退后再次出现，呈进行性加重，巩膜、皮肤由黄色转为暗绿色，皮肤瘙痒严重。

2. 粪便颜色逐渐变浅至白陶土色，尿色加深至浓茶色。

3. 腹部膨隆，肝脾大，腹壁静脉曲张等。

4. 发育迟缓 未及时治疗者 3 个月后发育渐显迟缓。

5. 晚期出现肝纤维化和肝硬化症状，如出现腹水、肝脾大、有出血倾向，甚至肝性脑病。

（三）实验室检查

1. 实验室检查 血清胆红素水平明显升高，直接胆红素水平占总胆红素 50% 以上时，可怀疑胆道闭锁。谷氨酰转肽酶（GGT）是胆管系统损伤敏感指标，GGT 增高可表示胆管梗阻。血清胆汁酸升高提示有胆管梗阻及肝细胞损害，但其影响因素较多。

2. 超声检查 若未见胆囊、痕迹样胆囊或小胆囊（1.5 cm 以下）则疑为胆道闭锁，但如探得胆囊也不能完全排除胆道闭锁。如发现肝门纤维团块，肝包膜下血流信号增多，肝动脉直径宽，肝弹性数值高时，应高度怀疑胆道闭锁。进食前后胆囊收缩小于 50%，或无明显变化，对胆道闭锁筛查有提示作用。

3. 放射性核素显影 胆囊或肠道中无放射性核素显影，可考虑胆管梗阻。但假阳性率较高。

4. 十二指肠引流液分析 胆道闭锁患儿十二指肠液不含胆汁，化验无胆红素或胆酸。

5. 磁共振胰胆管成像（MRCP）　磁共振胰胆管成像结合薄层扫描各角度观察均未见肝外胆管显示，或见到不连续肝外胆管结构应考虑胆管梗阻，但假阳性率较高。

6. 经内镜逆行胰胆管造影　在直视下纤维十二指肠镜通过十二指肠乳头插入胆管进行造影，显示肝外胆管系统则排除胆道闭锁。小于3个月的婴儿较难进行，可诱发胰腺炎和胆管炎。

7. 肝组织病理检查　胆道闭锁患儿肝组织切片镜下可见：胆管增生、胆栓形成、胆汁淤积、汇管区炎症细胞浸润、汇管区纤维化及桥接坏死、胆管板发育异常等。

8. 腹腔镜探查及术中胆管造影　手术探查与术中胆囊穿刺造影是最终确诊的方法。手术探查可直接观察肝脏淤胆情况、肝被膜下血流及胆囊。腹腔镜下胆道造影可清晰地显示胆道结构。可将胆囊置管造影，观察肝外胆管及肠内有无显影，若不显影，不能轻易诊断胆道闭锁。近端胆汁过于黏稠堵塞胆管可造成假阳性，需要反复冲洗或加压注射造影剂，或选择胆总管远端临时阻断造影，避免误诊。若胆囊瘪小或仅胆囊痕迹，无法注入造影剂，应解剖肝门直接观察有无肝管。

（四）治疗原则

提倡早期诊断、早期治疗。手术治疗是唯一有效的方法。Kasai 根治术（肝门—空肠吻合术）仍然是胆道闭锁的首选手术方法，而肝移植适用于晚期病例和 Kasai 根治术失败的患儿。Kasai 根治术强调早期实施，手术争取在出生后 2 个月内进行，最迟不超过 3 个月，以避免发展为不可逆性肝硬化。

（五）主要护理问题

1. 营养失调　低于机体需要量与肝功能受损及胆汁排泌障碍影响脂溶性维生素吸收有关。

2. 生长发育迟缓　与肝功能受损致消化吸收功能障碍有关。

3. 有感染的风险　与机体抵抗力下降有关。

4. 潜在并发症　出血、肝衰竭。

（六）护理措施

1. 一般护理　同小儿肝病一般护理常规中一般护理。

2. 病情观察

（1）黄疸 观察黄疸的程度与部位，患儿出现黄疸后，通常不消退，并日益加深，皮肤变成金黄色甚至褐色，黏膜、巩膜也明显发黄，晚期甚至泪液及唾液也呈黄色。

（2）大小便颜色 患儿小便的颜色会随着黄疸的加重而变深，重者犹如红茶，将尿裤染成黄色；大便也会随着黄疸加深变浅，甚至为无胆汁的陶土样灰白色。如果治疗有效，大便颜色逐渐转黄，小便逐渐转清亮。

（3）出血 注意监测心率、血压，注意有无针刺部位渗血不止或皮肤黏膜有出血点、瘀斑，注意有无泊油样大便，发现异常及时与医生沟通，给予相应的处理。观察面色、神志、四肢循环及尿量，如果出现面色苍白，皮肤湿冷，脉搏细弱，血压下降，尿少等，应立即通知医生抢救。穿刺尽量保证一针见血，避免损伤引起出血不止，适当延长压迫止血时间。

3. 用药护理 遵医嘱按时按量服药，注意观察药物疗效及有无药物不良反应。长期使用激素的患儿免疫力下降，用药期间，患儿极易并发各种感染，以上呼吸道感染最为常见。注意酌情安置同病房患者，实行保护性隔离，各项操作严格无菌，保持病室空气环境清洁，每日用消毒剂擦拭患儿的床单位、物品。监测患儿体温及尿液颜色、性质和量，出现异常及时报告医生。

4. 营养指导 改善患儿营养，评估患儿营养状况。胆道闭锁患儿都存在一定程度的营养不良，主要表现为白蛋白水平，尤其是前白蛋白水平下降；三头肌皮褶厚度及上臂中段直径减少；各种脂溶性维生素及微量元素缺乏。指导患儿家长多给予富含维生素、蛋白质的食物，及时添加辅食，增强患儿机体免疫力。鼓励母乳喂养，建议富含中链脂肪酸的配方奶进行营养支持。常规补充脂溶性维生素 A、维生素 D、维生素 E、维生素 K。必要时遵医嘱静脉输注白蛋白、全血、血浆、脂肪乳或氨基酸以改善患儿营养状况及贫血。

5. 心理护理 胆道闭锁治疗的复杂性、预后不确定性及治疗费用等因素会使患儿家长心理压力巨大。医护人员要认真聆听患儿家长的担忧及需求，为其提供专业详细的信息支持和情感支持；在日常沟通中要理解每名家庭成员的态度，以及其对病情知识的需求，鼓励家长参与护理过程，积极配合疾病的治疗和病情的观察；帮助患儿家庭构建医院-家庭-社会支持系统，使患儿家庭获得更多的支持和力量。可组建病友微信群，通过同伴支持，帮助患儿家长树立治疗的信心。

6. 健康教育 在患儿住院期间对患儿家属开展先天性胆道闭锁术相关知

识的健康宣教，可以通过微信、书面或口头宣教，保证患儿家属充分理解并掌握。指导家长密切观察患儿的病情，如果患儿表现出无理由的哭闹、烦躁、呻吟、腹胀等及时通知医务人员。尽量保证患儿皮肤清洁干燥，给患儿勤剪指甲、勤换衣物。房间注意经常开窗通风，保证空气新鲜，避免带患儿去人多或空气不流通的场所。加强营养，预防受凉感冒。强调坚持遵医嘱服药，禁忌突然停药或不规律服药。及时接种疫苗，在激素停药后 3 个月，无发热等严重感染情况可按序接种；计划接受肝移植的病例尽量在移植前 1 个月完成基本免疫注射。

7. 出院随访 定期随访很重要。患儿出院后，由延续性护理小组通过电话、微信等形式对患儿进行定期随访，指导患儿家属做好患儿的护理，如饮食、用药、预防感染，督促定期门诊复查等，复查时需携带相关病历资料。复查的内容包括全身一般状况、肝功能、肾功能、血常规及腹部超声检查等情况。

（七）小结

胆道闭锁是新生儿阻塞性黄疸最常见的病因，可引起严重的胆汁淤积，甚至肝硬化，是危及患儿生命的严重疾病。目前手术是应用最广泛的治疗胆道闭锁方法，为了尽早解决患儿的痛苦，做手术的时间必须越早越好，拖得越久对患儿越不利。随着我国医学技术的不断提高，运用手术的形式进行先天性胆道闭锁治疗，已经有了很好的治疗效果。

胆道闭锁护理流程

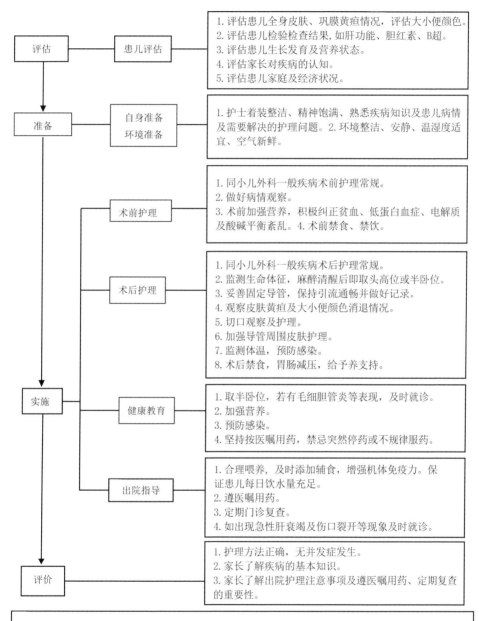

评估	患儿评估	1.评估患儿全身皮肤、巩膜黄疸情况，评估大小便颜色。 2.评估患儿检验检查结果，如肝功能、胆红素、B超。 3.评估患儿生长发育及营养状态。 4.评估家长对疾病的认知。 5.评估患儿家庭及经济状况。
准备	自身准备 环境准备	1.护士着装整洁、精神饱满、熟悉疾病知识及患儿病情及需要解决的护理问题。2.环境整洁、安静、温湿度适宜、空气新鲜。
	术前护理	1.同小儿外科一般疾病术前护理常规。 2.做好病情观察。 3.术前加强营养，积极纠正贫血、低蛋白血症、电解质及酸碱平衡紊乱。4.术前禁食、禁饮。
	术后护理	1.同小儿外科一般疾病术后护理常规。 2.监测生命体征，麻醉清醒后即取头高位或半卧位。 3.妥善固定导管，保持引流通畅并做好记录。 4.观察皮肤黄疸及大小便颜色消退情况。 5.切口观察及护理。 6.加强导管周围皮肤护理。 7.监测体温，预防感染。 8.术后禁食，胃肠减压，给予养支持。
实施	健康教育	1.取半卧位，若有毛细胆管炎等表现，及时就诊。 2.加强营养。 3.预防感染。 4.坚持按医嘱用药，禁忌突然停药或不规律服药。
	出院指导	1.合理喂养，及时添加辅食，增强机体免疫力。保证患儿每日饮水量充足。 2.遵医嘱用药。 3.定期门诊复查。 4.如出现急性肝衰竭及伤口裂开等现象及时就诊。
评价		1.护理方法正确，无并发症发生。 2.家长了解疾病的基本知识。 3.家长了解出院护理注意事项及遵医嘱用药、定期复查的重要性。

注意事项：
1.反复感染可使肝功能损害加重，注意术后胆管炎发生。患儿表现为精神萎靡或烦躁，皮肤黄疸加深或褪而复升，大便颜色变浅，发热（>38.5 ℃），需及时就诊。
2.定期随访。

二、先天性胆总管囊肿

先天性胆总管囊肿又称先天性胆总管囊性扩张症，为先天性肝胆系统囊肿中最多见的一种疾病。任何年龄均可发病，以婴幼儿最多，是小儿较常见的胆道畸形。

（一）发病机制

1. 病因　先天性胆总管囊肿的病因及发病机制至今尚不明确，目前主要有以下几种学说：

（1）胰胆合流异常　胰胆管汇合形成共同通道过长或呈直角开口汇合，使胰液和胆汁发生交流，胰管内压力高于胆管内压力，导致胰液逆流入胆管造成反复感染，或进入胆总管的胰蛋白酶被激活，致上皮受蚀、剥脱，胆管壁逐渐变薄而最终形成囊肿。

（2）胚胎时期胆道发育不良　在胚胎早期，胆管再贯通空泡化阶段，胆管的空泡化不均匀，胆管上皮增殖不平衡，使下部胆管过度增生，远端出现狭窄，近端扩张发病形成局限性突出

（3）胆总管远端梗阻狭窄　胆总管远端狭窄、胆汁淤积、胆管内压力增高，使胆总管继发扩张。造成梗阻原因很多：胆总管末段先天性狭窄，胰胆管进入十二指肠的角度异常，炎性反应瘢痕及其他异常组织结构导致的狭窄。

（4）遗传因素　关于遗传基因的文献报道较少，有学者认为与性染色体有关，根据文献报道的发病率来看，女性发病率明显高于男性

（5）其他学说　有学者通过实验发现胆管上皮细胞凋亡率与管壁的破坏程度呈正相关，认为细胞凋亡及其相关基因 bcl－2 和 bax 在胆总管囊肿发病中起了一定的作用。此外，病毒感染、妊娠、胆管炎症、神经分布异常等因素都有可能是本病的发生机制。

2. 病理生理

（1）胆总管病变　胆总管远端梗阻、胆汁淤积、囊内压增加、囊肿扩大反复感染，以致患儿胆总管管壁增厚、结缔组织增厚、内层黏膜上皮消失，弹力纤维断裂被结缔组织所替代。

（2）肝脏病变　由于胆管长期梗阻、胆汁淤积以致肝脏功能受损，逐渐呈现门静脉高压、肝硬化改变。

（3）胰腺和胆囊改变　充血、水肿、管壁变厚变硬。

（4）按囊肿的形态分型　Ⅰ型，胆总管囊肿，最常见；Ⅱ型，胆总管憩

室；Ⅲ型，胆总管十二指肠壁内囊肿。近年来发现合并肝内外胆管扩张分为Ⅳ型和Ⅴ型。按胆总管扩张的直径大小分为囊肿型、梭型和柱型。

（二）临床表现

临床表现为右上腹痛、腹部肿块和间歇性黄疸三个基本症状，称为胆总管囊肿三联征，恶心、呕吐、厌食、腹泻以及体重减轻等。腹痛、间歇性黄疸、腹部肿块 3 种表现在新生儿期同时发生很少见，极少数没有症状者生后偶然 B 超发现。胆道梗阻者体格检查可触及肝大，巨大的囊肿可以扪及右上腹肿块。

1. 腹痛 右上腹或上腹中部疼痛，有时是绞痛、牵拉痛或轻微胀痛，继发感染时可伴有发热。

2. 腹部肿块 存在右上腹肿物的就诊者约占 70%。位于右上腹肋缘下，巨大者可超越腹中线，小的胆总管囊肿由于位置深，不易扪到。在感染、疼痛、黄疸发作时，肿物增大，好转后又可缩小。

3. 黄疸 约 50% 的病例有黄疸，黄疸的程度与胆道梗阻的程度有直接关系。黄疸一般为再发性，多合并感染及发热。

4. 其他 发热、呕吐、大便颜色变浅甚至呈灰白色，尿深褐色、有出血倾向等。

（三）实验室检查

1. 实验室检查 大多数患儿血、尿及粪检查均有异常，血清胆红素以直接胆红素明显升高为主，碱性磷酸酶和 γ-谷氨酰转肽酶也升高。囊肿合并感染者可见外周血常规白细胞计数增高和中性粒细胞增高等改变。

2. B 超 可见胆总管的部位出现囊肿，多呈球形、卵圆形或纺锤形，肝下界可见清楚的低回声区。

3. CT CT 平扫Ⅰ型表现为肝、肾、胰头之间边缘光整的圆形囊性密度影，增强后呈薄壁环形均匀强化；CT 平扫Ⅱ型表现为胆总管外侧壁囊性低密度影；CT 平扫Ⅲ型表现为壁内段胆总管囊状膨出；CT 平扫Ⅳ型表现为肝内胆管及肝外胆管多发性低密度囊性扩张；CT 平扫Ⅴ型表现为肝内胆管囊状、柱状扩张。

4. 经胃、十二指肠逆行胰胆管造影 显示胰胆管全貌，尤其对胰胆管合流异常更能清晰显影。

5. MRI、MRCP（磁共振胰胆管成像） 是目前最新的胆管造影法，不需要造影剂，经计算机处理后，仅留胆管和胰管较清楚的立体结构影像。

（四）治疗原则

一旦确诊，则应及时手术。本病如不手术治疗，可因反复感染、胆汁性肝硬化、胆总管穿孔或癌变而死亡。目前常用的手术方法为：

1. 囊肿切除，胆道重建术，是目前国内外首选的根治性手术。

2. 胆总管囊肿造口术即外引流术。

3. 囊肿十二指肠吻合及囊肿切除肝总管十二指肠吻合术，此法因难以防逆流感染及吻合口狭窄，故目前较少用。

（五）主要护理问题

1. 营养失调 低于机体需要量与肝功能受损摄入不足有关。

2. 疼痛 与胆管扩张胰胆管反流有关。

3. 潜在并发症 出血、肝衰竭。

4. 有皮肤完整性受损的风险 与胆盐沉着刺激皮肤神经末梢引起瘙痒有关。

5. 知识缺乏 与家长缺乏疾病与手术方面的知识有关。

（六）护理措施

1. 术前护理

（1）病情观察及护理

1）观察患儿腹部体征的变化，腹痛的部位、性质、程度、持续时间，随时观察有无囊肿破裂、穿孔征象。患儿应卧床休息，根据病情选择合适卧位。囊肿巨大患儿，应避免剧烈活动，以免囊肿破裂。腹痛剧烈时可按医嘱注射止痛和解痉药物。

2）观察患儿黄疸的情况，急性期明显加深。

3）观察患儿皮肤情况，有无出血点和皮肤瘙痒。保持皮肤清洁，剪短指甲，防止抓破皮肤。

4）观察患儿粪便和尿液。

5）观察体温的变化。高热予以高热护理。

（2）饮食与营养 给予低脂饮食，急性期或合并胰腺炎时应禁食，术前1日应给予流质饮食，遵医嘱补液，纠正酸碱失衡和脱水。胆总管囊肿患儿均有不同程度的肝功能损害，常伴有低蛋白血症、贫血等，除遵医嘱给予护肝治疗，同时还予高热量、高蛋白、低脂肪、富含维生素饮食。必要时少量多次输注新鲜血、血浆、氨基酸、白蛋白，以提高手术耐受力及利于术后恢复，减少并发症的发生。

（3）控制感染　因为胆汁排泄不畅导致胆道感染，出现发热、腹痛、黄疸，遵医嘱合理使用抗生素。

（4）术前特殊准备

1）术前3日口服肠道抑菌剂，术前1日清洁灌肠。

2）术前交叉配血。

3）术晨留置胃管。

2. 术后护理

（1）病情观察及护理

1）观察生命体征的变化　持续心电监护，密切观察血压、脉搏、呼吸、血氧饱和度，保持呼吸道通畅。观察患儿意识、面色及四肢温度，记录24小时出入量。

2）严密观察患儿伤口有无出血、渗液，保持伤口敷料清洁干燥。

3）小儿腹腔容量相对较小，且腹壁薄弱，术后伤口可给予腹带包扎处置，以防伤口裂开，同时还应注意腹带的松紧度，以免影响患儿的呼吸。

4）观察黄疸有无消退。

5）观察患儿腹部体征，有无腹胀、腹痛，关注肠蠕动恢复，腹水患儿每日测量腹围。

6）体温观察与护理　患儿术后多有不同程度的发热，术后3日体温波动在37 ℃~38.5 ℃，有时可达39 ℃以上。术后第4日体温逐渐下降，如果3日后，体温反而上升或术后体温持续39 ℃以上，则提示有感染的可能，注意观察有无伤口感染及胆瘘的发生。对术后发热的婴幼儿，体温在38 ℃以下，一般不做特殊处理。若体温在38 ℃左右，采用温水擦浴。

（2）体位与活动　早期卧床休息；第2日可半卧休息，床上轻微活动；第3日可逐步下床活动，下床活动时应注意保护引流管，引流袋不可高于引流管出口平面，以防逆行感染。

（3）饮食与营养　因为胆总管囊肿手术复杂，手术时间长，创伤较大，术后的营养及饮食护理对保证手术的成功及防止术后并发症的发生有重要意义。术后应禁食禁饮及胃肠减压，在禁食期间，肠功能未恢复时需要静脉补充高营养，包括补充白蛋白、氨基酸、脂肪乳及电解质，必要时输血。待肠功能恢复后，遵医嘱停止胃肠减压，改为流质饮食，逐步过渡到半流质、普食，给予低脂高蛋白、高维生素、易消化饮食。

（4）管道护理

1）腹腔引流管的护理　由于胆总管囊肿切除，剥离面较大，吻合口多，术后有发生渗血和吻合口瘘的可能，应妥善固定引流管，保持引流管通畅，观察记录引流液的量、颜色、性质等，防止导管扭曲、打折、受压，定期更换引流袋，并严格无菌操作。翻身及活动时，引流袋不可高于引流口，防止逆流。T管拔管前夹管1～2日，无不良反应即可拔除。

2）胃肠减压的护理　有效的胃肠减压不仅能缓解术后腹胀，保证吻合口愈合，同时防止吻合口瘘的发生。

（5）心理护理　心理护理在治疗上具有举足轻重的作用。向患者家属详细地介绍手术的重要性及手术方法，并发症的预防措施等，使家长有充分的思想准备，消除家长的疑虑和恐惧心理，以取得家长的配合。

（6）健康宣教

1）注意饮食管理：忌暴饮暴食，饮食宜清淡、易消化，低脂肪。术后2～3个月应少量多餐。

2）巨大囊肿的患儿，避免剧烈活动，忌用力按压患儿腹部，避免患儿腹部受到撞击，以防止囊肿破裂。

3）术后1个月门诊复查，做B超、肝功能等检查。

4）带管出院患儿给予指导　①教会家长更换引流袋的方法及注意事项。②教会家长妥善固定引流袋的方法并注意保持引流管通畅。③告知家长若出现引流管堵塞、伤口局部红肿热痛、腹痛、黄疸加重、发热等症状应及时就诊。④在医生的指导下服药。

（七）小结

先天性胆总管囊肿也称先天性胆总管扩张症，是小儿胆道系统常见的疾病。其临床表现并不典型，患儿主要表现为腹痛、黄疸和腹部肿块三大症状，部分患儿合并有呕吐和发热，部分患儿合并胰腺炎、胆总管结石和胆囊炎，主要通过影像学检查帮助诊断。几乎所有的患儿合并胰胆管合流异常（PBM），部分患儿可演变为胆道肿瘤。因此早期诊断尤为重要，治疗方式一直以外科手术治疗为首选，手术的最终目的是切除囊肿降低恶性肿瘤的风险、防治胰胆管反流、重建胆肠引流通道以保留胆汁的最佳引流功能，术后可获得较好的疗效与生存率，但术后仍有恶变可能，故需术后长期随访。

先天性胆总管囊肿护理流程

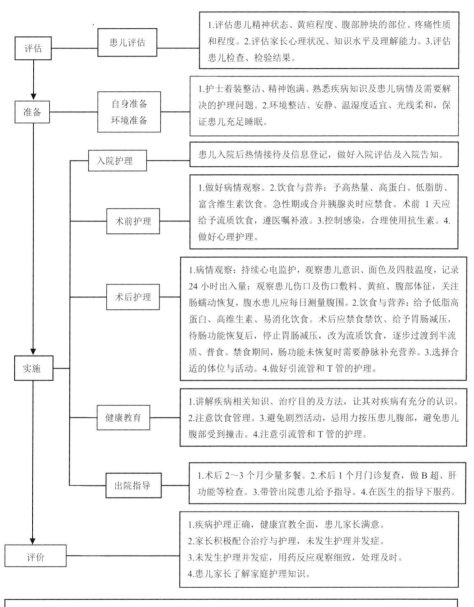

评估	患儿评估	1.评估患儿精神状态、黄疸程度、腹部肿块的部位、疼痛性质和程度。2.评估家长心理状况、知识水平及理解能力。3.评估患儿检查、检验结果。
准备	自身准备环境准备	1.护士着装整洁、精神饱满、熟悉疾病知识及患儿病情及需要解决的护理问题。2.环境整洁、安静、温湿度适宜、光线柔和，保证患儿充足睡眠。
实施	入院护理	患儿入院后热情接待及信息登记，做好入院评估及入院告知。
	术前护理	1.做好病情观察。2.饮食与营养：予高热量、高蛋白、低脂肪、富含维生素饮食。急性期或合并胰腺炎时应禁食。术前1天应给予流质饮食，遵医嘱补液。3.控制感染，合理使用抗生素。4.做好心理护理。
	术后护理	1.病情观察：持续心电监护，观察患儿意识、面色及四肢温度，记录24小时出入量；观察患儿伤口及伤口敷料、黄疸、腹部体征，关注肠蠕动恢复，腹水患儿应每日测量腹围。2.饮食与营养：给予低脂高蛋白、高维生素、易消化饮食。术后应禁食禁饮、给予胃肠减压，待肠功能恢复后，停止胃肠减压，改为流质饮食，逐步过渡到半流质、普食。禁食期间，肠功能未恢复时需要静脉补充营养。3.选择合适的体位与活动。4.做好引流管和T管的护理。
	健康教育	1.讲解疾病相关知识、治疗目的及方法，让其对疾病有充分的认识。2.注意饮食管理。3.避免剧烈活动，忌用力按压患儿腹部，避免患儿腹部受到撞击。4.注意引流管和T管的护理。
	出院指导	1.术后2～3个月少量多餐。2.术后1个月门诊复查，做B超、肝功能等检查。3.带管出院患儿给予指导。4.在医生的指导下服药。
评价		1.疾病护理正确，健康宣教全面，患儿家长满意。2.家长积极配合治疗与护理，未发生护理并发症。3.未发生护理并发症，用药反应观察细致，处理及时。4.患儿家长了解家庭护理知识。

注意事项：

1.加强患儿营养，增强体质，预防感染。

2.带管出院患儿给予相关指导。

3.遵医嘱定期随访复查，如有发热、恶心、呕吐、出血倾向、黄疸加深及时就诊。

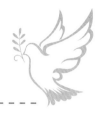

第四节　胆汁淤积性肝病

胆汁淤积性肝病（CLD）是一类由免疫、遗传、环境等因素导致的胆汁形成、分泌和排泄障碍，在肝细胞内和胆管内胆汁淤积引起的肝胆疾病，以婴儿多见，是目前儿童肝病中就诊及住院治疗的首位原因，也是婴儿期致死或致残的重要原因之一。胆汁淤积性肝病病因复杂，可能与胆汁酸泌排或合成障碍、胆管进行性破坏、肝细胞损害等因素有关。

一、病因和发病机制

（一）病因

引起胆汁淤积原因较多，常见病因有病毒、细菌、寄生虫、药物或毒物、自身免疫、乙醇、结石、肿瘤和遗传代谢性疾病等，任何能引起肝细胞和胆管细胞损害及胆道系统梗阻的因素均可导致胆汁淤积发生。根据发生部位可分为肝内和肝外胆汁淤积两大类。肝内疾病主要包括感染相关性胆汁淤积、家族性进行性肝内胆汁淤积症、特发性新生儿肝炎、Alagille 综合征，Rotor 综合征、Dubin-Johnson 综合征等；肝外疾病主要包括胆道闭锁、胆总管囊肿、胰胆管合流异常、自发性胆管破裂以及胆道肿瘤、结石、胆道蛔虫等，此外还有代谢性或内分泌疾病、肝胆管系统解剖学异常等。

（二）胆汁淤积导致肝脏病理改变的机制

1. 胆汁淤积致胆管系统内增高，引起胆流异常。

2. 肠道细菌移位，细菌从十二指肠通过 Oddi 括约肌上行至胆管系统，继发胆管炎，再感染肝细胞，或经血液，通过肝细胞间紧密连接至毛细胆管再侵入肝细胞。

3. 胆汁淤积使肝细胞内和血浆内的含毒性胆汁酸浓度增高，引起肝脏炎症和肝细胞中毒，加重胆汁性肝硬化、门静脉高压和肝衰竭。

二、临床表现

胆汁淤积性肝病患儿早期可无不适症状，可有乏力、纳差、恶心、上腹不适等非特异性症状，主要临床表现为：

1. 黄疸　血清 TBil 增高，以 DBil 为主（TBil<85 μmol/L 时，DBil>17 μmol/L；或 TBil>85 μmol/L，DBil 占 TBil 的比例>20%）。

2. 粪便颜色浅黄或者陶土色，尿色深。

3. 伴或不伴肝大或质地异常。

4. 血清胆汁酸升高。

5. 皮肤瘙痒、脂肪泻、部分患儿营养不良等。

三、实验室检查

（一）实验室检查

1. 高胆红素血症　结合胆红素及总胆红素均升高，结合胆红素占总胆红素的比例往往大于 60%，不论肝内或肝外胆汁淤积，总胆红素最高可达 628 mmol/L（40 mg/dl）。

2. 血清碱性磷酸酶（ALP）　ALP 升高是胆汁淤积最具特征的肝功能异常，通常首先出现。

3. 血清 γ-谷氨酰转肽酶（γ-GT、GGT）　大多数胆汁淤积疾病有 γ-GT 升高。

4. 胆汁酸　血清胆汁酸升高是胆汁淤积主要的、特征性的生化异常。血清胆汁酸可明显增高，往往超过 300 μmol/L。

5. 血清脂蛋白 X　是一种含有磷脂与胆固醇，并与清蛋白、胆汁酸、载体蛋白 1∶1 摩尔比率的异常脂蛋白。其增高反映胆汁经囊泡转运系统反流入血浆，有助于胆汁淤积的诊断。

6. 血脂　慢性胆汁淤积患者血脂常显著升高，主要是磷脂和总胆固醇。

7. 血清胞质酶　如谷丙转氨酶、谷草转氨酶在肝内、肝外淤胆时均有轻、中度升高，特别是伴有肝细胞或胆管炎症。

8. 血液与免疫学变化　贫血提示有感染、失血或肿瘤。中性粒细胞增高表明有胆管炎或肿瘤。线粒体抗体在肝外胆管梗阻为阴性，在原发性胆汁性肝硬化与慢性活动性肝炎为阳性，前者阳性率更高。

9. 尿胆红素和粪胆原　胆汁淤积有胆红素尿，粪胆原极少或无。

10. 血清肿瘤标志　对壶腹周围癌及肝癌患者，测 CA19-19、AFP、CEA 及免疫抑制酸性蛋白（IAP）等。

（二）B 超、CT、MRI 以及 MRCP

B 超可观察胆总管、左右肝管、肝内胆管有无扩张，胆管内膜是否光整，有无狭窄，管壁有无僵硬，胆囊大小，内有无结石、肿瘤，以及囊壁厚度。CT 能显示胰头大小，有无单发或多发的低密度区、胰管扩张程度，有时还可发现十二指肠壶腹肿瘤。MRI 检查较 CT 更为准确，MRCP（磁共振胰胆管成像）可清楚显示肝内外胆管结构。

（三）经内镜逆行胆胰管成像（ERCP）、超声内镜

通过上述影像学检查显示有胆管扩张及胆囊增大，臆断胆总管下端梗阻者，或胆管不扩张怀疑胆总管结石、硬化性胆炎和胰腺疾病者，宜做 ERCP。近来超声内镜用于诊断肝外胆汁淤积，其灵敏度、准确率较 B 超和 CT 更优，尤其适合胰头癌、壶腹癌患者。有胆囊癌者，可做穿刺胆囊，抽吸胆汁检查癌细胞、测 CEA，但必须选胆囊壁增厚者，否则易发生胆汁漏及胆汁性腹膜炎。

（四）经皮做穿刺肝活组织检查

根据胆汁淤积的部位，组织病理学分为肝内胆汁淤积和肝外阻塞性胆汁淤积两类。肝内胆汁淤积早期肝脏颜色仍呈棕红色，肝内胆汁淤积晚期与肝外阻塞性胆汁淤积均呈绿色或墨绿色。

（五）基因检测

基因诊断的方法从传统的一代测序（Sanger 测序）到二代测序技术，从针对单个基因测序到全基因组测序。进行基因诊断前，必须认真收集病史，尤其有遗传背景家族史，认真全面分析实验室检查结果。

四、治疗原则

治疗原则是去除病因和对症治疗。

1. 针对基础疾病的治疗　对病因明确的胆汁淤积，最有效治疗是病因治

疗，力争根治或控制基础疾病，如肿瘤、结石引起的梗阻，可以通过手术根治病灶或 ERCP 取石，肝外胆管梗阻无法手术者可采用经皮肝穿刺胆道引流术（PTCD）的姑息治疗；修复胆道狭窄可以恢复胆管的引流通畅；对胆小管的免疫性损伤，免疫抑制剂可能有效；对药物性淤胆，及时停用相关药物；对病毒性肝炎（HBV 或 HCV）所致的胆汁淤积，在对症处理的同时，给予彻底的抗病毒治疗；而巨细胞病毒感染所致胆汁淤积，可以考虑更昔洛韦抗病毒治疗。对感染、毒素引起的淤胆，加强抗感染治疗。

2. 饮食治疗　足量优质的营养素供给对婴儿的健康成长十分重要。葡萄糖是主要的供能物质。但因肝功能障碍影响糖耐量，糖分不宜过多补充，建议进食富含中链脂肪酸（MCT）的奶粉。适量补充脂溶性维生素 A、维生素 D、维生素 E、维生素 K。对部分遗传代谢性肝病（如希特林蛋白缺陷病等）所致胆汁淤积，改深度水解奶粉喂养对黄疸的消退有益。

3. 药物治疗　药物治疗目的是改善由于胆汁淤积所致的临床症状和肝脏损伤。

（1）利胆药物　熊去氧胆酸、消胆胺、苯巴比妥、S-腺苷蛋氨酸等。

（2）保肝药物

1）解毒类保肝药物　常用药物如谷胱甘肽。

2）促肝细胞再生类药物　如多烯磷脂酰胆碱。

3）促进能量代谢类药物　如门冬氨酸钾镁。

4）糖皮质激素　用于有免疫机制介导的胆汁淤积患儿。

5）中药治疗　如茵陈、栀子、大黄、甘草、黄芩等。

6）益生菌治疗。

4. 手术治疗

（1）胆道闭锁　主要的治疗方法是 Kasai 手术、肝移植。

（2）先天性胆总管囊肿　主要的治疗方法是完全切除囊肿和胆肠 Roux-en-Y 吻合术。

五、主要护理问题

1. 营养失调　低于机体需要量与肝功能受损、胆汁排泌障碍导致脂溶性维生素吸收不良有关。

2. 潜在并发症　出血、肝衰竭。

3. 活动无耐力　与肝功能受损有关。

4. 有皮肤完整性受损的危险　与胆盐沉着刺激皮肤神经末梢引起皮肤瘙痒有关。

5. 知识缺乏　与缺乏疾病相关知识有关。

六、护理措施

1. 一般护理

（1）同小儿肝病一般护理常规中一般护理。

（2）休息与活动　胆汁淤积患儿常常有疲劳症状，要保证睡眠充足。合理安排治疗护理时间，减少刺激，保证患儿休息。急性期卧床休息，黄疸消退后逐渐增加活动量，以不感疲劳为度。大量腹水患儿取半卧位，减轻腹水对膈肌和肺部的压迫，以利于呼吸。

2. 病情观察

（1）观察生命体征和神经反射　监测体温、脉搏等生命体征，观察记录呼吸的频率、深度。注意观察患者的精神状态，表情淡漠、性格改变或行为异常多为肝性脑病的前驱表现。体液增多患者遵医嘱定期测量腹围和体重，记录24小时尿量。

（2）黄疸及伴随症状的观察　观察患儿皮肤、巩膜及大小便颜色的变化，有无恶心呕吐、纳差等症状。

（3）出血的观察与预防　观察患儿皮肤有无皮疹或瘀斑，观察呕吐物及大便颜色、性状，注意观察腹壁静脉显露情况。应用软毛牙刷轻刷牙，保持室内空气湿度>60%，以防空气干燥引起鼻出血。嘱患儿不要挖鼻孔，出现鼻出血，应用干棉球填塞鼻腔，并用冷毛巾或冰囊冷敷鼻部促进止血。注意安全防护，避免外伤。穿刺部位按压时间延长，避免粗硬食物，必要时输血。

（4）胃肠功能的观察　注意观察患儿食欲，肠胀气、便秘等会增加氨的产生和吸收，二者叠加，可诱发肝性脑病。在护理过程中，应重视胃肠道功能异常的相关表现，一旦出现肠胀气，及时报告医生，遵医嘱使用开塞露塞肛及口服西甲硅油改善腹胀症状，避免病情加重。

3. 对症护理

（1）皮肤护理　保持皮肤清洁，每日早晚温水擦浴，避免使用肥皂，清洗后涂抹润肤乳；穿着宽松的棉质衣服，避免接触羊毛或合成材料衣服；勤剪指甲，给患儿戴护手套，预防抓伤皮肤；便后及时清洁臀部及会阴部，及时更换尿布。评估瘙痒强度、瘙痒涉及的体表面积，瘙痒发作时，用其喜欢的方法分散其注意力，必要时用炉甘石洗剂湿敷患处或遵医嘱使用抗组胺的药物缓解瘙痒。水肿患儿注意局部皮肤保护。

（2）感染的预防　患儿肝功能受损、低蛋白血症，身体抵抗力下降，此种情况下若合并严重感染往往会危及生命。保持病房空气新鲜，每日空气消毒，严格实施保护性隔离措施，限制人群流动，严格无菌操作。平常注意卫生，多饮水。

4. 用药护理　遵医嘱按时给药，注意观察药物效果及不良反应。避免对肝损害大的药物，慎用麻醉药、镇静药及含胺药物。考来烯胺有异味，并可引起消化道症状，观察有无便秘、腹胀等。肝硬化体液过多患儿使用利尿药时注意观察体重及出入水量，维持水电解质平衡，每日体重减轻不超过 0.5～1 kg。

5. 饮食指导

（1）饮食治疗原则　高热量、高蛋白质、高维生素、易消化饮食，忌食粗糙、坚硬、刺激性食物。根据患儿的病因、临床表现及相关实验室检查对患儿进行综合评估，包括营养风险和营养状况评估，与患儿家属共同制定个性化饮食目标，调动患儿家属的主观能动性，督促积极准确地完成每日喂养目标。

（2）喂养方式选择　母乳喂养者，诊断期间，停止母乳喂养。人工喂养者以牛奶喂养为主，某些先天遗传性代谢病，如半乳糖血症应避免饮食中含有乳糖/半乳糖、遗传性果糖不耐受应避免饮食中含有果糖、乳糖、山梨醇。Citrin缺陷引起新生儿肝内胆汁淤积症应停止母乳，给予无乳糖富含中链脂肪酸配方奶。对于糖原贮积症者应频繁地给予含有碳水化合物的食物，在夜间睡眠时可遵医嘱持续给予葡萄糖。

（3）推荐使用中链脂肪酸（MCT）喂养　中链脂肪酸可经门静脉直接吸收，减轻肝脏负担，同时能减少胆汁酸性腹泻和促进生长发育。胆汁淤积性肝病患儿推荐选用含中链脂肪酸 30%～50% 的配方奶供能。饮食中还同时需要一定比例的长链脂肪酸（LCT），以保证必需脂肪酸的供给及脂溶性维生素的吸收，提供足够的热卡及保持正氮平衡。

（4）蛋白质　通常情况下，不要限制蛋白质的摄入，推荐量 2～4 g/（kg·d）。若发生肝性脑病，应适当限制蛋白质的质和量，建议蛋白质 1～2 g/（kg·d），选择支链氨基酸配方，占氨基酸摄入量的 10%。

（5）脂溶性维生素　胆汁淤积性肝病患儿肝脏受损，脂溶性维生素吸收障碍，故应注意脂溶性维生素（维生素 A、维生素 D、维生素 E、维生素 K）的补充，供给量要大于正常推荐量。

（6）合理添加辅食，必要时遵医嘱给予白蛋白、脂肪乳、氨基酸、血浆等支持治疗。

（7）腹水者限制钠和水的摄入。

（8）监测患儿体重、营养状况及各项生长发育指标。

6. 心理护理 为患儿提供一个温馨、舒适、干净的病室环境，缓解肝病患儿及家属的不良情绪。在进行任何操作及交流时，护理人员要尊重体贴患儿及家属，及时进行心理评估及疏导。

7. 健康教育 给家属讲解疾病相关知识、治疗目的及方法、预后，让其对疾病有充分的认识，从而做出理性选择。指导养成良好的卫生习惯、防止感染。合理喂养及用药指导，指导定期门诊复查。

七、小结

CLD 是指肝内外各种原因造成胆汁形成、分泌和排泄障碍，胆汁流不能正常流入十二指肠而进入血液的病理状态，临床可表现为瘙痒、乏力、尿色加深和黄疸等，早期常无症状仅表现为血清碱性磷酸酶（AKP）和 γ-谷氨酰转肽酶（γ-GGT）水平升高，病情进展后可出现高胆红素血症，严重者可导致肝衰竭甚至死亡。尽管近年来在胆汁淤积性肝病的诊断和治疗方面有不少进展，但该领域仍面临诸多问题和挑战。针对病因的治疗是最为首要的治疗方法，如停止使用导致胆汁淤积的药物、治疗自身免疫性肝病、抗感染治疗都是治疗胆汁淤积的根本途径，亦可针对病因进行手术治疗，包括内镜介入治疗和外科手术治疗，如肝移植术等。

胆汁淤积性肝病护理流程

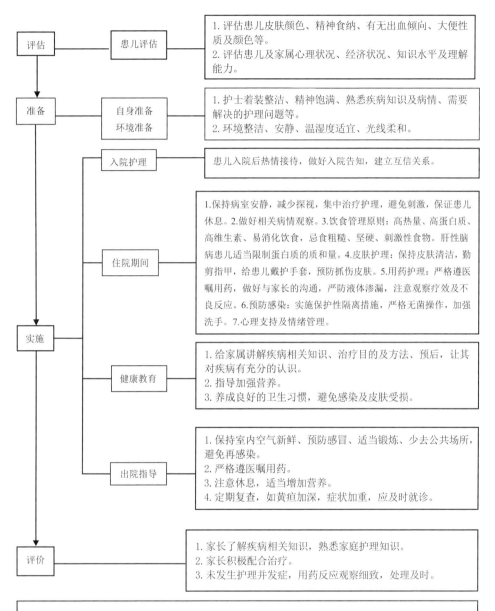

| 评估 | 患儿评估 | 1. 评估患儿皮肤颜色、精神食纳、有无出血倾向、大便性质及颜色等。
2. 评估患儿及家属心理状况、经济状况、知识水平及理解能力。 |

| 准备 | 自身准备
环境准备 | 1. 护士着装整洁、精神饱满、熟悉疾病知识及病情、需要解决的护理问题等。
2. 环境整洁、安静、温湿度适宜、光线柔和。 |

| 入院护理 | 患儿入院后热情接待，做好入院告知，建立互信关系。 |

| 住院期间 | 1.保持病室安静，减少探视，集中治疗护理，避免刺激，保证患儿休息。2.做好相关病情观察。3.饮食管理原则：高热量、高蛋白质、高维生素、易消化饮食，忌食粗糙、坚硬、刺激性食物。肝性脑病患儿适当限制蛋白质的质和量。4.皮肤护理：保持皮肤清洁，勤剪指甲，给患儿戴护手套，预防抓伤皮肤。5.用药护理：严格遵医嘱用药，做好与家长的沟通，严防液体渗漏，注意观察疗效及不良反应。6.预防感染：实施保护性隔离措施，严格无菌操作，加强洗手。7.心理支持及情绪管理。 |

| 实施 | 健康教育 | 1. 给家属讲解疾病相关知识、治疗目的及方法、预后，让其对疾病有充分的认识。
2. 指导加强营养。
3. 养成良好的卫生习惯，避免感染及皮肤受损。 |

| 出院指导 | 1. 保持室内空气新鲜、预防感冒、适当锻炼、少去公共场所，避免再感染。
2. 严格遵医嘱用药。
3. 注意休息，适当增加营养。
4. 定期复查，如黄疸加深，症状加重，应及时就诊。 |

| 评价 | 1. 家长了解疾病相关知识，熟悉家庭护理知识。
2. 家长积极配合治疗。
3. 未发生护理并发症，用药反应观察细致，处理及时。 |

注意事项：
1. 加强患儿营养，增强体质，预防感染。
2. 严格遵医嘱用药，禁忌使用肝毒性药物。
3. 遵医嘱定期随访复查，如有发热、恶心、呕吐、出血倾向、黄疸加深及时就诊。

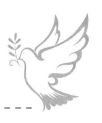

第五节　遗传代谢性疾病

一、糖原贮积症

糖原贮积症（GSD）是由于先天性酶缺陷所造成的糖原分解、糖酵解、葡萄糖释放和糖原合成（糖原合成酶、分支酶）等异常的一组代谢性疾病。这类疾病的共同生化特征是糖原代谢异常，多数疾病可见到糖原在肝脏、肌肉、肾脏等组织中储积量增加。根据临床表现和受累器官分为肝和肌糖原贮积症，肝糖原代谢对维持血糖稳定至关重要，因此肝糖原贮积症主要表现低血糖。肌糖原主要产生三磷酸腺苷用于肌肉收缩，故肌糖原贮积症主要表现为肌肉痛性痉挛、无力、僵硬和横纹肌溶解。其中Ⅰ、Ⅳ、Ⅵ、Ⅸ、O 型以肝脏病变为主，Ⅱ和Ⅲ型可同时有肝脏和肌肉受累，Ⅱ、Ⅳ、Ⅶ型以肌肉组织受损为主。糖原贮积症Ⅰ型是肝糖原贮积症中最常见的类型，主要有 a、b 型两种亚型，属于常染色体隐性遗传性疾病。本书着重讲解糖原贮积症Ⅰ型的相关内容。

（一）病因及发病机制

糖原贮积症Ⅰa 型因葡萄糖-6-磷酸酶（G6PC）催化亚单位先天性缺陷所致，占 GSD Ⅰ型的 80％；糖原贮积症Ⅰb 型因葡萄糖-6-磷酸酶转运体（G6PT）缺陷所致。

G6PC 和 G6PT 均为细胞内质网膜蛋白，G6PT 可将葡萄糖 6 磷酸（G6P）从细胞胞质转运到内质网腔，并被 G6PC 分解成葡萄糖和磷酸。G6PC 是糖异生和糖原降解的限速酶，仅在肝脏、肾脏、小肠、胰腺等组织中表达，而 G6PT 在人体各种组织中均有表达，但 G6PT 仅在 G6PC 存在下转运 G6P 的功能才能明显，故两者对维持血糖稳定均发挥重要作用。

G6PC 和 G6PT 先天性缺陷使糖原仅分解到 G6P 水平，糖异生途径也受阻。当外源性葡萄糖消耗殆尽时，血糖水平迅速下降，血糖降低使升糖激素分泌增多，过多的 G6P 转化为丙酮酸的旁路亢进，丙酮酸继续酵解产生的大量乳酸；其次患儿单糖和双糖利用障碍，单糖和双糖通过旁路代谢为乳酸，导致高乳酸血症。长期高乳酸血症可导致生长迟缓。另一方面，低血糖使脂肪大量动员，脂肪分解的中间代谢物乙酰辅酶 A、丙酮、游离脂肪酸等升高，出现高脂血症、脂肪肝等临床症状。

（二）临床表现

1. 糖原贮积症Ⅰa型 又称为 Von Gierke 病，表现为新生儿或婴儿空腹后低血糖、低血糖性惊厥、肝脏肿大、意识障碍、睡眠呼吸暂停、高乳酸血症、高尿酸血症、高脂血症等症状，远期还包括肝腺瘤、胰腺炎、痛风、肾衰竭、肺动脉高压、多囊卵巢、骨质疏松、血小板下降及轻度的认知下降等。患儿体型身材矮小，四肢短，生长迟缓，骨龄落后同龄实际年龄 2～3 岁，但显肥胖，尤其是两颊及臀部皮下脂肪丰满，呈现娃娃脸表观，5～6 岁后以出血感染为主要临床表现，青春期后可并发痛风。随着年龄增长，低血糖发作减轻，感染也易于控制，可继续生长至成年，婴幼儿临床表现明显，一般预后不佳。

2. 糖原贮积症Ⅰb型 又称 Cronhn 病，临床表现与Ⅰa型相似，逐渐出现慢性中性粒细胞减少症和/或单核细胞减少和功能障碍，导致复发性细菌感染，口腔溃疡，感染性肠炎。与Ⅰa型相比，Ⅰb型患儿常合并脾大，特别是接受人重组粒-单核细胞集落刺激因子治疗的患儿。

（三）实验室检查

1. 生化异常 低血糖，高血脂，血乳糖明显升高甚至乳酸酸中毒，高尿酸血症，肝功能异常，酮尿症的程度轻。

2. 肝组织活检 肝组织可见 HE 染色的空泡变性，PAS 染色阳性物增多，可有广泛脂肪沉积；电镜见胞质糖原增多。

3. 基因检测 检测到 G6PC 或 SLC37A$_4$基因突变。

4. 胰高血糖素刺激试验 空腹和餐后 2 小时内肌内注射胰高血糖素 30～100 $\mu g/kg$，于注射后 15 分钟、30 分钟、45 分钟、60 分钟测定血糖。空腹刺激试验，正常时 45 分钟内血糖升高可超过 1.4 mmol/L，而患者血糖无明显升高，但乳酸可升高。

5. 影像学检查 可发现肝脏增大，肾脏对称性肿大。脾脏和心脏正常。部分病例 B 超可发现肝脏有单个或多个腺瘤。

（四）治疗原则

糖原贮积症Ⅰ型治疗的总目标是维持血糖正常，尽可能减少低血糖所引起的各种代谢紊乱，避免长期并发症，提高患儿生活质量。

1. 生玉米淀粉治疗 生玉米淀粉（UCS）饮食疗法是治疗糖原贮积症Ⅰ型的首要有效的手段，适用年龄一般建议为1岁以上患儿（1岁以内的婴儿胰淀粉酶的功能尚不完善，不建议使用）。具体剂量需要根据生化代谢水平和实时监测血糖水平制定个性化治疗方案。婴儿期可每2~3小时母乳喂养或麦芽糊精按需喂养，9~12个月后可逐渐改用UCS替代麦芽糊精。幼儿期每次UCS 1.6 g/kg，间隔4~6小时一次。学龄前和学龄期每次UCS 1.7~2.5 g/kg，4~6小时一次。

2. 对症及辅助治疗 即使饮食治疗很到位时，高乳酸血症、高甘油三酯血症、高尿酸血症仍可存在，应根据检查结果进行对症治疗。出现高血脂时，应服用降脂药物，因鱼肝油能加速脂蛋白氧化促进动脉粥样硬化，故应避免常规添加。伴有血尿酸升高时，宜加用嘌呤抑制剂别嘌呤醇和碱化尿液制剂。出现蛋白尿持续3个月就应加用血管紧张素转化酶抑制剂来改善肾功能。同时有血压升高时，应加用降血压药物。部分对饮食和药物治疗不敏感者，可行肝移植。辅助治疗包括补充维生素D和维生素B$_1$、钙、铁。

（五）主要护理问题

1. 低血糖 与酶缺乏引起糖代谢异常有关。

2. 生长发育迟缓 与糖代谢障碍有关。

3. 有感染的危险 与免疫力低下有关。

4. 有受伤的危险 与骨质疏松与血小板功能不良有关。

（六）护理措施

1. 一般护理 同小儿肝病一般护理常规中一般护理。

2. 病情观察 ①观察皮肤巩膜颜色、出血倾向、大小便颜色等。②观察患儿是否出现明显的饥饿感、心慌、出冷汗、四肢无力等低血糖反应，注意有无酸中毒。③评估生长发育情况。

3. 对症护理

（1）出血的护理 对于有出血倾向或出血史的患儿，注意观察皮肤黏膜有无瘀斑瘀点；预防脑出血的患儿，要头部制动，密切观察患儿的神志、瞳孔等变化。同时，完善血型鉴定及交叉配血，做好输血前的准备。输血时严格执行输血"三查十二对"，同时严密观察患儿尿色，注意有无皮疹、胸闷、气促等发生。输血后及时书写护理记录及复查血常规，及时、准确地了解输血效果。

（2）低血糖的护理　患儿的低血糖表现具有多样性，较轻的一过性低血糖可无症状，也可表现为情绪和行为异常。严重或长时间的低血糖发作多有明显的临床症状，包括行为改变、疲劳、易怒、情绪不稳，交感神经兴奋症状如面色苍白、心慌、出冷汗、抖动及神经系统功能障碍。相关研究已证实，经常性低血糖发作能够导致 1 型糖尿病患儿，特别是婴幼儿期发病患儿的认知功能障碍及行为异常，包括语言功能障碍、记忆力衰减、对信息的组织利用能力下降。反复低血糖发作，即使没有临床症状，也可导致上述改变，同时也降低了自身对低血糖发作的感知能力。务必做好血糖监测，尤其是夜间 2 点。当血糖值低于 3.9 mmol/L 时，立即报告医生给予相应处理。一旦出现上述低血糖症状，立即给予进食或静脉推注 10%葡萄糖 5～10 ml，间隔 15 分钟后复测血糖升至 4～5 mmol/L 较为安全。如有异常，及时报告医生给予相应处理。

（3）微量血糖监测及护理　微量血糖的监测时间点一般为进餐前或食用生玉米淀粉前、凌晨 2～3 点。采血操作前，使用 75%乙醇涂擦消毒采血部位，自然晾干，避免因消毒剂未干稀释血液而影响检测结果。第一滴血弃去并用无菌棉签擦干，用第二滴血进行检测。需要长时间监测时，应注意更换采血部位，做好皮肤护理。

4. 用药护理　GSDⅠb 型患儿可使用人重组粒细胞集落刺激因子（G-CSF）纠正粒细胞减少，减少细菌性感染发生频率和控制感染性肠炎。G-CSF 的治疗需要密切监测，注意一些意外的不良反应：脾大、血小板减少和肾脏肿瘤，接受治疗的患儿应密切观察脾脏大小，血细胞计数和骨密度等。

5. 饮食护理　饮食治疗期间的注意事项：①膳食结构上碳水化合物需占总能量的 60%～65%，蛋白质供能占 10%～15%，脂肪摄入占 20%～30%，以亚油酸等不饱和脂肪酸为主。在幼儿、儿童及青少年的营养管理中，不仅要预防低血糖的发生，同时还要注意营养物质的全面摄入。糖原贮积症Ⅰ型伴有果糖、半乳糖代谢缺陷，需限制果糖、半乳糖的摄入，但可能导致维生素及矿物质摄入不足，因而须补充多种复合维生素及矿物质；②生玉米淀粉不可加热及热水冲泡；③生玉米淀粉不可与柠檬汁或维生素 C 一起食用。若同时食用会使生玉米淀粉中的葡萄糖会很快释放出来，血糖快速上升，又快速下降，从而造成血糖较大波动；④生玉米淀粉因食用频繁且有夜间食用，极易漏食，从而发生低血糖，应制作一份 UCS 进餐登记表格悬挂床尾并做好交接班，同时及时监测血糖；⑤普通生玉米淀粉喂养患儿，如出现发热、呕吐、腹泻时，需增加外源性葡萄糖摄入维持血糖浓度，静脉滴注葡萄糖 0.5 g/（kg·h）维持血糖稳定。

6. 心理护理 该疾病需终身治疗，患儿及家属易产生消极、焦虑情绪，因此护士应主动关心患儿及家属，尽量满足其住院期间的合理诉求，给予最大限度的理解及心理支持。患儿有发育迟缓，身材矮小，两颊及臀部脂肪丰满，呈"娃娃脸"表现，易产生自卑心理，适时给予表扬、鼓励等，帮助患儿重拾生活的信心。同时提供安静、整洁舒适的住院环境，采用同伴教育，分享治疗效果好的案例使其树立战胜疾病的信心。向患儿的家属做好健康知识的宣教，使其积极参与患儿疾病的观察和护理，提高患儿的生存期限及生活质量。

7. 健康教育

（1）向家长解释疾病的特点、患儿目前的病情，以减轻家长的焦虑。告知主要治疗及护理措施，指导服用药物的注意事项，特殊饮食的要求及必要性。

（2）定期复查血尿酸、血糖、甘油三酯及肝脏 B 超等，如发现肝脏肿块增大倾向，可进一步行上腹部 CT 或 MR 增强检查排除恶变。

（3）嘱患儿及家长随身携带糖原累积的诊疗卡及糖类食品，以应对低血糖的发生。

（4）其兄弟姐妹，进行相关检查，做到早诊断、早治疗。父母有再生育需求，应做好产前基因筛查，确保优生优育。

（七）小结

糖原贮积症是一类由于基因缺陷导致在糖原合成或水解过程中酶缺乏或活性降低，引起机体能量代谢障碍和糖原在组织中过多沉积的遗传性糖代谢障碍疾病。早期饮食治疗可以有效减低致死率和致残率，多数患儿可以通过治疗过上正常人生活。

糖原贮积症护理流程

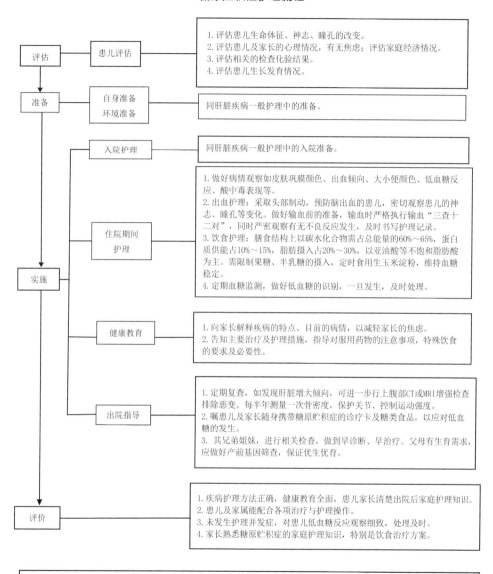

| 评估 | 患儿评估 | 1.评估患儿生命体征、神志、瞳孔的改变。
2.评估患儿及家长的心理情况，有无焦虑；评估家庭经济情况。
3.评估相关的检查化验结果。
4.评估患儿生长发育情况。 |

| 准备 | 自身准备
环境准备 | 同肝脏疾病一般护理中的准备。 |

实施	入院护理	同肝脏疾病一般护理中的入院准备。
	住院期间 护理	1.做好病情观察如皮肤巩膜颜色、出血倾向、大小便颜色、低血糖反应、酸中毒表现等。 2.出血护理：采取头部制动，预防脑出血的患儿，密切观察患儿的神志、瞳孔等变化。做好输血前的准备，输血时严格执行输血"三查十二对"，同时严密观察有无不良反应发生，及时书写护理记录。 3.饮食护理：膳食结构上以碳水化合物需占总能量的60%～65%，蛋白质供给占10%～15%，脂肪摄入占20%～30%，以亚油酸等不饱和脂肪酸为主。需限制果糖、半乳糖的摄入，定时食用生玉米淀粉，维持血糖稳定。 4.定期血糖监测，做好低血糖的识别，一旦发生，及时处理。
	健康教育	1.向家长解释疾病的特点、目前的病情，以减轻家长的焦虑。 2.告知主要治疗及护理措施，指导对服用药物的注意事项，特殊饮食的要求及必要性。
	出院指导	1.定期复查，如发现肝脏增大倾向，可进一步行上腹部CT或MRI增强检查排除恶变。每半年测量一次骨密度，保护关节、控制运动强度。 2.嘱患儿及家长随身携带糖原贮积症的诊疗卡及糖类食品，以应对低血糖的发生。 3.其兄弟姐妹，进行相关检查，做到早诊断、早治疗。父母有生育需求，应做好产前基因筛查，保证优生优育。

| 评价 | | 1.疾病护理方法正确，健康教育全面，患儿家长清楚出院后家庭护理知识。
2.患儿及家属能配合各项治疗与护理操作。
3.未发生护理并发症，对患儿低血糖反应观察细致，处理及时。
4.家长熟悉糖原贮积症的家庭护理知识，特别是饮食治疗方案。 |

注意事项：
1.生玉米淀粉服用时不可加热及用热水冲泡；不可与柠檬汁或维生素C一起食用。
2.患儿及家长随身携带糖原贮积症的诊疗卡及糖类食品，以应对低血糖的发生。
3.遵医嘱按时复诊，长期特殊饮食治疗的同时补充多种复合维生素及矿物质，保证营养的全面摄入，减少并发症的发生。

二、肝豆状核变性

肝豆状核变性，又称威尔逊病（WD），是一种单基因常染色体隐性遗传性疾病，其致病基因 ATP7B 变异导致胆道排铜障碍，大量铜蓄积于肝、脑、肾、骨关节、角膜等组织和脏器。世界范围内 WD 患病率为 1/30000，由于多个系统受累，肝豆状核变性没有特异性表现，临床表现多样，以肝病和神经精神症状为主，少数患儿出现内分泌和血液系统症状。

2018 年 5 月，肝豆状核变性被收录进入中国第一批罕见病目录。据统计，ATP7B 突变基因携带率为 1/90，各年龄段均可发病，多数在 5～35 岁，主要以儿童及青少年多见，目前报道发病最小年龄为 8 个月。

肝豆状核变性是目前临床少数可治（难以根治）的遗传疾病之一，早期诊断和及时治疗可以阻止甚至逆转该病的进展，使得患儿享受与健康人一样的生命和寿命，反之则可进展至终末期肝病或严重运动功能障碍，严重影响患儿生存期及生存质量。

（一）病理生理及发病机制

铜是人体必需的微量元素，是很多酶和蛋白质的辅助因子。而游离铜则由于其氧化还原性能对细胞膜、酶或 DNA 等具有毒性。正常人体含铜量 100～150 mg，分布或贮存于不同组织和血液中，以肝和脑含量最高。食物中的铜在近端小肠经 ATP7A（ATP 依赖性 Cu^{2+} 转运体）吸收，在门静脉血液中与组氨酸或白蛋白结合转运至肝脏。在肝细胞内 ATOX1（特异性铜伴侣蛋白）将铜转运到高尔基体，在此经 ATP7B 作用生成铜蓝蛋白，而后进入体循环。肝细胞内的铜超负荷时，ATP7B 使之分散成小囊泡经微胆管排至胆汁。正常生理状态下铜的吸收和排出量保持平衡。肝脏是维持机体铜代谢平衡最重要的器官，而主要的铜平衡调节蛋白是 ATP7B。

肝豆状核变性的发病机制是 ATP7B 基因突变以致其丧失正常功能，从而使铜蓝蛋白合成减少（正常每个铜蓝蛋白分子结合 6 个铜离子）以及铜离子从胆汁排出障碍。结果使机体呈铜超负荷状态，大量铜沉积于肝细胞。在体循环中铜与清蛋白疏松结合，以致铜沉积于脑、肾和角膜等组织。与此同时，血清铜含量减少（一般情况下降低或正常，急性肝衰竭时升高），血清铜蓝蛋白降低，尿铜排出量增加和肝铜含量增加。肝豆状核变性以中枢神经系统病变最为突出，呈广泛、对称、退行性变性。全脑各部分均有变化，左右半球对称，但以脑基底部豆状核萎缩、软化及棕灰色沉着最显著。病理组织学以星形胶质细胞变性为特征，出现Ⅰ型、Ⅱ型 Alzheimer 巨胶质细胞和 Opalski 神经胶质细胞等。

肝脏病变常先于中枢神经系统损害，约半数患儿在锥体外系症状出现前曾有黄疸或肝脏肿大。据 Sternlibe 电镜研究证实，肝脏早期形态学改变为脂肪肝。线粒体有特异变化，出现巨大线粒体，内膜与外膜脱离，线粒体嵴扩张，嵴间及嵴内出现脂肪颗粒及空泡颗粒，肝细胞质与溶酶体内有铜沉积。上述病理变化在临床症状出现前即已存在，且往往在 1 年后才有肝细胞坏死塌陷改变，在疾病晚期或至少病后 10 年，才可见到典型的大结节性肝硬化与门静脉高压。

（二）临床表现

肝豆状核变性患儿虽然出生时就有胆汁排铜障碍，但铜累积至一定程度才表现出临床症状。铜先沉积在肝脏，然后才沉积到中枢神经系统、眼睛、肾脏等器官。因此，最早出现的往往是肝功能异常（主要表现为转氨酶升高）。

1. 消化系统　发病多隐匿，有疲乏、食欲不振及其他胃肠道症状。可有严重程度不等的肝损伤表现，包括持续性血清转氨酶升高、急性或慢性肝炎、代偿期或失代偿期肝硬化、暴发性肝衰竭（伴或不伴溶血性贫血）等。

2. 神经精神系统　临床症状以锥体外系运动障碍最为显著，几乎均有不同程度的不自主运动与肌强直。

（1）震颤　常自腕部开始，渐及手指、上臂、下肢与头、颈、面肌、舌以及躯体其他部位。震颤具有静止时持续、动作时加重及睡眠时停止等特点。

（2）共济失调、张力失常、舞蹈样或扭转痉挛、手足徐动等。

（3）肌强直　躯体肌强直出现本病特有的姿态与行动迟缓。面肌张力过强以致表情呆板，如戴假面具，口半张似哭似笑。

（4）发音障碍，语言不清，吞咽困难，涎液外流。

（5）精神异常　约 1/3 患儿行为及精神症状先于神经系统或肝脏受累症状出现。肝豆状核变性患儿可出现厌学、人格改变、冲动、情绪波动、露阴癖及不恰当行为，这些首发症状经常被误诊为青春期行为异常。

3. 血管内溶血　伴有暂时性血管内溶血表现。过量铜与红细胞膜结合产生血管内溶血。在溶血的同时，常伴有严重的急性肝衰竭。临床上可分为 3

期，1 期：肝炎期，有发热、黄疸、ALT 增高、凝血酶原降低；Ⅱ期：血管内溶血期，表现为严重急性溶血性贫血；Ⅲ期：肝性脑病期，通常在 1～3 周内死于肝衰竭。如能及早诊断处理，尚有部分患儿可挽救。

4. K-F 环　K-F 环被认为是肝豆状核变性的标志性体征。K-F 环见于约 98% 的神经系统受累和精神病表现的患儿，50% 的肝型患儿和无症状患儿 K-F 环可为阴性。但在其他慢性胆汁淤积性疾病（包括原发性胆汁性肝硬化、隐源性肝硬化、慢性活动性肝炎）和新生儿肝炎中也可见 K-F 环，应引起注意。

5. 骨关节病变　文献报道有 68.2%～92.4% 患儿作常规 X 线摄片检查时，发现骨关节改变。有骨与软骨变性和/或骨质脱钙、疏松、软化等。

6. 肾功能损害　除尿铜排出增加外，有氨基酸尿、尿酸盐尿、磷酸盐尿及糖尿等。

7. 其他

（1）心脏表现　可见心电图异常，包括早搏、心房颤动、传导阻滞、ST 段下移、T 波倒置、左心室或双心室肥厚等；据报道患儿可死于心室颤动和扩张性心肌病，应引起临床注意。

（2）内分泌系统症状　有色素沉着、发育延迟、停经、流产、脱发与多汗。

（三）实验室检查

1. 实验室检查

（1）血液生化指标　除早期患儿外，多数患儿转氨酶升高。

（2）血清铜蓝蛋白（CP）　血清铜蓝蛋白水平明显降低对肝豆状核变性的诊断与鉴别诊断有重要意义。国内指南规定，血清铜蓝蛋白正常参考值为 200～500 mg/L，＜200 mg/L 为异常；血清铜蓝蛋白＜50 mg/L 强烈提示诊断。

（3）24 小时尿铜　24 小时尿铜亦是诊断肝豆状核变性的重要指标之一。国内指南规定，24 小时尿铜正常参考值为＜100 μg，≥100 μg 为异常。

（4）血清铜　肝豆状核变性患儿可正常或降低。

（5）肝铜含量　正常含量为 15～55 $\mu g/g$ 干重，未经治疗的肝豆状核变性达 250～3000 $\mu g/g$ 干重。

2. 角膜色素环（K-F 环）　角膜 K-F 环是诊断肝豆状核变性的金标准之一。国内指南规定：①可疑肝豆状核变性患儿须经裂隙灯检查证实角膜 K-F

环阳性。②神经症状明显但角膜 K-F 环阴性者，不能排除肝豆状核变性。

3. 颅脑 CT 检查 双侧豆状核区可见异常低密度影，尾状核头部、小脑齿状核部位及脑干内也可有密度减低区，大脑皮质和小脑可示萎缩性改变。

4. 头颅 MRI 检查 MRI 比 CT 特异性更高。约 85% 脑型患儿、50% 肝型患儿的 MRI 表现为豆状核（尤其壳核）、尾状核、中脑和脑桥、丘脑、小脑及额叶皮质 T1 加权像低信号和 T2 加权像高信号，或壳核和尾状核在 T2 加权像显示高低混杂信号，还可有不同程度的脑沟增宽、脑室扩大等。

5. 放射性同位素掺入实验 在诊断困难的情况下，如肝豆状核变性铜蓝蛋白正常，杂合子有基因缺陷，其他疾病伴随而有 K-F 环，肝、尿铜都增加，而又不允许肝穿刺活检时，可用此试验。方法：口服放射性 Cu 2 mg，于 1 小时、2 小时、4 小时、24 小时、48 小时分别测血清核素活力，正常人口服后 1～2 小时出现高数，以后下降，随后用 ^{64}Cu 参与铜蓝蛋白合成而释放至血液，在 48 小时内缓慢上升。肝豆状核变性时，起始 1～2 小时出现高峰，但下降后，^{64}Cu 很少或根本不能参与铜蓝蛋白合成，因而血清放射活性不再加升。

6. ATP7B 基因突变分析 对临床可疑的患儿，可检测到 ATP7B 基因突变，我国肝豆状核变性患儿的 ATP7B 基因有 3 个突变热点：即 A778L、P992L 和 Thr935Met，占所有突变的 60% 左右，根据这 3 个热点可建立 PCR-限制性酶切分析和等位基因特异性 PCR 等简便快速的基因诊断方法。

（四）治疗原则

限制铜的吸收，促进铜的排泄，针对沉积于不同组织器官所引起的症状对症治疗。除非肝移植，肝豆状核变性需要终身治疗。

1. 限制铜摄入 避免含铜高的食物，铜制用具、食具亦应禁用。

2. 对症治疗 维生素、保肝药、营养神经系统的药物等均属必需，贫血患儿应给予铁剂治疗。

3. 特殊药物治疗 原则为早期（甚至在临床前期）和长期（甚至终身）治疗。

（1）青霉胺 D-青霉胺可与铜直接螯合并诱导金属硫蛋白合成，促进尿铜排泄，使用前要进行青霉素皮试试验，青霉素过敏者禁用。

（2）锌剂 常用的有硫酸锌、醋酸锌、葡萄糖酸锌等。锌剂能诱导肠黏膜细胞合成金属硫蛋白，结合食物中的铜，阻碍铜的吸收。同时，它还能够诱导肝细胞合成金属硫蛋白，结合血液中的铜避免其在肝脏内堆积，从而减少对肝脏的损伤。

（3）曲恩汀　曲恩汀适用于 D-青霉胺不耐受及有神经症状的患儿。但曲恩汀价格昂贵。

（4）四硫代钼酸铵（TM）　四硫钼酸盐具有双重抗铜作用，不良反应少，可作为有神经系统症状的肝豆状核变性患儿的初始用药。

（5）其他驱铜药物　如二巯基丁二酸钠、二巯基丙磺钠等铜螯合剂，也用于临床，但这些药物一般不作为治疗肝豆状核变性的一线药物，只在其他药物无效时考虑应用。

4. 肝移植　主要适用于急性肝衰竭和铜螯合剂治疗后病情仍进展的晚期肝硬化患儿。

5. 基因治疗或干细胞移植　动物试验表明能改善症状，有一定疗效，有待进行临床试验。

（五）主要护理问题

1. 潜在并发症　肝衰竭。

2. 营养失调　低于机体需要量与肝功能减退、食欲不振或吞咽困难所致进食减少及肢体不自主抖动有关。

3. 有受伤的危险　与肢体活动障碍及精神、智能障碍有关。

4. 应对无效　与病情进行性加重或精神智力障碍有关。

5. 预感性悲哀　与病情进行性加重，疾病预后不佳所致焦虑等有关。

（六）护理措施

1. 一般护理　同小儿肝病一般护理常规中的一般护理。

2. 病情观察　①观察患儿有无意识、行为改变等神经系统症状；注意有无关节及背部疼痛等铜在骨髓沉积的表现；②观察患儿的分泌物、汗液、尿液是否有金属味；注意有无疲乏、食欲不振、黄疸、浮肿或腹水等肝细胞受损的表现；③注意大便的量、色、性状及有无肉眼脓血和黏液。

3. 对症护理

安全护理：肌体震颤及肌强直者，安置在安静，光线柔和，地面干燥及无障碍物的房间。严重震颤或肌强直患儿应绝对卧床，注意保持关节功能位，适度做被动活动。严禁动作粗暴，切忌生拉硬拽，以免引起骨折。在帮助患儿穿脱衣裤时，应注意先穿肌张力高的一侧，然后再穿较轻的一侧，脱衣时相反。

外出时有专人陪同，患儿需穿防滑鞋。精神、行为异常患儿不宜单独外出，必要时使用约束带，保证患儿安全。有流涎症状的卧床患儿尽量保持侧卧或抬高床头 30°的卧姿，以防止误吸引起的窒息或肺部感染。

4. 用药护理　药物的不良反应较多，常见的有恶心、呕吐、食欲下降、腹泻、皮疹、发热、骨髓抑制、维生素 B_6 缺乏、口唇及四肢的麻木、烧灼感、关节疼痛和淋巴结肿大、肝肾毒性及过敏反应等，发现异常及时告知医生。一般胃肠反应不需停药，发生早期过敏反应立即停药。锌剂在饮食前后 1 小时服药，以避免食物影响其吸收；硫酸锌因胃肠道反应较重，可于餐后 1 小时服用；应用青霉胺前需做青霉素过敏试验，青霉胺于饭前 1 小时或饭后 2 小时服用为宜，观察有无药物疹、胃肠道反应等。注意硫酸锌和青霉胺服药时间需间隔 2 小时。

5. 饮食管理　饮食管理时应遵循个性化原则，根据患者的临床表现（如贫血、肝性脑病、腹水等）进行适当调整。首先限制铜的摄入，每日食物中含铜量应在≤1.5 mg。禁止食用含铜量高的食物，如贝类、坚果、蘑菇类、动物内脏、海鲜、巧克力、脂肪含量高的肉类等；忌用浓茶、咖啡等兴奋神经的饮食；避免使用铜质餐具炊具，如果自来水使用的是铜管或井水中含铜高，应该净化后饮用。可食用含铜低的精米、白面、淡色蔬菜、水果、瘦肉、禽肉、禽蛋类及淡水鱼，长期饮用低铜高蛋白的牛奶，有益于体内铜的负平衡，适当摄入含硫基饮食，如葱、蒜等。

6. 心理护理　尊重和理解患儿，耐心告知患儿及家属相关知识，树立信心，不宜刺激患儿。密切观察患儿的情绪、心理变化，一旦发现异常，及时解决患儿的心理问题，纠正其心理的偏差，提高对诊疗过程的依从性。教会患儿"过滤"信息，避开有可能导致情绪波动的事情或话题，转移自己的注意力。家属也应对患儿所处的环境和事态进行把关。教患儿学会"呼吸放松训练"：最好采取卧位，闭上眼睛，把注意力集中到控制呼吸的节奏上。要求用鼻深吸气，吸至最大限度时，腹部要明显膨隆，然后缩小嘴唇，慢慢把气全部呼出。

7. 健康宣教　向家长及患儿解释长期饮食治疗的重要性；指导患儿及家属遵医嘱长期服药，不能随意停药或减量，同时学会观察药物不良反应；增强患儿及家长安全意识，避免危险活动及游戏，单独外出时备好疾病资料小卡片；坚持定期复查血常规、肝功能和尿铜等；准确收集标本，注意在收集标本过程中必须无铜污染，尿量收集必须准确；注意保持良好的精神状态，避免情绪波动太大，学会自我调控。建立专病微信管理群，随时予以督导，做好长期随访管理，随访周期依据患儿病程的长短及治疗方案而定，常规随访监测包括血清铜、24 小时尿铜、血清铜蓝蛋白、K-F 环、肝功能、全血细胞计数、凝血功能、影像学检查（B 超、MRI）、详细的病史询问（包括肝脏疾病表现、神经系统表现、精神症状）、治疗依从性的调查等，观察维持治疗效果。

（七）小结

肝豆状核变性是一种遗传代谢疾病，由于 ATP7B 基因突变导致铜的积累，主要影响肝脏和神经系统。在出现不明原因的黄疸、急性肝衰竭或慢性肝病的儿童中应该怀疑此病。常规的实验室检查，基因检测可明确肝豆状核变性诊断。如果早期诊断和治疗，肝豆状核变性的预后良好。药物驱铜治疗可逆转铜沉积引起的损伤，但需要终身服药；肝移植可恢复正常铜代谢，但需终身使用免疫抑制剂；细胞移植和基因治疗目前还难以在临床推广使用。该类患儿的长期随访非常重要，随访小组定期通过电话或微信了解患儿情况，开展个性化宣教，督促及时复查，从而提升依从性。

肝豆状核变性护理流程

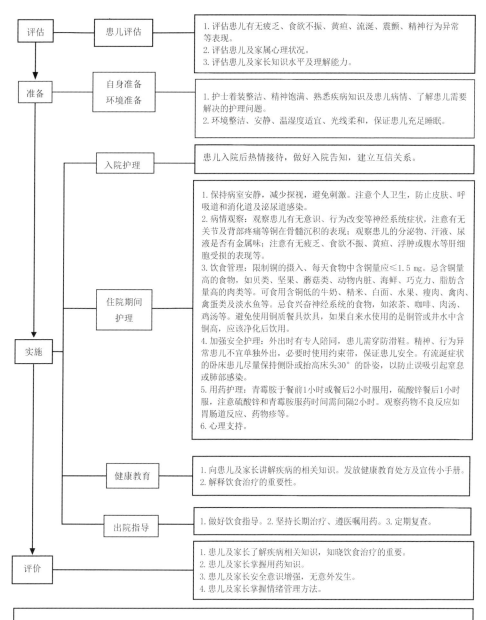

| 评估 | 患儿评估 | 1. 评估患儿有无疲乏、食欲不振、黄疸、流涎、震颤、精神行为异常等表现。
2. 评估患儿及家属心理状况。
3. 评估患儿及家长知识水平及理解能力。 |

| 准备 | 自身准备
环境准备 | 1. 护士着装整洁、精神饱满、熟悉疾病知识及患儿病情、了解患儿需要解决的护理问题。
2. 环境整洁、安静、温湿度适宜、光线柔和,保证患儿充足睡眠。 |

| | 入院护理 | 患儿入院后热情接待,做好入院告知,建立互信关系。 |

| 实施 | 住院期间护理 | 1. 保持病室安静,减少探视,避免刺激。注意个人卫生,防止皮肤、呼吸道和消化道及泌尿道感染。
2. 病情观察:观察患儿有无意识、行为改变等神经系统症状,注意有无关节及背部疼痛等铜在骨髓沉积的表现;观察患儿的分泌物、汗液、尿液是否有金属味;注意有无疲乏、食欲不振、黄疸、浮肿或腹水等肝细胞受损的表现等。
3. 饮食管理:限制铜的摄入、每天食物中含铜量应≤1.5 mg。忌含铜量高的食物,如贝类、坚果、蘑菇类、动物内脏、海鲜、巧克力、脂肪含量高的肉类等。可食用含铜低的牛奶、精米、白面、水果、瘦肉、禽肉、禽蛋类及淡水鱼等。忌食兴奋神经系统的食物,如浓茶、咖啡、肉汤、鸡汤等。避免使用铜质餐具炊具,如果自来水使用的是铜管或井水中含铜高,应该净化后饮用。
4. 加强安全护理:外出时有专人陪同,患儿需穿防滑鞋。精神、行为异常患儿不宜单独外出,必要时使用约束带,保证患儿安全。有流涎症状的卧床患儿尽量保持侧卧或抬高床头30°的卧姿,以防止误吸引起窒息或肺部感染。
5. 用药护理:青霉胺于餐前1小时或餐后2小时服用,硫酸锌餐后1小时服,注意硫酸锌和青霉胺服药时间需间隔2小时。观察药物不良反应如胃肠道反应、药物疹等。
6. 心理支持。 |

| | 健康教育 | 1. 向患儿及家长讲解疾病的相关知识。发放健康教育处方及宣传小手册。
2. 解释饮食治疗的重要性。 |

| | 出院指导 | 1. 做好饮食指导。2. 坚持长期治疗、遵医嘱用药。3. 定期复查。 |

| 评价 | | 1. 患儿及家长了解疾病相关知识,知晓饮食治疗的重要。
2. 患儿及家长掌握用药知识。
3. 患儿及家长安全意识增强,无意外发生。
4. 患儿及家长掌握情绪管理方法。 |

注意事项:
1. 饮食治疗方案要个性化,严格限制含铜食物,忌食兴奋神经系统的食物。
2. 坚持长期治疗,遵医嘱用药。
3. 精神行为异常的加强安全护理,不宜单独外出。
4. 坚持长期随访。

三、希特林（Citrin）蛋白缺乏病

Citrin 蛋白缺乏病（CD）是一类常染色体隐性遗传性疾病，包括 Citrin 蛋白缺乏所致新生儿肝内胆汁淤积症（NICCD）、成年发作瓜氨酸血症Ⅱ型（CTLN2）和生长发育落后和血脂异常（FTTDCD）3 种类型。本病的致病基因为 SLC25A13，该基因编码的蛋白称希特林蛋白。新生儿肝内胆汁淤积症（NICCD）主要表现为黄疸、胆汁淤积、肝炎等表现，是我国婴儿肝内胆汁淤积症的重要原因之一；CTLN2 主要表现为反复发作性的精神行为异常；FTTDCD 表现为生长发育落后、血脂异常、偏食。

（一）病因及发病机制

CD 是一类常染色体隐性遗传性疾病，其致病基因为 SLC25A13，位于 7q21.3，编码 Citrin 蛋白。SLC25A13 基因突变可影响肝内酶的活性，降低酶的水平，最终影响尿素循环导致氨代谢障碍，引起肝细胞线粒体内的希特林蛋白功能不足，线粒体内产生的天冬氨酸不能转运至胞浆参与尿素循环，而影响体内一系列生化反应，如苹果酸、柠檬酸穿梭、尿素循环、蛋白质合成、糖酵解、糖异生等途径发生改变，导致肝脏物质代谢异常，进而形成复杂多样的生化代谢紊乱，从而引起肝功能受损、凝血功能异常，糖代谢异常和半乳糖蓄积，同时促进脂肪合成、抑制酮体合成，引起短链酰基肉碱和长链酰基肉碱的增多等诸多临床症状。

（二）临床表现

1. 临床分型　可分为新生儿肝内胆汁淤积症（NICCD）、成年发作瓜氨酸血症Ⅱ型（CTLN2）、生长发育落后和血脂异常（FTTDCD）3 种类型。

2. 临床表现

（1）NICCD　发病率为 1/19000，其发病率居第二位，仅次于甲基丙二酸尿症，是我国婴儿肝内胆汁淤积症的重要原因之一。发病年龄多在 2 月龄以内，很少晚于 5 月龄，男女比例无明显差异，主要临床特点有：①新生儿期或婴儿期起病。有肝大、黄疸等婴儿肝炎综合征表现，部分患儿可有凝血功能障碍、低血糖，可有白内障等半乳糖血症表现。②低出生体重及发育迟缓。

（2）CTLN2　发病年龄可从 11～79 岁，以 20～50 岁为高发年龄段；男性高于女性，主要临床特点有：①起病急骤，可有身形消瘦的表现。②反复发作

的精神行为异常，伴有不同程度的意识障碍甚至昏迷。③常由饮酒、药物或感染所诱发。④有偏食习惯，厌糖却喜食富含蛋白质和脂类的食物。

（3）FTTDCD　主要发生在1～2岁的小孩，表现为生长发育落后、血脂异常、偏食。

（三）实验室检查

1. 有机酸代谢筛查　瓜氨酸水平可增高，伴有或不伴有精氨酸水平升高，可同时存在蛋氨酸、络氨酸、苏氨酸、苯丙氨酸、甲硫氨酸、游离肉碱升高。

2. 血氨　疾病发作期血氨水平升高，并且以夜间显著升高为特点，发作间期仅轻度升高或正常。

3. 酶学检查　肝脏特异性的精氨琥珀酸合成酶活性低下。

4. 其他生化检查　凝血功能异常、血糖异常、低蛋白、高血脂、半乳糖血症等。

5. 尿乳糖耐受检测　常常有尿乳糖不耐受。

6. 基因检测　可检出SLC25A13基因突变。

（四）治疗原则

1. 基本治疗

（1）NICCD患儿　①可给予高蛋白、高脂肪、低碳水化合物饮食，以防止高氨血症和生长迟缓。可予富含中链甘油三酯的配方奶或无乳糖奶粉。②补充精氨酸治疗高氨血症。③补充脂溶性维生素如维生素K、维生素E等。

（2）CTLN2患儿　给予低碳水化合物饮食，血氨显著升高时可进行透析治疗。

（3）FTTDCD患儿　可给予低碳水化合物、高蛋白饮食，补充左旋肉碱以防止生长发育落后和改善血脂异常。

2. 对症治疗　护肝、降酶、补充白蛋白、改善凝血功能等对症支持治疗。

3. 肝脏移植　用于常规治疗效果欠佳的患者。NICCD型病程多为自限性，经过控制饮食后大多预后良好、部分患儿可发展为肝衰竭，需要进行肝移植。CTLN2预后往往不良，最终需要肝移植治疗。

（五）主要护理问题

1. 活动无耐力　与基因缺陷导致低血糖有关。

2. 营养失调　低于机体需要量与胆汁排泌障碍影响脂溶性维生素的吸收有关。

3. 焦虑（家长）　与担心患儿疾病预后有关。

（六）护理措施

1. 一般护理

（1）休息和体位　有凝血功能障碍者应绝对卧床休息，防止出血的发生。

（2）环境　保持病房环境安静、舒适，保证患者充分的休息。尽量不与感染性患者同病房放置。病室做好清洁消毒工作，每日用空气消毒机消毒 1～2 次，每次 1 小时。每日通风至少两次，但应避免对流风，防止感冒的发生。同时尽量减少陪人。

2. 病情观察

（1）观察患儿生命体征的变化，注意有无黄疸、皮肤有无出血点的发生。

（2）监测患儿的血糖，尤其是凌晨 2 点血糖情况，防止低血糖的发生。发现异常及时报告医生并积极配合医生处理。

（3）CTLN2 者，应观察意识状态，有无精神行为异常。

3. 对症护理

（1）皮肤护理　保持皮肤清洁、滋润，给予清水或性质柔和的清洗液清洗皮肤，剪短指甲，以免抓伤皮肤导致感染的发生。

（2）低血糖的护理　轻者患儿表现为多汗、吸吮无力、反应差、嗜睡，重者表现为震颤、尖叫、肌张力低下甚至抽搐等，低血糖常发生在 2 点左右，夜班应加强巡视，遵医嘱监测血糖，防止低血糖发生。平时应详细询问患儿进食情况，进食较少时应报告医生及时补液，尤其在需禁食禁饮的检查前、午夜后等，避免发生低血糖现象。

（3）高氨血症的护理　CTLN2 实验室检查可见高氨血症，血氨升高以夜间明显。氨对中枢神经系统有高度毒性，导致肝性脑病。及时控制血氨水平，对持续高血氨者口服乳果糖，或予以食醋与无菌生理盐水 1:2 稀释后保留灌肠 1～2 ml/（kg·d），分 2～3 次。保持大便通畅，严格记录大便的次数与量。

（4）预防出血　嘱患儿绝对卧床休息，翻身时动作缓慢，口腔护理时动作轻柔，年龄较大者可鼓励患儿自行漱口，不要用牙签剔牙，防止牙龈出血。建立静脉通道时应选择合适的血管，使用留置针以减少穿刺的次数，并尽量避免肌内、皮下注射。测量血压时，避免袖带充气过足。

4. 用药护理

（1）熊去氧胆酸　常见的不良反应如便秘、头晕、头痛、过敏反应等，应注意观察。不应与考来烯胺散同服，两种药同时使用时，应至少间隔 2 小时；还可以增加环孢素在肠道的吸收，服用环孢素的患儿应做血药浓度的监测，必要时调整环孢素的用量。

（2）精氨酸　静脉滴注速度不宜过快，防止过敏反应的发生。

5. 营养指导　停母乳，给予低碳水化合物、高蛋白、高脂肪饮食，高血氨时，给予低蛋白饮食，使用不含乳糖和富含中链甘油三酯的配方奶，以快速供给肝脏能量，修复受损的肝功能。必要时补充脂溶性维生素和水溶性维生素，改善患儿营养状态。

6. 心理护理　Citrin 蛋白缺乏病是由于 SLC25A13 基因缺乏引起的遗传代谢性疾病，愈后因不同分型而不同。但经饮食控制后大多预后良好，在临床工作中应积极与家长沟通交流，以增强患儿父母治疗的信心。

7. 健康教育　介绍 Citrin 蛋白缺乏病的病情特点，告知药物使用中的注意事项，给予饮食指导。评估患儿全身营养状况，进行相关的营养指导。每3～6 个月监测生长发育、体格发育情况直至 3 岁，3 岁后每年进行相关指标的监测。指导家长进行遗传咨询工作。

（七）小结

Citrin 蛋白缺乏病是一类常染色体隐性遗传性疾病，包括 Citrin 蛋白缺乏所致新生儿肝内胆汁淤积症（NICCD）、成年发作瓜氨酸血症 II 型（CTLN2）和 Citrin 缺陷导致的生长发育落后和血脂异常（FTTDCD）3 种类型。新生儿肝内胆汁淤积症（NICCD）主要表现为黄疸、胆汁淤积、肝炎等表现，是我国婴儿肝内胆汁淤积症的重要原因之一。患儿饮食管理是重点，应给予低碳水化合物、高蛋白（高血氨时，给予低蛋白饮食）、高脂肪饮食，使用不含乳糖和富含中链甘油三酯的配方奶，必要时补充脂溶性维生素和水溶性维生素。大部分患儿通过合理的饮食管理，症状可在 1 岁内缓解。个别患儿预后不良。长期随访对于此类患儿特别重要，每 3～6 个月监测生长发育、体格发育情况直至 3 岁，3 岁后每年进行相关指标的监测，以提高生活质量。

Citrin 蛋白缺乏病护理流程

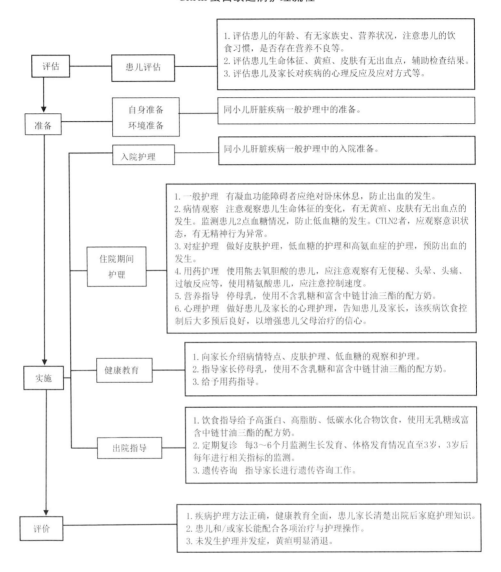

评估 → **患儿评估** →
1. 评估患儿的年龄、有无家族史、营养状况，注意患儿的饮食习惯，是否存在营养不良等。
2. 评估患儿生命体征、黄疸、皮肤有无出血点，辅助检查结果。
3. 评估患儿及家长对疾病的心理反应及应对方式等。

准备 → **自身准备 环境准备** →
同小儿肝脏疾病一般护理中的准备。

→ **入院护理** →
同小儿肝脏疾病一般护理中的入院准备。

→ **住院期间护理** →
1. 一般护理 有凝血功能障碍者应绝对卧床休息，防止出血的发生。
2. 病情观察 注意观察患儿生命体征的变化，有无黄疸、皮肤有无出血点的发生。监测患儿2点血糖情况，防止低血糖的发生。CTLN2者，应观察意识状态，有无精神行为异常。
3. 对症护理 做好皮肤护理，低血糖的护理和高氨血症的护理，预防出血的发生。
4. 用药护理 使用熊去氧胆酸的患儿，应注意观察有无便秘、头晕、头痛、过敏反应等，使用精氨酸患儿，应注意控制速度。
5. 营养指导 停母乳，使用不含乳糖和富含中链甘油三酯的配方奶。
6. 心理护理 做好患儿及家长的心理护理，告知患儿及家长，该疾病饮食控制后大多预后良好，以增强患儿父母治疗的信心。

实施 → **健康教育** →
1. 向家长介绍病情特点、皮肤护理、低血糖的观察和护理。
2. 指导家长停母乳，使用不含乳糖和富含中链甘油三酯的配方奶。
3. 给予用药指导。

→ **出院指导** →
1. 饮食指导给予高蛋白、高脂肪、低碳水化合物饮食，使用无乳糖或富含中链甘油三酯的配方奶。
2. 定期复诊 每3～6个月监测生长发育、体格发育情况直至3岁，3岁后每年进行相关指标的监测。
3. 遗传咨询 指导家长进行遗传咨询工作。

评价 →
1. 疾病护理方法正确，健康教育全面，患儿家长清楚出院后家庭护理知识。
2. 患儿和/或家长能配合各项治疗与护理操作。
3. 未发生护理并发症，黄疸明显消退。

注意事项:
1. 饮食 饮食治疗是该病人重要的治疗手段，督促家长坚持给予高蛋白、高脂肪、低碳水化合物饮食。使用无乳糖或富含中链甘油三酯的配方奶。
2. 防止感冒 该疾病患儿抵抗力差，应及时增减衣物，防止感冒。
3. 定期复诊 每3～6个月监测生长发育、体格发育情况直至3岁，3岁后每年进行相关指标的监测。

四、Alagille 综合征

Alagille综合征（ALGS）又称先天性肝内胆管发育不良症、动脉-肝脏发育不良综合征、Watson-Alagille综合征等。是一种常染色体显性遗传病，临床表现主要包括胆汁淤积和胆管稀疏、先天性心脏病、面部异常、蝴蝶椎以及眼部异常，还有肾脏异常、生长发育迟缓、胰腺异常等。

（一）病因及发病机制

94％的 ALGS 由编码 JAGGED1 的 JAG1 基因突变或缺失所引起，约1.5％由 NOTCH2 基因突变导致，但有 4.5％未检测到基因突变。ALGS 产生的原因是 Notch 信号通路的 JAG1 和 Notch2 基因突变导致机体多个系统和器官损害。

Notch 信号缺乏不仅导致肝内胆管生成异常，胆管内皮细胞减少，并导致肝内胆管的主分支及中间支生成异常。Notch 信号在心血管系统发育及稳态维持中起重要作用。Notch 信号缺乏导致骨骼发育障碍和骨质流失，而且在骨肉瘤的发展和乳腺癌的骨转移方面也有促进作用。Notch 信号对近端肾小管上皮细胞以及肾集合管系统的发育起重要作用，并且对损伤修复及组织稳态也起关键作用。颅面受累机制及眼部受累机制的报道较为罕见，眼睛受累后可表现为视盘水肿，ALGS 的患儿颅缝早闭，怀疑颅内压增高导致视盘水肿。

（二）临床表现

1. 肝脏表现　常表现为不同程度的胆汁淤积。

（1）黄疸　黄疸是该病最主要表现之一，多数在婴儿早期，尤其在新生儿期即可出现高结合胆红素血症，呈阻塞性黄疸表现。

（2）瘙痒　瘙痒是 ALGS 的突出表现，较黄疸和胆汁淤积表现更为明显，以幼儿期后较常见，无黄疸患儿亦可有瘙痒症表现。

（3）肝脾大　大部分 ALGS 患儿有肝大。随病情进展，约 70％的患儿出现脾大。

2. 心脏表现　心脏杂音主要因肺动脉的狭窄引起。肺动脉狭窄可单独发生，也可合并心内异常，包括法洛四联症、室间隔缺损、房间隔缺损等。

3. 骨骼表现　主要表现为蝶状椎骨，在 X 线检查时发现。其他的骨骼异常包括指（趾）骨缩短、远端尺骨和桡骨缩短、毗连椎骨融合、第 12 肋骨缺如、锥体中央透亮等。

4. 眼部表现　角膜后胚胎环即凸出中心位的 Schwalbe's 环，常出现在角膜内皮和色素层小梁组织的交界处。该证单独出现诊断价值有限，只有同时存在其他异常时才有意义。其他眼部异常包括青光眼与角膜巩膜发育不全、中胚层发育不全、异常的视神经盘、小角膜等。其眼部异常很少出现临床症状。

5. 面部表现　包括前额突出、眼球深陷伴眼距中度增宽、尖下颌、鞍形鼻并前端肥大等。特殊面容可能早在婴儿期即已存在，小婴儿以前额突出和耳发育不良多见，随年龄增长，其他各项特征渐突出。

6. 其他表现　包括肾脏、胰腺、气管或支气管、空肠、回肠和脑血管等的一些异常。肾脏异常如孤立肾、异位肾、分叉型肾盂、小型肾、单侧肾、双侧多囊肾及肾发育异常等为常见表现；气管支气管狭窄、空回肠狭窄与闭锁及小结肠等亦有报道。

ALGS 也可有体格和精神发育障碍、大运动发育迟缓，异常的视觉、听觉和其他体觉异常、肌力减退和震颤等，但多随强化营养或肝移植而改善，提示这些改变可能是继发性的。颅内出血是最重要的颅内合并症，可发生在颅内不同部位，可能和固有的颅内血管发育异常有关。

（三）实验室检查

1. 生化检查　血胆红素升高可达正常上限的 30 多倍，胆汁酸可达正常上限的百倍以上；转氨酶、γ-谷氨酰转肽酶、碱性磷酸酶等均可升高。甘油三酯、胆固醇增高。凝血功能障碍常见，但多在注射维生素 K 后纠正。

2. 心脏检查　可发现肺动脉狭窄，也可发现合并心内结构异常。

3. X 线检查　脊椎异常，主要表现为蝶状椎骨；其他包括指（趾）骨缩短、远端尺骨和桡骨缩短、毗连椎骨融合、第 12 肋骨缺如、锥体中央透亮等。

4. 眼底检查　眼部异常涉及角膜、虹膜、视网膜及视神经盘等。角膜后胚胎环是最具有特征性的眼部改变。

5. 肝脏病理活体组织检查　肝内小叶间胆管数量减少或缺如。

6. 基因检测　可发现 JAG1 基因或 Notch2 基因的致病突变。

（四）治疗原则

ALGS 目前尚无根治手段，以支持治疗为主。

1. 对症治疗　予以退黄、保肝药物进行对症处理。口服熊去氧胆酸退黄，复方甘草酸苷对症处理，补充脂溶性维生素，随访肝纤维化有无进展。严重影响功能的心血管异常须手术治疗。

2. 胆道冲洗　胆道冲洗疗效有争议。通过胆囊切除胆管造口行 0.9％氯化钠溶液（生理盐水）冲洗胆管，可使部分胆管发育不良患儿黄疸完全缓解，但胆道冲洗对胆道发育不良患儿无益。

3. 胆汁转流术　该治疗对黄疸无改善，但可以降低其血液中胆汁酸水平，且对 ALGS 患儿的黄色瘤、瘙痒症状等有改善。对于部分保守治疗无效、等待肝移植且对于改善生活质量较为迫切的患儿，可以慎重考虑采用。

4. 肝移植　对于梗阻性黄疸患儿，若其他治疗措施无效，肝移植是唯一的治疗手段。ALGS 的病死率为 10％～20％，早期主要因严重心脏病或肝脏疾病致死，晚期常因血管意外致死。

（五）主要护理问题

1. 营养不良　低于机体需要量　与肝功能受损导致蛋白质合成障碍有关。

2. 潜在并发症　肝衰竭。

3. 有出血的风险　与凝血功能异常有关。

4. 有皮肤受损的危险　与瘙痒有关。

5. 有受伤的风险　与眼部异常、视力下降有关。

6. 焦虑（家长）　与疾病预后不佳有关。

（六）护理措施

1. 一般护理　同小儿肝病一般护理常规中一般护理。

2. 病情观察

（1）观察皮肤巩膜颜色、出血倾向、大小便颜色等。

（2）监测患儿生命体征，哭吵剧烈时有无发绀等形象。

（3）评估患儿生长发育情况。

3. 对症护理

（1）皮肤护理　瘙痒为较常见的表现，以阵发性发作，夜间加重为特点，严重影响患儿睡眠，降低其生活质量。予剪指甲，必要时戴手套，防止抓伤；每日早晚用温水给患儿擦拭皮肤，清洗后涂抹润肤乳，更换棉质宽松衣物，保持皮肤清洁滋润。瘙痒发作时，用炉甘石洗剂湿敷患处 10～15 分钟缓解瘙痒。同时，陪同患儿玩耍，用其喜欢的玩具分散其注意力。

（2）预防出血　对于有出血倾向或出血史的患儿，注意观察皮肤黏膜有无瘀斑瘀点及大便颜色的异常等。凝血功能异常者，遵医嘱予肌内注射维生素K_1，以预防出血。预防脑出血时，要头部制动，密切观察患儿的神志、瞳孔等变化。

（3）安全教育　入院当天对陪护家属及患儿进安全教育，教会正确使用床栏。勿将患儿独自留在病室内。患儿单独在床上时，须拉起床栏，防止坠床。特别是眼部有损害，视力较差的患儿，是我们预防跌落的重点人群，床尾悬挂跌落高风险的警示牌。床旁桌椅避免摆放锐器及开水杯等危险用具，桌面禁止摆放药物；室内地面保持干燥，尽量摆放较少的障碍物，禁止孩子在病室内嬉戏打闹及在床上蹦跳。更换陪人时，需再次进行安全教育。

4. 用药护理　消胆胺在降血脂的同时可缓解胆汁淤积性瘙痒，广泛用于临床。此药具有特殊气味，口感欠佳，给予患儿药物时，可混合在果汁或在奶粉中服用。服药后观察患儿是否出现腹泻、便秘等消化系统的不良反应。胆汁淤积影响脂溶性维生素的吸收，此药可与双鲸、维生素 E 同服，服药后监测患儿血清中维生素水平。为避免药物的相互作用的发生，可在本品服用前 1 小时或服用 4~6 小时后再服用其他药物。

5. 营养指导　良好的营养可改善生长发育落后，摄取多种食物的同时，要注意食物之间的搭配，做到平衡膳食。婴儿期，则停止母乳，更换无乳糖、强化中链甘油三酯（MCT）特殊配方奶粉。因 ALGS 患儿胆汁排出存在障碍，导致脂肪在肠内消化及吸收出现困难，MCT 呈水溶性，可直接吸收进入门静脉。监测患儿身高、体重及头围等体格发育指标，遵医嘱给患儿补充维生素 A、维生素 D、维生素 E、维生素 K 等脂溶性维生素及锌、铁等微量元素。

6. 心理护理　患儿及家属的焦虑来自对于本病的知识缺乏及经济压力大、预后欠佳等方面，同时 ALGS 患儿病程长，且长期皮肤及巩膜黄染，面部呈特殊形态，头颅呈外星人状，造成患儿及家属产生自卑心理。医护人员及时做好患儿及家属的心理疏导及疾病知识的宣教，对疾病建立正确的认识，保持积极的心态，取得家属的信任和配合。鼓励与同病种的其他患儿家属建立联系，取得同伴支持，相互交流照顾经验。

7. 健康教育　营养对于疾病发展至关重要，指导家属着重关注孩子营养状态的评估，教会家长在家中能正确测量孩子身高体重并绘制生长发育图，向家属强调定期随访及监测生长发育的重要性。本病可累及心脏、眼睛、脊柱、肾脏、肝脏等多个器官，且影响生长发育，向家属强调规律随访、监测心脏及肝脏功能、微量营养素的重要性。告知其兄弟姐妹，进行相关检查，做到早诊断、早治疗。父母还有生育需求者，应做好产前基因筛查，达到优生优育。

（七）小结

近年来，随着分子遗传学研究的开展，ALGS 报道病例逐渐增多，特定人群患病率可达 1：30000。该病目前尚无根治手段，一旦确诊，对患儿和家庭的打击都非常大。因此，密切观察患儿病情变化，MCT 饮食的管理，长期补充脂溶性维生素和钙制剂，定期、长期门诊随访，及时监测肝、肾功能的变化，预防各种并发症的发生非常重要。必要时做好肝移植手术准备，提高患儿生命质量。

Alagille 综合征护理流程

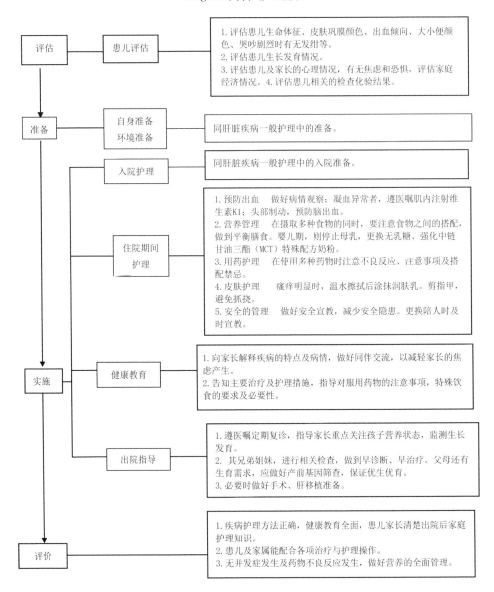

评估	**患儿评估**	1. 评估患儿生命体征、皮肤巩膜颜色、出血倾向、大小便颜色、哭吵剧烈时有无发绀等。 2. 评估患儿生长发育情况。 3. 评估患儿及家长的心理情况，有无焦虑和恐惧，评估家庭经济情况。 4. 评估患儿相关的检查化验结果。
准备	**自身准备** **环境准备**	同肝脏疾病一般护理中的准备。
	入院护理	同肝脏疾病一般护理中的入院准备。
	住院期间护理	1. 预防出血　做好病情观察；凝血异常者，遵医嘱肌内注射维生素K1；头部制动，预防脑出血。 2. 营养管理　在摄取多种食物的同时，要注意食物之间的搭配，做到平衡膳食。婴儿期，则停止母乳，更换无乳糖、强化中链甘油三酯（MCT）特殊配方奶粉。 3. 用药护理　在使用多种药物时注意不良反应、注意事项及搭配禁忌。 4. 皮肤护理　瘙痒明显时，温水擦拭后涂抹润肤乳。剪指甲，避免抓挠。 5. 安全的管理　做好安全宣教，减少安全隐患。更换陪人时及时宣教。
实施	**健康教育**	1. 向家长解释疾病的特点及病情，做好同伴交流，以减轻家长的焦虑产生。 2. 告知主要治疗及护理措施，指导对服用药物的注意事项，特殊饮食的要求及必要性。
	出院指导	1. 遵医嘱定期复诊，指导家长重点关注孩子营养状态，监测生长发育。 2. 其兄弟姐妹，进行相关检查，做到早诊断、早治疗。父母还有生育需求，应做好产前基因筛查，保证优生优育。 3. 必要时做好手术、肝移植准备。
评价		1. 疾病护理方法正确，健康教育全面，患儿家长清楚出院后家庭护理知识。 2. 患儿及家属能配合各项治疗与护理操作。 3. 无并发症发生及药物不良反应发生，做好营养的全面管理。

注意事项：
1. ALGS作为一种多系统受累的遗传性疾病，对患儿的管理不仅是综合性的，还是长期的和个体化的。
2. 该病治疗时间长，患儿面部、头颅呈特殊形态，易产生自卑心理，做好心理护理也是我们工作的重点。
3. 定期随访，监测肝、肾功能的变化，坚持MCT饮食的同时补充多种复合维生素及矿物质，保证营养的全面摄入，减少并发症的发生。

五、进行性家族性肝内胆汁淤积症

进行性家族性肝内胆汁淤积症（PFIC）是一组罕见的异质性常染色体隐性遗传性疾病，因基因突变导致胆汁分泌与排泄障碍，发生肝内胆汁淤积，随着病情的进展，最终可发展为肝硬化和肝功能衰竭。根据致病基因不同，该疾病分为 6 型，分别为 PFIC-Ⅰ 型、PFIC-Ⅱ、PFIC-Ⅲ、PFIC-Ⅳ、PFIC-Ⅴ 和 PFIC-Ⅵ。常见的有 3 型。

（一）病因及发病机制

PFIC 该病是一类常染色体隐性遗传性疾病，存在基因突变。胆汁酸的代谢过程主要涉及四个环节（合成—摄取—运输—分泌）：①合成：胆汁酸的合成；②摄取：肝细胞窦膜从血液中摄取溶质如胆盐等；③运输：胆盐及其他溶质在肝细胞内的运输；④分泌：肝细胞毛细胆管膜将胆盐及其他溶质分泌入毛细胆管中间。上述途径的任何环节异常就会发生胆汁分泌与排泄障碍，都会导致胆汁淤积的发生。

（二）临床表现

各型 PFIC 临床表现各有其特点，水样腹泻是 PFIC - 1 型常见肝外表现，此外有胰腺炎和听力减退等表现。PFIC - 2 型初始表现更为严重，进展更快，发病 1 年内可迅速发生肝衰竭，甚至肝癌。PFIC - 3 型呈慢性和进行性，常在儿童晚期和青少年发生肝硬化，极少出现新生儿胆汁淤积。

1. 黄疸、皮肤瘙痒 黄疸和皮肤瘙痒是 PFIC 典型临床表现。

2. 肝、胆、脾表现 胆囊结石，肝脾大，晚期可出现门静脉高压和肝脏肿瘤等。

3. 脂肪泻、脂溶性维生素缺乏的表现 脂肪吸收障碍所致的脂肪泻，以及脂溶性维生素缺乏所致佝偻病、骨龄延迟、干眼症、凝血障碍和神经肌肉病变等症状。

4. 发育迟缓 其他有身材矮小、青春期发育落后等发育迟缓表现。

5. 其他表现 患儿亦可能出现视觉及听力异常，出现烦躁、嗜睡及注意力不集中等。

（三）实验室检查

1. 实验室检查　PFIC 三型表现为血结合胆红素、碱性磷酸酶、胆酸及转氨酶等不同程度增高，血胆固醇多正常。PFIC－1 型和 PFIC－2 型实验室检查血清 GGT 活性和胆固醇值基本正常，胆汁酸明显升高。PFIC－3 型最显著特征为血 GGT 增高。

2. 影像学检查　腹部超声或 MRCP 等观察肝内外胆管情况，PFIC 一般无肝内外胆管改变。

3. 病理学检查

（1）PFIC－1 型　肝组织最具特征性表现为电镜下促颗粒状胆汁，称为"Byler bile"。部分形成腺泡样假玫瑰花结。

（2）PFIC－2 型　肝组织病理特征性的表现在于明显的肝巨细胞的形成，电镜下微绒毛缺失，胆汁呈细丝状、细颗粒状或无固定形状。

（3）PFIC－3 型　有胆管增生和纤维化两个突出表现，肝组织的病理改变类似于肝外胆道闭锁者肝脏。

4. 基因检测　应用 DNA 测序检测 ATP8BI、ABCB11、ABCB4 基因外显子，必要时可采用 RT-PCR 和测序检测，或者进行全基因测序。

（四）治疗原则

PFIC 治疗包括对症治疗、药物治疗、外科手术治疗和肝移植。其目的是缓解症状，改善营养状态，纠正维生素缺乏以及腹水、食管静脉曲张破裂出血等并发症。

1. 对症治疗　膳食提供富含中链甘油三酯，改善患儿营养状态，补充脂溶性维生素，如维生素 A、维生素 D、维生素 E、维生素 K 等，保证钙摄入和充足的阳光照射。

2. 药物治疗

（1）熊去氧胆酸　对三型 PFIC 都有效，是所有类型患儿的初始治疗选择。熊去氧胆酸可以竞争初级胆汁酸在小肠的重吸收，有效减少其肠肝循环，促进其排出，因而缓解胆汁淤积对肝细胞的损伤。对于 PFIC－2 型患儿，应用熊去氧胆酸疗效欠佳，因其原发缺陷直接影响胆盐从微管流出。对于 PFIC－3 型无 MDR3 表达的患儿熊去氧胆酸无效。

（2）考来烯胺　可以用来缓解胆汁淤积性瘙痒。

（3）**苯扎贝特和S-腺苷蛋氨酸** 疗效有待于验证。

3. 外科治疗 主要术式是胆汁分流术，包括部分胆汁分流术和回肠旁路手术两大类，部分 PFIC－1 和 PFIC－2 型患儿可获益。

4. 肝移植 最后考虑的治疗方案，其他治疗无效时的选择。

（五）主要护理问题

1. 营养不良 低于机体需要量与基因缺陷导致胆汁分泌与排泄障碍影响脂溶性维生素吸收有关。

2. 有皮肤完整性受损的危险 与皮肤瘙痒有关。

3. 焦虑（家长） 与担心患儿疾病预后有关。

4. 知识缺乏 家长及年长儿缺乏本病的相关知识。

（六）护理措施

1. 一般护理

（1）**休息和体位** 急情期应卧床休息，恢复期可适当活动，以不感疲乏为宜，防止碰撞脾区。

（2）**环境** 保持病室环境清洁，每日通风至少两次。但应避免对流风，防止感冒的发生。每日用空气消毒机消毒 1～2 次，每次 1 小时。

2. 病情观察

（1）观察患儿生命体征，有无黄疸、皮肤瘙痒情况。

（2）观察患儿有无腹痛、腹泻，全身皮肤有无出血点，大便颜色等，注意是否有听力或视力异常，发现异常，及时报告医生并积极配合医生处理。

3. 对症护理

皮肤护理：保持皮肤清洁，禁用刺激性强的溶液清洗皮肤，剪短指甲，以免抓伤皮肤导致感染的发生。

4. 用药护理

（1）**熊去氧胆酸** 熊去氧胆酸可以竞争初级胆汁酸在小肠的重吸收，有效减少其肠肝循环，促进其排出，因而缓解胆汁淤积对肝细胞的损伤。常见的不良反应如便秘、头痛、头晕、过敏反应等，应注意观察。不应与考来烯胺散同服，因为这些药物可以在肠中和熊去氧胆酸结合，从而阻碍吸收，影响疗效。两种药同时使用时，应至少间隔 2 小时；还可以增加环孢素在肠道的吸收，服用环孢素的患儿应做血药浓度的监测，必要时调整环孢素的用量。

（2）考来烯胺 可以用来缓解胆汁淤积性瘙痒。与熊去氧胆酸同时使用时，应至少间隔 2 小时。

5. 营养指导 提供富含中链甘油三酯的膳食，提供机体所需的能量，补充脂溶性维生素和水溶性维生素，改善患儿营养状态，保证钙的摄入。

6. 心理护理 进行性家族性胆汁淤积性肝病是基因缺乏引起的胆汁酸代谢障碍，病情反复，其预后取决于其亚型及基因缺陷的严重程度，也与是否在早期得到适当的干预有关，家长心理负担重。因此在临床工作中应积极与家长沟通，给予家属关爱，以增强患儿父母治疗的信心。

7. 健康教育 介绍进行性家族性胆汁淤积性肝病的病情特点，告知使用药物中的注意事项。定期监测体格发育、生长发育情况，评估全身营养状况，进行相应的营养指导，主动与患儿进行交流。指导家长进行遗传咨询。

（七）小结

PFIC 是一组罕见的异质性常染色体隐性遗传性疾病，随着病情的进展，最终可发展为肝硬化和肝衰竭。治疗上可给予对症治疗、药物治疗、外科手术治疗和肝移植。护理方面应重点观察患儿黄疸情况，全身有无出血点等，为医生诊治提供依据；饮食上应提供富含中链甘油三酯的膳食，补充脂溶性维生素和水溶性维生素，改善患儿营养状态，此类患儿应长期随访，定期复查和监测体格发育、生长发育情况，以防止相关并发症的发生。

进行性家族性肝内胆汁淤积护理流程

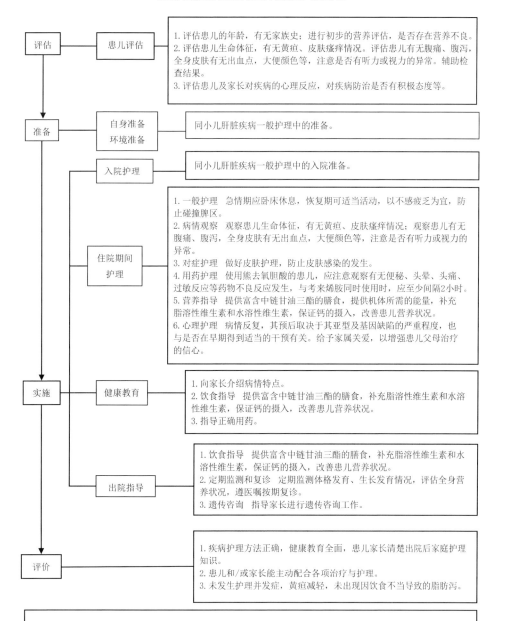

评估	患儿评估	1. 评估患儿的年龄，有无家族史；进行初步的营养评估，是否存在营养不良。 2. 评估患儿生命体征，有无黄疸、皮肤瘙痒情况。评估患儿有无腹痛、腹泻，全身皮肤有无出血点，大便颜色等，注意是否有听力或视力的异常。辅助检查结果。 3. 评估患儿及家长对疾病的心理反应，对疾病防治是否有积极态度等。
准备	自身准备 环境准备	同小儿肝脏疾病一般护理中的准备。
	入院护理	同小儿肝脏疾病一般护理中的入院准备。
	住院期间护理	1. 一般护理　急情期应卧床休息，恢复期可适当活动，以不感疲乏为宜，防止碰撞脾区。 2. 病情观察　观察患儿生命体征，有无黄疸、皮肤瘙痒情况；观察患儿有无腹痛、腹泻，全身皮肤有无出血点，大便颜色等，注意是否有听力或视力的异常。 3. 对症护理　做好皮肤护理，防止皮肤感染的发生。 4. 用药护理　使用熊去氧胆酸的患儿，应注意观察有无便秘、头晕、头痛、过敏反应等药物不良反应发生，与考来烯胺同时使用时，应至少间隔2小时。 5. 营养指导　提供富含中链甘油三酯的膳食，提供机体所需的能量，补充脂溶性维生素和水溶性维生素，保证钙的摄入，改善患儿营养状况。 6. 心理护理　病情反复，其预后取决于其亚型及基因缺陷的严重程度，也与是否在早期得到适当的干预有关。给予家属关爱，以增强患儿父母治疗的信心。
实施	健康教育	1. 向家长介绍病情特点。 2. 饮食指导　提供富含中链甘油三酯的膳食，补充脂溶性维生素和水溶性维生素，保证钙的摄入，改善患儿营养状况。 3. 指导正确用药。
	出院指导	1. 饮食指导　提供富含中链甘油三酯的膳食，补充脂溶性维生素和水溶性维生素，保证钙的摄入，改善患儿营养状况。 2. 定期监测和复诊　定期监测体格发育、生长发育情况，评估全身营养状况，遵医嘱按期复诊。 3. 遗传咨询　指导家长进行遗传咨询工作。
评价		1. 疾病护理方法正确，健康教育全面，患儿家长清楚出院后家庭护理知识。 2. 患儿和/或家长能主动配合各项治疗与护理。 3. 未发生护理并发症，黄疸减轻，未出现因饮食不当导致的脂肪泻。

注意事项：
1. 饮食　饮食治疗对于此类病人是非常重要的治疗手段，应指导家长给予富含中链甘油三酯的膳食，补充脂溶性维生素和水溶性维生素，保证钙的摄入，改善患儿营养状况。
2. 定期监测和复诊　定期监测体格发育、生长发育情况，评估全身营养状况，遵医嘱按期复诊。
3. 遗传咨询　指导家长进行遗传咨询工作。

六、鸟氨酸氨甲酰基转移酶缺乏症

鸟氨酸氨甲酰基转移酶缺乏症（OTCD）是因鸟氨酸氨甲酰基转移酶（OTC）基因突变导致的遗传性代谢病，为 X 连锁遗传病，又称"高氨血症 2 型"，是鸟氨酸循环障碍中最常见的类型，可引起血氨升高、急性或慢性脑病、神经精神损害等，严重时可发生猝死。平均发病率约为 7.1/10 万，男女发病率大致相同、具有种族和地区差异。

（一）病因及发病机制

鸟氨酸氨甲酰基转移酶（OTC）是一种线粒体酶，主要在肝脏中表达，其次在肠黏膜细胞中表达。在细胞质中合成，然后转入线粒体中催化鸟氨酸与氨甲酰磷酸反应生成瓜氨酸，后者被转运至细胞质继续参与尿素循环的其他反应。

OTCD 是因编码 OTC 的基因发生突变，导致 OTC 酶活性降低或缺失，瓜氨酸合成受阻、尿素循环中断、出现氨降解障碍，导致血氨增高、低瓜氨酸血症；另一方面，线粒体中大量氨甲酰磷酸溢入胞质，增加了嘧啶的生物合成，导致乳清酸的生成和排泄增多。NH3 具有很强的中枢神经系统毒性、干扰脑细胞的能量代谢，可引起脑内兴奋性神经递质减少，抑制性神经递质增多，是该病患儿中枢神经系统损伤的基础。

（二）临床表现

OTCD 临床表现复杂，病情严重程度各异，缺乏特异性。主要分为两型：新生儿期急性起病型和迟发型。

1. 新生儿期急性起病型　起病急骤，病情凶险，病死率高。患儿通常为 OTC 酶活性完全丧失，多为男性半合子突变。患儿出生时可无异常，出生后数小时至数日内出现拒奶、呕吐、易激惹、昏睡等表现，常迅速进展，出现惊厥、昏迷、呼吸衰竭等症状。

2. 迟发型　病程可为渐进性或间歇性，多于婴幼儿期起病，症状相对较轻，临床表现多样。大部分迟发型患儿首次发病前无特异性症状，或仅表现为厌食，常因诱因，如感染、发热、长期禁食、高蛋白饮食、疲劳或药物（如解热药、大环内酯类抗生素）等导致急性发病，急性期以神经精神症状为主要表现，包括突发意识障碍、共济失调、惊厥发作、一过性视力丧失等，同时可伴有食欲减退、呕吐、肝功能损害甚至急性肝衰竭等症状。

（三）实验室检查

1. 常规检查 显示血氨升高，新生儿期起病的 OTCD 患儿急性发病时血氨水平常>300 μmol/L，并可继续增高。迟发型患儿及有症状的女性杂合子携带者，在高氨血症发作时血氨水平多>150 μmol/L，发作间期病情缓解时则可恢复正常。

2. 尿有机酸检测 气相色谱质谱检测尿乳清酸排出明显增加。

3. 血氨基酸测定 血谷氨酸水平增高，瓜氨酸水平降低，部分患儿血瓜氨酸水平正常。

4. 酶活性分析及基因突变分析 酶活性分析有助于诊断。通常男性患儿及女性发病者鸟氨酸氨甲酰转移酶酶活性为正常人的 5%～25%。基因突变分析有助于诊断及鉴别诊断，能够发现杂合子女性和无症状的男性患儿。部分患儿为自发突变。

（四）治疗原则

目前该病尚无特效治疗方法，主要的治疗方法是控制饮食，减少血氨的来源，促进血氨的代谢。

1. 紧急治疗 患儿出现进行性脑病和高氨血症（血氨>200 μmol/L）时需要给予紧急治疗。

（1）清除体内毒性产物 静脉应用苯甲酸钠或苯丁酸钠及精氨酸等降氨药物，左旋肉碱 100 mg/kg。血氨超过 500 μmol/L 需要血液透析或腹膜透析治疗。

（2）抑制 NH_3 生成 立即停止进食蛋白质 48 小时；为保证能量供给，可给予口服 10%～20% 的葡萄糖水，严重者静脉输注，若血糖升高可使用胰岛素。为减少肠道产氨，应注意保持大便通畅，或给予口服抗生素，以抑制肠道细菌的繁殖。

（3）维持水、电解质平衡 积极去除诱因；严密监测病情变化，预防患儿脱水、电解质紊乱。避免使用丙戊酸钠、阿司匹林等可能诱发或加重高氨血症的药物。

2. 长期治疗 主要采取低蛋白饮食治疗，保证热量供给，以减少氨的产生；同时予药物降低血氨，并补充精氨酸及瓜氨酸；药物无法控制的高氨血症，则需进行透析治疗及肝移植等。

（1）饮食治疗　给予低蛋白质、高热量饮食，以减少氨的产生。蛋白质具体的摄入量主要依据患儿年龄和疾病严重程度而定。其目标是既能纠正患儿的生化异常，又能满足其生长发育的需求。急性发作期则需停止进食蛋白质48小时。

（2）药物降氨　通过促进氨的排出而降低血氨。常用的药物有苯甲酸、苯丁酸钠、精氨酸及瓜氨酸等，口服或静脉给药。使用苯甲酸钠和苯乙酸的患儿需补充左旋肉碱。

3. 血液透析或腹膜透析　药物不能有效控制血氨水平的患儿，应尽快考虑行透析治疗。

4. 活体肝移植治疗　是彻底治疗OTCD患儿最有效的方法。活体肝移植可纠正患儿的尿素循环障碍、显著降低血氨水平、极大提高患儿的生活质量。但无法逆转已经发生的神经系统损伤。

（五）主要护理问题

1. 急性意识障碍　与基因突变导致鸟氨酸循环障碍引起高氨血症有关。

2. 焦虑（家长）　与担心患儿疾病预后有关。

3. 知识缺乏　家长及年长儿缺乏本病的相关知识。

（六）护理措施

1. 一般护理

（1）休息和体位　急性期应绝对卧床休息，对意识不清、躁动不安患儿，进行保护性约束，同时防止压疮的发生。

（2）环境要求　保持病室环境清洁，温湿度适宜，病房每日按时通风2次。

2. 病情观察

（1）持续床旁心电监护，严密观察血压、神志、瞳孔，四肢肌张力的变化。

（2）观察患儿进食的情况，注意有无食欲减退、呕吐等情况发生。

3. 对症护理

（1）高氨血症的护理　急性高氨血症必须及时纠正，否则会导致神经系统损伤无法逆转。

1）用药护理　在使用盐酸精氨酸注射液促进氨的排泄过程中，应控制输液速度同时密切观察患儿的面色、生命体征变化及时发现和处理异常情况。

2）饮食管理　高氨血症的饮食以低蛋白饮食为主，保证足够的热量。饮食以碳水化合物类、淀粉类、蔬果类食物为主，避免食用含蛋白质高的食物，如牛羊肉、豆类等。

3）保持大便通畅　保持大便通畅是降低氨重吸收的重要措施。可给予开塞露灌肠，以利于肠道内积便的排出；给予乳果糖口服液促进排便，减少内毒素的蓄积和吸收；给予口服抗生素，抑制肠道细菌的繁殖，以减少氨的产生。

（2）安全护理　患儿出现意识不清、躁动时，遵医嘱给予镇静药，注意控制速度；患儿肢体进行保护性约束，每小时观察局部的血运情况，保护受压部位的皮肤，防止压疮的发生。

4. 用药护理　急性高氨血症会导致神经系统不可逆的损伤，必须及时纠正。输注盐酸精氨酸时可因输注速度过快导致患儿出现面色潮红、烦躁等现象发生，因此在使用该药物的过程中，应注意输液速度，同时密切观察患儿的面色、生命体征变化，及时发现和处理异常情况。使用苯甲酸钠和苯乙酸的患儿需补充左旋肉碱。

5. 营养指导　高氨血症（血氨>200 $\mu mol/L$）时，应停止进食蛋白质48小时，3日后给予低蛋白、高热量饮食，蛋白质控制在1~1.5 g/（kg·d），热量供给达到292.9~418.5 kJ/kg，饮食以碳水化合物类、淀粉类、蔬果类食物为主，蛋白质以猪肉、鸡肉等动物蛋白为主，避免食用牛羊肉、豆类等蛋白质含量高的食物，以减少氨的产生。

6. 心理护理　鸟氨酸氨甲酰转移酶缺乏症是先天性疾病，一经确诊需终身治疗，家长背负着经济与心理的双重压力，在临床工作中，应尽量满足家长的合理要求，解决他们的实际困难，同时积极与家长沟通，安抚家长的情绪，增强患儿父母治疗的信心，提高患儿的生活质量。

7. 健康教育

（1）本病是先天性的酶缺陷疾病，目前尚无特异性的治疗方法。

（2）防止血氨升高　告知家长应长期限制蛋白质的摄入。

（3）保持患儿大便通畅　以减少肠道内氨的产生和重吸收。

（4）避免诱发高血氨的因素　高蛋白饮食、饥饿、疲劳、发热、感染、药物等因素会诱发高血氨，应尽量避免。避免剧烈活动，身边常备糖果、饼干等零食以备急需。在门诊病历上注明禁用可能诱发高血氨的药物，如丙戊酸钠、对乙酰氨基酚、阿司匹林等药物。

（5）做好随访　督促家长按时随访，患儿需在出院后 1、3、6 个月及 1 年随访，随访时进行全面体格检查以综合评估患儿生长发育情况，监测血氨，必要时进行血气分析。

（6）指导家长进行遗传咨询。

（七）小结

鸟氨酸氨甲酰基转移酶缺乏症又称"高氨血症 2 型"，可引起血氨升高、急性或慢性脑病、神经精神损害等，严重时可发生猝死。该病尚无特效治疗方法，主要的治疗方法是给予低蛋白质、高热量饮食以减少血氨的来源，同时促进血氨的代谢。护理重点应通过用药护理、保持大便的通畅和饮食管理等几个方面来做好高氨血症的护理，同时通过健康教育使家长尽量避免诱发高血氨的因素，如高蛋白饮食、饥饿、疲劳、发热、感染、药物等。在门诊病历上注明禁用可能诱发高血氨的药物，如丙戊酸钠、对乙酰氨基酚、阿司匹林等药物。督促家长按时随访，患儿需在出院后 1、3、6 个月及 1 年随访，随访时需进行全面体格检查以综合评估患儿生长发育情况，监测血氨等。该疾病需终身治疗，应积极与家长沟通，做好心理护理。

鸟氨酸氨甲酰基转移酶缺乏症护理流程

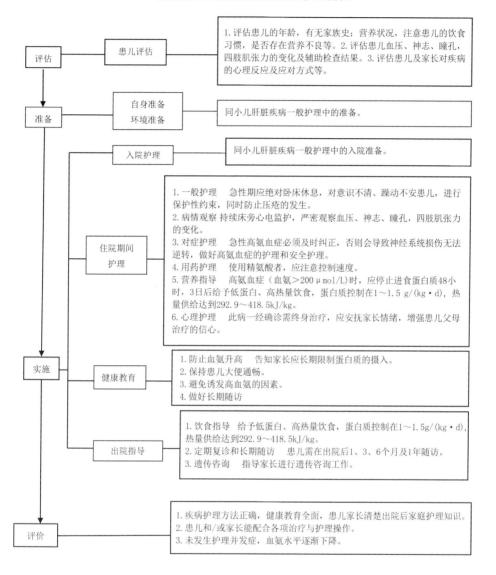

评估 —— 患儿评估 —— 1.评估患儿的年龄，有无家族史；营养状况，注意患儿的饮食习惯，是否存在营养不良等。2.评估患儿血压、神志、瞳孔，四肢肌张力的变化及辅助检查结果。3.评估患儿及家长对疾病的心理反应及应对方式等。

准备 —— 自身准备 环境准备 —— 同小儿肝脏疾病一般护理中的准备。

实施 —— 入院护理 —— 同小儿肝脏疾病一般护理中的入院准备。

住院期间护理 ——
1.一般护理 急性期应绝对卧床休息，对意识不清、躁动不安患儿，进行保护性约束，同时防止压疮的发生。
2.病情观察 持续床旁心电监护，严密观察血压、神志、瞳孔，四肢肌张力的变化。
3.对症护理 急性高氨血症必须及时纠正，否则会导致神经系统损伤无法逆转，做好高氨血症的护理和安全护理。
4.用药护理 使用精氨酸者，应注意控制速度。
5.营养指导 高氨血症（血氨＞200μmol/L）时，应停止进食蛋白质48小时，3日后给予低蛋白、高热量饮食，蛋白质控制在1～1.5 g/（kg·d），热量供给达到292.9～418.5kJ/kg。
6.心理护理 此病一经确诊需终身治疗，应安抚家长情绪，增强患儿父母治疗的信心。

健康教育 ——
1.防止血氨升高 告知家长应长期限制蛋白质的摄入。
2.保持患儿大便通畅。
3.避免诱发高血氨的因素。
4.做好长期随访

出院指导 ——
1.饮食指导 给予低蛋白、高热量饮食，蛋白质控制在1～1.5g/（kg·d），热量供给达到292.9～418.5kJ/kg。
2.定期复诊和长期随访 患儿需在出院后1、3、6个月及1年随访。
3.遗传咨询 指导家长进行遗传咨询工作。

评价 ——
1.疾病护理方法正确，健康教育全面，患儿家长清楚出院后家庭护理知识。
2.患儿和/或家长能配合各项治疗与护理操作。
3.未发生护理并发症，血氨水平逐渐下降。

注意事项：
1.饮食 血氨增高时，饮食治疗非常重要，给予低蛋白、高热量饮食，蛋白质控制在1～1.5 g/（kg.d），热量供给达到292.9～418.5kJ/kg。
2.避免诱发高血氨的因素 高蛋白饮食、饥饿、药物等因素会诱发高血氨，应尽量避免。避免剧烈活动。
3.定期复诊 出院后1、3、6个月及1年随访，随访时进行全面体格检查，监测血氨。

七、甲基丙二酸尿症

甲基丙二酸尿症，又称甲基丙二酸血症（MMA），是一种常染色体隐性遗传病，是先天性有机酸代谢异常中最常见的类型。可引起脑、肝、肾、骨髓及心脏等多脏器损伤，严重时可引起酮症酸中毒、高血氨、低血糖，新生儿、婴幼儿期病死率很高。其患病率在不同国家有很大差异。

（一）病因及发病机制

正常情况下，MMA 在甲基丙二酰辅酶 A 变位酶及钴胺素（维生素 B_{12}）的作用下转化生成琥珀酰辅酶 A，参与三羧酸循环。由于甲基丙二酸辅酶 A 变位酶自身缺陷或其辅酶钴胺素代谢缺陷，导致甲基丙二酸、3-羟基丙酸及甲基枸橼酸等代谢物异常蓄积，从而引起脑、肝、肾、骨髓及心脏等多脏器损伤，其中以脑损伤为主。根据酶缺陷类型分为甲基丙二酰辅酶 A 变位酶缺陷（Mut 型，MIM251000）及其辅酶钴胺素代谢障碍两大类。其中钴胺素代谢障碍包括 6 个类型。

（二）临床表现

甲基丙二酸尿症患儿临床表现各异，最常见的症状和体征是反复呕吐、惊厥、嗜睡、智力及肌张力低下、运动障碍。重症患儿可在新生儿期发病。

1. 甲基丙二酰辅酶 A 变位酶缺陷（Mut 型，MIM251000）　患儿出生时可正常，在应急状态下如发热、感染、饥饿或输血、药物、高蛋白饮食等因素诱导下引起急性代谢紊乱，出现类似急性脑病样症状，如拒乳、呕吐、脱水、惊厥、昏迷、低血糖、酸中毒、酮尿、呼吸困难、肌张力低下并发脑病，早期死亡率极高。

（1）早发型　患儿多于 1 岁内起病，以神经系统症状最为严重，尤其是脑损伤，可表现为惊厥、舞蹈手足徐动症及运动功能障碍等，并常伴发血液系统异常，如巨幼红细胞贫血。

（2）迟发型　患儿多在 4～14 岁出现症状，甚至于成年期起病，常合并脊髓、外周神经、血管、肝、肾、眼及皮肤等多系统损害，青少年时期或儿童表现为急性神经系统症状，如意识模糊、认知能力下降及智力落后等，甚至出现脊髓亚急性联合变性。

2. 钴胺素代谢障碍　分为 6 个类型，分别为 cb1A、cb1B、cb1C、cb1D、

cb1F、cb1H。

（1）cb1C 型　在国内最为常见，主要表现为巨幼红细胞贫血、神经系统症状及生长障碍。

（2）cb1D 型　患儿发病较晚，无血液系统异常表现。主要为高血氨、脑损伤和心肌病。

（3）cb1F 型　患儿新生儿期出现口腔炎、面部畸形和肌张力低下，部分有血细胞形态异常。

此外，发现部分成人患儿以精神及心理异常为首发症状。

近年来，随着串联质谱在新生儿疾病筛查中的广泛应用，发现了一些无症状，发育良好的"良性"MMA 患儿。

（三）实验室检查

1. 实验室常规检查　包括血尿常规、肝肾功能、血糖、血乳酸、血气分析、血氨等。可出现贫血、全血细胞减少，尿酮体阳性，血气分析可见酸中毒，血生化可见高血氨、高乳酸、低血糖和心肌酶升高等。

2. 血氨基酸谱及酰基肉碱谱分析　MMA 患儿血丙酰肉碱（C3）及 C3/C2（乙酰肉碱）比值增高。部分 MMA 伴同型半胱氨酸血症患儿血蛋氨酸水平降低。

3. 尿有机酸分析　甲基丙二酸及甲基枸橼酸增高，可伴 3 -羟基丙酸增高。

4. 头部磁共振（MRI）/CT　常见对称性基底节损害、脑萎缩及脑积水等。

5. 脑电图　无抽搐患儿脑电图为局灶性样放电和慢波背景。伴抽搐患儿脑电图主要呈高峰节律紊乱、慢波背景伴痫样放电。

6. 基因诊断　PCCA 或 PCCB 检出 2 个等位基因致病突变有确诊意义。

7. 产前诊断　MMA 先证者的母亲若再次妊娠，可在妊娠 10～12 周经绒毛膜绒毛取样提取胎儿细胞的 DNA 或在妊娠 16～20 周时经羊水穿刺，进行基因产前诊断。

（四）治疗原则

治疗原则为减少甲基丙二酸及其旁路代谢产物的生成和加速其清除。

1. 急性期治疗　以补液、纠正电解质紊乱及酸中毒为主，同时应供给充足的热量，限制蛋白质摄入，避免静脉滴注氨基酸。口服或静脉滴注左旋肉碱（左卡尼丁），肌内注射维生素 B_{12}。若伴有高氨血症，可口服或静脉滴注精氨酸。

2. 长期治疗

（1）饮食治疗　适用于维生素 B_{12} 无效或部分有效的单纯型 MMA 患儿。蛋白质总摄入量婴幼儿期应保证 2.5～3.0 g/（kg·d），儿童 30～40 g/d，成人 50～65 g/d。除大部分 MMA 合并同型半胱氨酸血症患儿不需要严格控制天然蛋白质摄入外，天然蛋白质摄入量应予以控制，6 个月内控制在 1.2～1.8 g/（kg·d）。6 个月至 7 岁控制在 0.6～1.2 g/（kg·d）。7～18 岁控制在 0.5～1.0 g/（kg·d）。大于 18 岁控制在 0.4～0.8 g/（kg·d），其余蛋白质通过给予特殊配方奶粉（不含异亮氨酸、缬氨酸、苏氨酸和蛋氨酸）或蛋白粉补充。应定期检测血异亮氨酸，缬氨酸和蛋氨酸水平以免缺乏，因为异亮氨酸，缬氨酸和蛋氨酸为人体必需氨基酸。

（2）药物治疗

1）维生素 B_{12}　用于维生素 B_{12} 有效型的长期维持治疗，每周肌内注射氰钴胺或者羟钴胺，羟钴胺可以皮下注射，其效果优于氰钴胺。

2）左旋肉碱　口服或静脉滴注，可维持细胞内辅酶 A 的稳态，促进丙酰肉碱和甲基丙二酸的排泄，提高机体对天然蛋白的耐受性。

3）甜菜碱　口服，用于 MMA 合并同型半胱氨酸血症患儿。

4）叶酸　口服，用于合并贫血或同型半胱氨酸血症患儿。

5）维生素 B_6　口服。

6）甲硝唑或新霉素　间歇给药，可减少肠道细菌产生的丙酸，但长期应用可引起肠道菌群失调。

7）苯甲酸钠　可改善高氨血症。

8）胰岛素或生长激素　应急时使用，可增加蛋白及脂质合成并改善体内代谢。

9）辅酶 Q10 及维生素 E 等抗氧化剂　近来研究发现抗氧化剂对治疗有益，可以预防 MMA 患儿急性视神经损伤。

10）生长激素　适用于 MMA 引起的生长发育延迟患儿。

（3）康复训练　部分神经运动系统受损的患儿需要进行感觉、运动功能康复训练和培养语言认知能力，以利于患儿的生长发育。

（4）肝、肾移植治疗　可尝试应用于维生素 B_{12} 无效型且饮食控制治疗效果较差的患儿。其长期预后及移植存活率不确定。患儿酶活性及基因检测有利于进行肝肾移植的时机选择。

（5）基因治疗　基因治疗在未来 MMA 治疗中有着广阔的研究前景。

（五）主要护理问题

1. 生长发育迟缓　与酶缺陷导致多脏器损伤有关。

2. 活动无耐力　与酶缺陷致贫血有关。

3. 焦虑（家长）　与担心患儿疾病预后有关。

4. 知识缺乏　家长及年长儿缺乏本病的相关知识。

（六）护理措施

1. 一般护理　同小儿肝病一般护理常规中一般护理。

2. 病情观察

（1）观察患儿生命体征，意识状态、肌力及肌张力、有无惊厥、舞蹈手足徐动症及运动功能障碍等神经系统症状。

（2）观察患儿面色及口唇颜色、呼吸频率及节律、呼出气体气味、吃奶的情况。配合医生抽血查生化、血气分析等。

3. 对症护理

（1）抽搐的护理　将其放置于单人病室，专人守护。抽搐发作时取侧卧位或头偏向一侧，及时清理呼吸道分泌物，避免误吸。减少各种不良刺激，护理治疗操作集中进行。

（2）呼吸衰竭的护理　给予 24 小时心电监护，合理设置报警限并保持最大音量，备好抢救药物及抢救设备。如患儿发生呼吸衰竭，应立即报告值班医生，及时清理呼吸道，遵医嘱给予氧气吸入及机械通气治疗。

（3）高氨血症的护理　及时控制血氨水平，对持续高血氨者口服乳果糖，或予以食醋与无菌生理盐水 1：2 稀释后保留灌肠 1～2 ml/（kg·d），分 2～3 次。

4. 用药护理

（1）左旋肉碱　可促进脂酰肉碱排泄，不仅有助于急性期病情的控制，也可有效地改善预后。指导患儿家长准确为患儿服药，不可随意停药。丙戊酸及大环内酯类药物可导致左旋肉碱消耗和甲基丙二酸排泄障碍。告知家长当患儿因情需要使用时，应咨询医生，避免药物间不良反应发生。

（2）维生素 B_{12}　宜现配现用，避免阳光照射及高温，每日严格消毒，更换注射部位，防止硬结，注意过敏反应及低血钾。注意观察药物治疗效果，重点观察神经系统症状的改善情况。如患儿长期使用该药物治疗，应告知家长避免同时服用苯巴比妥、苯妥英钠、氨基苷类药物、氨基水杨酸等药物。

5. 营养指导　原则上给予低蛋白、高能量饮食。

（1）低蛋白饮食　蛋白质的供给维持在最低生理需要量 $1.0 \sim 1.5$ g/（kg·d）。以奶、蛋、肉类等动物蛋白为主，少食用牛羊肉、豆制品等食物。可补充去除异亮氨酸、缬氨酸、蛋氨酸、苏氨酸的特殊奶粉。

（2）保证热量及各种营养素供给，以淀粉、碳水化合物为主要能量来源，使机体蛋白质的分解减少。随着患儿年龄的增长，可逐渐添加面条、米粥、米粉、瘦肉末、果汁、菜泥、豆沙等辅食，以满足机体生长发育的需要。

6. 心理护理　甲基丙二酸血症一经确诊需终身治疗，家长往往承受着沉重的心理负担。因此在临床工作中应多与家长沟通，给予家属心理疏导，以增强患儿父母治疗的信心，从而改善患儿生活质量。

7. 健康教育　介绍小儿甲基丙二酸血症的病情特点，告知治疗过程中的注意事项。每月了解体格、智力发育和营养状况，了解饮食控制和用药的效果，定期监测尿甲基丙二酸浓度和以便及时调整食谱和药物剂量。根据正常年龄发展规律，进行相应的康复指导，指导家属正确按摩手法，积极与患儿进行互动交流。指导家长进行遗传咨询。

（七）小结

甲基丙二酸血症是一种常染色体隐性遗传病，可引起全身多脏器损伤，重症患儿可在新生儿期发病。其最常见的症状和体征是反复呕吐、惊厥、嗜睡、智力及肌张力低下、运动障碍。治疗原则为减少甲基丙二酸及其旁路代谢产物的生成和加速其清除。护理方面应重点观察生命体征、意识状态、肌力和肌张力等情况，给予 24 小时心电监护，合理设置报警限并保持最大音量，备好抢救药物及抢救设备。如患儿发生呼吸衰竭，遵医嘱给予氧气吸入及机械通气治疗；抽搐发作时应及时清理呼吸道分泌物，避免误吸；同时做好高氨血症的护理。指导家长给予低蛋白、高能量饮食。指导家长进行长期随访以了解体格、智力发育和营养状况，定期检测尿甲基丙二酸浓度，以便及时调整食谱和药物剂量。指导家长进行遗传咨询。

甲基丙二酸尿症护理流程

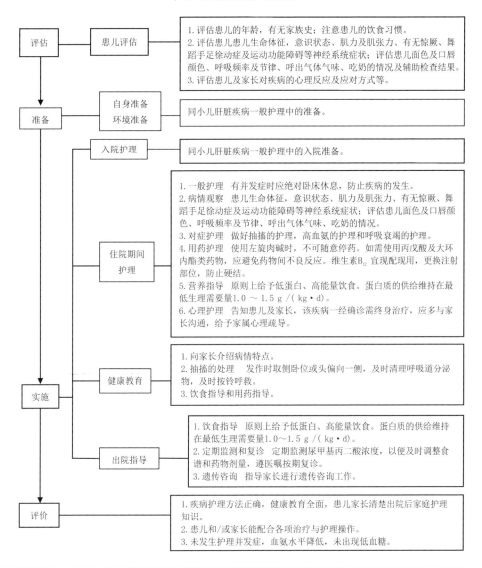

评估	患儿评估	1.评估患儿的年龄，有无家族史；注意患儿的饮食习惯。 2.评估患儿患儿生命体征、意识状态、肌力及肌张力、有无惊厥、舞蹈手足徐动症及运动功能障碍等神经系统症状；评估患儿面色及口唇颜色、呼吸频率及节律、呼出气体气味、吃奶的情况及辅助检查结果。 3.评估患儿及家长对疾病的心理反应及应对方式等。
准备	自身准备 环境准备	同小儿肝脏疾病一般护理中的准备。
	入院护理	同小儿肝脏疾病一般护理中的入院准备。
	住院期间 护理	1.一般护理　有并发症时应绝对卧床休息，防止疾病的发生。 2.病情观察　患儿生命体征、意识状态、肌力及肌张力、有无惊厥、舞蹈手足徐动症及运动功能障碍等神经系统症状；评估患儿面色及口唇颜色、呼吸频率及节律、呼出气体气味、吃奶的情况。 3.对症护理　做好抽搐的护理，高血氨的护理和呼吸衰竭的护理。 4.用药护理　使用左旋肉碱时，不可随意停药。如需使用丙戊酸及大环内酯类药物，应避免药物间不良反应。维生素B$_{12}$宜现配现用，更换注射部位，防止硬结。 5.营养指导　原则上给予低蛋白、高能量饮食。蛋白质的供给维持在最低生理需要量1.0～1.5 g/（kg•d）。 6.心理护理　告知患儿及家长，该疾病一经确诊需终身治疗，应多与家长沟通，给予家属心理疏导。
实施	健康教育	1.向家长介绍病情特点。 2.抽搐的处理　发作时取侧卧位或头偏向一侧，及时清理呼吸道分泌物，及时按铃呼救。 3.饮食指导和用药指导。
	出院指导	1.饮食指导　原则上给予低蛋白、高能量饮食。蛋白质的供给维持在最低生理需要量1.0～1.5 g/（kg•d）。 2.定期监测和复诊　定期监测尿甲基丙二酸浓度，以便及时调整食谱和药物剂量，遵医嘱按期复诊。 3.遗传咨询　指导家长进行遗传咨询工作。
评价		1.疾病护理方法正确，健康教育全面，患儿家长清楚出院后家庭护理知识。 2.患儿和/或家长能配合各项治疗与护理操作。 3.未发生护理并发症，血氨水平降低，未出现低血糖。

注意事项：
1.饮食　饮食治疗很重要，应给予低蛋白、高能量饮食。蛋白质的供给维持在最低生理需要量1.0～1.5 g/（kg•d）。以奶、蛋、肉类等动物蛋白为主，少食用牛羊肉、豆制品等食物。及时正确添加辅食，以满足机体生长发育的需求。
2.防止诱发因素　在应急状态下如发热、感染、饮饿、高蛋白饮食等因素诱导下引起急性代谢紊乱，出现类似急性脑病样症状，死亡率高，应避免诱因发生。
3.定期监测和复诊　定期监测尿甲基丙二酸浓度，以便及时调整食谱和药物剂量，遵医嘱按期复诊。
4.遗传咨询　指导家长进行遗传咨询工作。

八、尼曼-皮克病 A/B 型

尼曼-皮克病又称鞘磷脂沉积病，是一种常染色体隐性遗传的溶酶体贮积病，是由于溶酶体内酸性鞘磷脂酶基因突变后导致鞘磷脂贮积。属先天性糖脂代谢性疾病。根据临床表现的不同，可分为 A 型、B 型和中间型。其整体发病率大约为 1：250000。

（一）病因与发病机制

正常情况下，酸性鞘磷脂酶为可溶性溶酶体酶，能剪切掉鞘磷脂的磷酸胆碱残基。尼曼-皮克病 A/B 型患儿由于溶酶体内酸性鞘磷脂酶基因突变后导致其底物鞘磷脂在单核吞噬细胞系统及脑组织贮积，从而引起一系列的临床表现。

（二）临床表现

1. 尼曼-皮克病 A 型（急性神经型或婴儿型） 最常见，患儿病情进展迅速，大多于 2～4 岁死亡。患儿最早出现的症状是腹部膨隆、肝脾增大。随即出现智力和运动发育落后，肌张力低下，1 岁后运动、智力发育倒退明显，最后进展为痉挛强直状态，对外界刺激无反应，不常见抽搐。间质性肺部病变可出现反复呼吸道感染，低氧血症或呼吸功能衰竭等。多数患儿在添加辅食后出现喂养困难、体重增长停止、常合并便秘或腹泻。

2. 尼曼-皮克病 B 型（慢性非神经型或肝脾型） 1～2 岁起病，病情进展缓慢，主要表现为肝脾大，而无神经系统表现，患儿智力发育正常。因为脾功能亢进可能出现全血细胞减少、肝硬化、脾破裂。

3. 中间型 一些患儿在 2 岁以后可能出现轻度的神经系统症状，如锥体外束症状、小脑共济失调、智能低下，可能归为此型。

（三）实验室检查

1. 常规检查

（1）血常规 脾功能亢进患儿可出现血小板减少，甚至出现全血细胞减少。

（2）肝功能 大部分患儿肝脏转氨酶轻度至中度升高。

（3）血脂 甘油三酯轻中度升高，低密度脂蛋白胆固醇升高，高密度脂蛋白胆固醇降低。

2. 酸性鞘磷脂酶活性检测　白细胞及皮肤成纤维细胞中该酶活性低于正常下限的 30％，可以确诊为该病。

3. 影像学检查

（1）肝脏和脾脏　B 超、CT 或 MRI 检查可见不同程度的肝大、脾大或肝硬化表现。

（2）头颅　A 型患儿头颅 MRI 显示正常、脑萎缩或出现白质 T2 高信号。

（3）肺部　高分辨率 CT 可发现磨玻璃密度影、小叶间隔增厚和钙化等。

4. 活组织检查　常用组织为骨髓、脾、肝脏、肺及淋巴结。光镜下可以看到富含脂质的巨噬细胞，也称泡沫样细胞或尼曼-皮克细胞。电镜下泡沫细胞的细胞核小并偏离细胞中心，膜侧因为脂肪蓄积而呈透明状。活组织检查发现泡沫细胞提示该病的可能，但阴性并不能排除此病。

5. SMPD1 基因分析　检出 2 个等位基因已知致病变异可以确诊。

（四）治疗原则

1. 对症治疗　对于 NPD-A/B 型患儿，应积极控制肺部感染，缓解呼吸困难；脾功能亢进血小板减少患儿需补充血小板，严重出血需要输血治疗，保证足够营养供给等。

2. 酶替代治疗　重组人酸性鞘磷脂酶目前已在 NPD-A/B 成人患儿中进行Ⅱ期药物临床试验。

3. 干细胞移植　干细胞移植一般能够缓解肝脾大症状，但对神经系统的症状改善不明显。

4. 遗传咨询　尼曼-皮克病为常染色体隐性遗传性疾病，患儿父母再次生育再发风险为 25％，对家长提供必要的遗传咨询，对高风险患儿进行产前诊断。

（五）主要护理问题

1. 生长发育迟缓　与酸性鞘磷脂酶基因突变后导致溶酶体内鞘磷脂贮积有关。

2. 潜在并发症　脾破裂。

3. 焦虑（家长）　与担心患儿疾病预后有关。

4. 知识缺乏　家长及年长儿缺乏本病的相关知识。

（六）护理要点

1. 一般护理

（1）休息与活动　肝脾大者，避免剧烈活动，防止碰撞脾区导致脾破裂引起大出血。

（2）环境要求　保持病房内温湿度适宜，空气新鲜、流通，限制探视人员及时间，有条件者可住单房。

2. 病情观察

（1）严密观察患儿体温、脉搏、呼吸、血压、意识的变化，准确及时做好记录。

（2）注意观察皮肤黏膜有无瘀点瘀斑，有无鼻衄、牙龈出血，大小便颜色等，特别要警惕患儿有无剧烈头痛、呕吐、视物模糊、意识障碍等颅内出血症状，发现异常及时报告医生，并配合医生给予急救处理。

3. 对症护理

（1）观察大便情况　观察并记录大便次数、颜色、气味、性状及量，出现腹泻时应在每次便后用温水清洗臀部并擦干，保持局部的清洁、干燥。对于便秘患儿，应指导养成按时排便的习惯，多饮水，给予腹部按摩，大便时不要过度用力，防止便秘致肛裂出血的发生。

（2）预防感染　应与感染患儿分室居住。保持口腔及会阴清洁，做好皮肤护理。严格执行无菌技术操作，预防感染的发生。

（3）预防出血　嘱患儿绝对卧床休息，翻身时动作缓慢，口腔护理时动作轻柔，年龄较大者可鼓励患儿自行漱口，不要用牙签剔牙，防止牙龈出血。建立静脉通道时应选择合适的血管，使用留置针以减少穿刺的次数，并尽量避免肌内、皮下注射。测量血压时，避免袖带充气过足。

4. 用药护理

（1）糖皮质激素　可促进血小板生成，提高血小板数量，减少出血及溶血的发生。使用时遵医嘱准确、按时给药，观察有无药物不良反应发生。

（2）输血护理　及时输入新鲜血及血小板以纠正凝血功能障碍。输血液制品时，严格"三查十二对"，做好输血管理。输血小板时，应在心脏功能允许情况下，尽快输注，防止活性丧失。

5. 营养指导　饮食应给予营养丰富、高热量、高维生素、易消化的流质或半流质饮食，有消化道出血时，应限制饮食，注意温度不宜过高，出血量多时予以禁食，经静脉补充营养。

6. 心理护理　该疾病是一种罕见的遗传代谢性疾病，目前尚无特效治疗方法，只能采取对症治疗。因此患儿极易产生紧张恐惧、消极悲观等不良情绪。护士应了解患儿目前的心理状态，采取有针对性的心理干预，必要时请专业人员给予心理疏导、关心、爱护患儿，耐心地解答患儿提出的疑问，尽可能满足患儿及家属的合理需求。

7. 健康教育

（1）预防感染　保持口腔及会阴清洁，预防感染的发生。

（2）避免剧烈活动　防止碰撞脾区导致脾破裂引起大出血。

（3）做好安全管理　神经症状严重者，家长应做好监管，防止跌落、窒息等不良事件的发生。

（4）遗传咨询　指导家长进行遗传咨询。

（七）小结

尼曼-皮克病又称鞘磷脂沉积病，可分为 A/B 型和中间型。以 A 型最为常见。由于鞘磷脂在单核吞噬细胞系统及脑组织贮积，从而引起一系列的临床表现。A 型患儿最早出现的症状是腹部膨隆、肝脾增大。随即出现逐渐进展的智力和运动发育落后，最后进展为痉挛强直状态，对外界刺激无反应，不常见抽搐。多数患儿在添加辅食后出现喂养困难、体重增长停止、常合并便秘或腹泻。SMPD1 基因分析可确诊。治疗上目前尚无特效治疗方法，只能采取对症治疗。应积极控制肺部感染，缓解呼吸困难；脾功能亢进血小板减少患儿需补充血小板，严重出血需要输血治疗等，护理上应严密观察生命体征的变化，特别要警惕患儿有无剧烈头痛、呕吐、视物模糊、意识障碍等颅内出血症状；使用糖皮质激素者，应遵医嘱准确、按时给药，观察有无药物不良反应发生。神经症状严重者，指导家长应做好监管，防止跌落、窒息等不良事件的发生。该疾病应进行长期随访，便于早期发现智力和运动发育落后并给予干预，以改善预后。

尼曼-皮克病 A/B 型护理流程

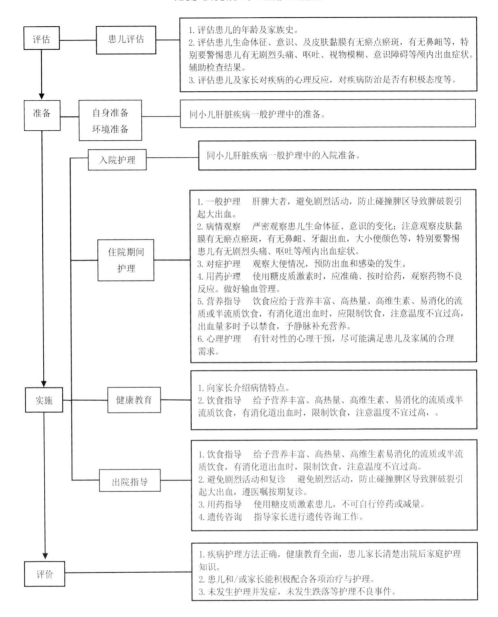

九、极长链酰基辅酶 A 脱氢酶缺乏症

极长链酰基辅酶 A 脱氢酶缺乏症（VLCADD）是由于极长链酰基辅酶 A 脱氢酶（VLCAD）基因先天缺陷所致的常染色体隐性遗传疾病，是一种较罕见的遗传代谢性疾病。其临床表现有明显的异质性，根据临床表现和起病年龄可分为心肌病型、肝病型、肌病型 3 种类型，其中心肌病型发病凶险，病死率高。

（一）病因及发病机制

VLCAD 在肝脏、心肌、骨骼肌、成纤维细胞等组织中均有表达，是线粒体脂肪酸 β 氧化过程中第一步的关键酶，催化含 14～18 个碳的不同长度碳链的脂酰基辅酶 A 脱氢，其辅酶为黄素腺嘌呤二核苷酸（FAD）。由 FAD 接受脱氢产生的氢原子进入线粒体呼吸链进行氧化磷酸化产生 ATP 供能，同时脂肪酸 β 氧化过程中还可产生乙酰辅酶 A，参与三羧酸循环，也可在肝脏形成酮体，在饥饿、运动、应激等情况下产生能量，为心肌、肝脏和骨骼肌等重要器官提供能量。VLCAD 缺陷将导致体内长链脂肪酸代谢障碍，导致长链脂肪酸不能氧化供能，并且在心肌、肝脏、骨骼肌、成纤维细胞中蓄积，对细胞产生毒性作用，导致 VLCADD 一系列的临床症状和体征。

（二）临床表现

VLCADD 的临床表现有明显异质性，根据临床表现和起病年龄可分为 3 种类型。

1. 心肌病型 是最常见的一种类型，此型发病凶险，死亡率高。表现为低酮性低血糖、新生儿猝死、瑞氏综合征、肥厚型和扩张型心肌病、心包积液、心律失常，实验室检查肌酸激酶水平升高。

2. 肝型 临床相对少见，该型症状较轻。多于婴儿晚期或幼儿期起病，常表现为反复发作的低酮性低血糖，肝功能异常，很少伴有心肌损害，若未得到及时诊断和治疗，有可能危及生命。

3. 肌病型 为迟发型，主要在青少年至成年期发病。症状轻，一般不伴有心肌疾病和低血糖，主要表现为感染、运动或饥饿后的横纹肌溶解和肌红蛋白尿，严重者可发生肾衰竭，可伴有肌无力、痛性肌痉挛或肌痛，实验室检查血中肌酸激酶的水平很高。

（三）实验室检查

1. 常规实验室检查　可有低酮性低血糖，急性发作时可有代谢性酸中毒，肌酸激酶（CK）、肌酸激酶同工酶（CK-MB）、谷草转氨酶（AST）、谷丙转氨酶（ALT）及乳酸脱氢酶（LDH）水平升高。肌病型患儿可有肌红蛋白尿，尿常规检查异常或伴有肾功能异常。

2. 串联质谱检测　可发现有多种长链酰基肉碱谱水平升高，其中升高最为明显的是肉豆蔻烯酰基肉碱。

3. 酶学分析　可对患儿各种细胞或组织进行极长链酰基辅酶 A 脱氢酶活性测定以明确诊断。

4. 脂肪酸 β 氧化流量分析　此检测复杂，尚未常规普及。

5. 病理学　心肌、骨骼肌脂质沉积，肝脏脂肪变性。线粒体外观可能异常。过氧化物酶体可能变大。

6. 基因诊断　是确诊 VLCADD 的金标准。

7. 肌活检　可发现肌肉组织中有大量脂滴蓄积于 1 型肌纤维。

（四）治疗原则

VLCADD 治疗原则是避免空腹，给予高碳水化合物和低脂饮食尤其注意限制长链脂肪酸的摄入，补充中链甘油三酯（MCT），对症处理，预防和治疗并发症。

1. 避免空腹　机体在运动或长时间空腹时供能主要依靠脂肪酸氧化。对于 VLCADD 患儿，长链脂肪酸代谢的第一步的关键酶缺陷时，脂肪酸几乎不能被氧化供能，同时过多动员的长链脂肪酸和酰基肉碱蓄积并引起毒性作用。故采取频繁喂养可以有效地防止过多的脂肪动员。喂养频次随年龄增长而减少，新生儿一般间隔 3 小时喂养一次；<6 个月婴儿间隔 4 小时喂养一次；6～12 个月婴儿夜间可间隔 6～8 小时喂养一次；1～7 岁的儿童白天间隔 4 小时，夜间可延长至 10 小时喂养。可在紧张活动时或夜间给予生玉米淀粉，以减少低血糖发生和脂肪的分解动员。

2. 合理饮食和使用中链甘油三酯（MCT）　饮食应以碳水化合物为主，提供足够的蛋白质，减少脂肪尤其是长链脂肪酸的摄入，但必须保证必需脂肪酸的供给。有症状的 VLCADD 患儿脂肪摄入占总热量的 25％～30％，特别注意限制长链脂肪酸和补充 MCT。MCT 是由中链脂肪酸为主要成分构成的甘油三酯，中链脂肪酸的代谢不依赖于 VLCAD 的催化，可以直接穿过线粒体膜，经过线粒体脂肪酸 β 氧化过程生成乙酰 CoA 及酮体为机体供能。但当 VLCADD 患儿处于代谢紊乱时，补充 MCT 并不能阻止肝脏的损害，甚至补充过多 MCT 会加重线粒体的氧化应激。

（1）心肌病型　MCT 应占总脂肪摄入的 90%，而长链脂肪酸占 10%。1 岁内患儿宜选用最富含 MCT 的配方奶（80% 脂肪为 MCT）；这样的饮食可逆转心肌的病理改变。1 岁后 MCT 提供总热量的 20%，限制长链脂肪酸摄入不超过总热量 10%。

（2）肝型和肌病型　MCT 可明显改善脂肪酸氧化障碍中心肌和骨骼肌症状。1 岁以内患儿可选用富含 MCT 的配方奶（50% 脂肪为 MCT）或最富含 MCT 的配方奶；1 岁以后推荐选择有利于"心脏健康"饮食，一般脂肪中 50% 来自 MCT，50% 来自长链脂肪酸。

3. 左旋肉碱　此方法一直存有争议。在 VLCADD 中，补充肉碱可以维持血中游离肉碱水平的稳定。左旋肉碱配合饮食治疗可以明显缓解此类患儿的心功能异常。短期应用可以减少空腹低血糖的发生和促进酮体生成，但过多则促进长链酰基肉碱的生成和蓄积，对机体产生毒性作用。

4. 其他治疗　对于反复低血糖发作的患儿可以给予葡萄糖以纠正低血糖症状。

近年研究发现苯扎贝特能明显改善肌病型 VLCADD 患儿症状。文献报道肌松剂丹曲洛林钠盐对伴有肌痛性痉挛、肌强直、横纹肌溶解的成人 VLCADD 患儿具有良好的效果。

（五）主要护理问题

1. 活动无耐力　与酶缺乏致心肌损害和低血糖有关。
2. 焦虑（家长）　与担心患儿疾病预后有关。
3. 知识缺乏　家长及年长儿缺乏本病的相关知识。

（六）护理措施

1. 一般护理

（1）休息和体位　在心肌受损期间，应适当的卧床休息，尽量减少活动度，降低心肌耗氧量，以免增加心脏负担。

（2）环境要求　保持病房通风，空气消毒机定时消毒 2 次/d，每次 1 小时，室内保持合适的湿度 50%～60%。

2. 病情观察

（1）密切观察体温、心率、心律、呼吸和神志的变化，给予心电监护和血氧饱和度监测。

（2）动态监测血气分析和血糖，维持水、电解质和酸碱平衡，防止代谢性酸中毒和低血糖的发生。

（3）观察皮肤巩膜有无黄染，全身皮肤、黏膜有无出血点，大便的颜色等，注意有无出血倾向的发生。

（4）在肌酶明显升高时，需要警惕横纹肌溶解并发症的发生，主要表现为肌肉无力及疼痛，尿液颜色呈暗黑色或棕红色，若有异常及时报告医生。

3. 对症护理 低血糖 轻者患儿表现为多汗、吸吮无力、反应差、嗜睡，重者表现为震颤、尖叫、肌张力低下甚至抽搐等，低血糖常发生在 2 点，夜班应加强巡视，遵医嘱监测血糖，防止低血糖发生。平时应详细询问患儿进食情况，进食较少时应报告医生补液，尤其在需禁食禁饮的检查前、午夜后等，避免发生低血糖现象。

4. 用药护理

（1）左卡尼汀 可结合体内的酸性物质，促使酸性物质的代谢和排出。保存和使用该药物期间应避光，防止该药物氧化分解，药物使用后偶有口干及胃肠道轻度不适，应多观察。

（2）苯扎贝特 能明显改善肌病型 VLCADD 患儿症状。但具有一定的肌肉毒性，引起包括肌痛、肌炎、无症状 CPK 升高和横纹肌溶解，严重者导致肾衰竭。应注意严密观察尿量及尿色变化，准确记录，发现异常及时报告医生。

（3）丹曲洛林 目前中国大陆尚未引进及生产该药。

5. 营养指导 饮食应终生干预。避免空腹，给予高碳水化合物，足够的蛋白质、低脂肪尤其是低长链脂肪酸的饮食，根据疾病类型的不同而补充不同占比的 MCT。鼓励患儿以淀粉类、碳水化合物类，蔬果类食物为主。

6. 心理护理 该疾病为遗传性疾病，需终身治疗。家长往往心理压力大，需加强与家长沟通，使其正确面对现实，详细为患儿家长讲解疾病相关知识，严格控制好饮食并遵从医嘱用药，可以取得良好的效果，使患儿和家长树立战胜疾病的信心。

7. 健康教育

（1）避免空腹，防止低血糖的发生　合理喂养，喂养频次随年龄增长而减少。

（2）合理饮食，补充中链甘油三酯（MCT）　告知家长饮食治疗的内容及重要性，饮食应以碳水化合物为主，提供足够的蛋白质，减少脂肪尤其是长链脂肪酸的摄入，但必须保证必需脂肪酸的供给，补充中链甘油三酯（MCT）。

（3）避免诱因　避免诱发急性发作的因素，如饥饿、感染、疲劳等。

（4）及时随访　督促家长及时随访，患儿需在出院后 1、3、6 个月及 1 年随访，及时发现异常，及早干预。

（5）指导家长进行遗传咨询。

（七）小结

VLCADD 是一种较罕见的遗传代谢性疾病，其临床表现有明显的异质性，根据临床表现和起病年龄可分为心肌病型、肝病型、肌病型 3 种类型，其中心肌病型发病凶险，病死率高。基因诊断是确诊的金标准。治疗原则是避免空腹，给予高碳水化合物和低脂饮食尤其注意限制长链脂肪酸的摄入，补充 MCT，对症处理及预防和治疗并发症。护理方面饮食应终生干预。避免空腹，给予高碳水化合物、足够的蛋白质、低脂肪尤其是低长链脂肪酸的饮食，根据疾病类型的不同而补充不同占比的 MCT。鼓励患儿以淀粉类、碳水化合物类、蔬果类食物为主。避免诱发急性发作的因素，如饥饿、感染、疲劳等。督促家长及时随访，患儿需在出院后 1、3、6 个月及 1 年随访，及时发现异常，及早干预，以提高患儿生活质量。

极长链酰基辅酶 A 脱氢酶缺乏症护理流程

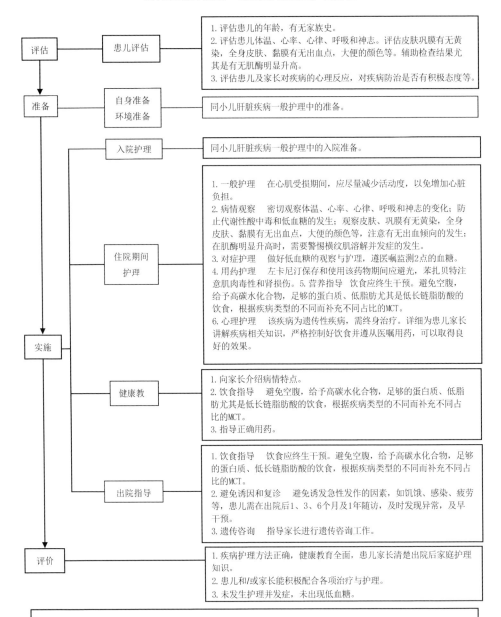

| 评估 | 患儿评估 | 1. 评估患儿的年龄，有无家族史。
2. 评估患儿体温、心率、心律、呼吸和神志。评估皮肤巩膜有无黄染，全身皮肤、黏膜有无出血点，大便的颜色等。辅助检查结果尤其是有无肌酶明显升高。
3. 评估患儿及家长对疾病的心理反应，对疾病防治是否有积极态度等。 |

| 准备 | 自身准备
环境准备 | 同小儿肝脏疾病一般护理中的准备。 |

| | 入院护理 | 同小儿肝脏疾病一般护理中的入院准备。 |

| 实施 | 住院期间护理 | 1. 一般护理　在心肌受损期间，应尽量减少活动度，以免增加心脏负担。
2. 病情观察　密切观察体温、心率、心律、呼吸和神志的变化；防止代谢性酸中毒和低血糖的发生；观察皮肤、巩膜有无黄染，全身皮肤、黏膜有无出血点，大便的颜色等，注意有无出血倾向的发生；在肌酶明显升高时，需要警惕横纹肌溶解并发症的发生。
3. 对症护理　做好低血糖的观察与护理，遵医嘱监测2点的血糖。
4. 用药护理　左卡尼汀保存和使用该药物期间应避光，苯扎贝特注意肌肉毒性和肾损伤。5. 营养指导　饮食应终生干预。避免空腹，给予高碳水化合物，足够的蛋白质、低脂肪尤其是低长链脂肪酸的饮食，根据疾病类型的不同而补充不同占比的MCT。
6. 心理护理　该疾病为遗传性疾病，需终身治疗。详细为患儿家长讲解疾病相关知识，严格控制好饮食和遵从医嘱用药，可以取得良好的效果。 |

| | 健康教 | 1. 向家长介绍病情特点。
2. 饮食指导　避免空腹，给予高碳水化合物，足够的蛋白质、低脂肪尤其是低长链脂肪酸的饮食，根据疾病类型的不同而补充不同占比的MCT。
3. 指导正确用药。 |

| | 出院指导 | 1. 饮食指导　饮食应终生干预。避免空腹，给予高碳水化合物，足够的蛋白质、低长链脂肪酸的饮食，根据疾病类型的不同而补充不同占比的MCT。
2. 避免诱因和复诊　避免诱发急性发作的因素，如饥饿、感染、疲劳等，患儿需在出院后1、3、6个月及1年随访，及时发现异常，及早干预。
3. 遗传咨询　指导家长进行遗传咨询工作。 |

| 评价 | | 1. 疾病护理方法正确，健康教育全面，患儿家长清楚出院后家庭护理知识。
2. 患儿和/或家长能积极配合各项治疗与护理。
3. 未发生护理并发症，未出现低血糖。 |

注意事项：
1. 饮食　避免空腹，给予高碳水化合物，足够的蛋白质、低脂肪尤其是低长链脂肪酸的饮食，根据疾病类型的不同而补充不同占比的MCT。
2. 避免诱因和复诊避免诱发急性发作的因素，如饥饿、感染、疲劳等，患儿需在出院后1、3、6个月及1年随访，以及时发现异常。
3. 遗传咨询　指导家长进行遗传咨询工作。

十、UGT1A1 缺陷病

UGT1A1 缺陷病由于 UGT1A1 基因缺陷导致尿苷二磷酸葡萄糖醛酸转移酶缺乏或其活性功能低下引起胆红素代谢功能障碍性疾病。包括 Crigler-Najjar 综合征（CNS）及 Gilbert 综合征（GS）。均属于先天性非溶血性黄疸，是新生儿期后出现持续非结合胆红素血症的重要原因。

Crigler-Najjar 综合征

Crigler-Najjar 综合征是一种因 UGT1A1 基因缺陷导致尿苷二磷酸葡萄糖醛酸转移酶缺乏或活性低下所致的先天性胆红素结合功能障碍性疾病，为常染色体隐性遗传或显性遗传。多见于新生儿，但其发病率极低，在 100 万新生儿中约有 1 例。根据酶活性可分为 2 型，CNS-Ⅰ型和 CNS-Ⅱ型。

（一）病因与发病机制

UGT1A1 基因编码的尿苷二磷酸葡萄糖醛酸转移酶（UDPGT）是胆红素结合作用中的关键酶，也是尿苷二磷酸葡萄糖醛酸转移酶家族中唯一一个参与胆红素结合作用的酶。UDPGT 酶缺乏或活性低下时，游离胆红素转变为结合胆红素过程受阻，导致血中游离胆红素增加，引起非结合胆红素升高性黄疸，并可通过血脑屏障，进一步造成神经系统损伤。

（二）临床表现

根据酶活性可分为 2 型，CNS-Ⅰ型中酶完全缺乏，是高非结合胆红素血症中最严重的一种，易并发胆红素脑病；CNS-Ⅱ型中酶活性通常为正常酶活性的 10%，症状较 CNS-Ⅰ型轻。良性慢性反复发作性轻度黄疸，平常可无察觉，应急状态下如饥饿、饮酒、劳累、感染、创伤、怀孕等可加重。

（三）实验室检查

1. 生化检查 谷丙转氨酶（ALT）、谷草转氨酶（AST）正常，总蛋白、白蛋白、球蛋白指标出现异常。

2. 血常规 血红蛋白出现下降。

3. 凝血功能 凝血酶原时间、PT 活度、PT 国际标准化比值、纤维蛋白原出现异常。

4. 肝脏影像学　肝脏可能出现囊性病灶，肝实质、肝内外胆管等均未见明显异常。

（四）治疗原则

1. CNS-Ⅰ型　患者往往在生后早期因核黄疸夭折。

（1）光疗　波长为 450~460 nm 的蓝色光能透过皮肤，作用于血液中的非结合胆红素内的 H 联结键，使 H 键断裂。H 键断裂后非结合胆红素转化为水溶性的、相对无毒的降解产物，排入胆汁和肠道。但每日需光疗 10~16 小时。虽然光疗可清除每日生成胆红素的 98%，但随患儿年龄增大，皮肤增厚，光疗效果减退，而且患儿的生活质量也很差。光疗有一定的效果，但停光疗后黄疸会出现反弹。

（2）药物　补充磷酸钙可以使光疗后排入胆汁的光产物沉积于肠道中，免于被重吸收，因而光疗时补充磷酸钙可能加强降低胆红素的效果。另外，奥司利他、胆红素生成的抑制剂等在一些动物实验中取得一定效果。

（3）减少胆红素生成　锡或锌原卟啉或中卟啉等药物有抑制血红素分解的作用。但静脉注射一次药物效果只能维持 7~8 日，因此这种治疗新生儿溶血的方法对Ⅰ型 Crigler-Najjar 综合征患儿来说不宜长期应用，有一定毒性。

（4）换血或血浆置换　本法可除去抗体和致敏红细胞，但对Ⅰ型 Crigler-Najjar 综合征患儿来说，疗效远不如治疗新生儿溶血好。治疗Ⅰ型 Crigler-Najjar 综合征患儿只能偶尔应用本法，去除部分胆红素和补充白蛋白，而费用很贵。

（5）肝细胞移植　本法的治疗效果还需进一步观察探索，如免疫抑制剂的应用的输注次数等。

（6）原位异体肝移植　1986 年报道了首例异体原位肝移植治疗Ⅰ型 Crigler-Najjar 综合征患儿，能治愈本病。1996 年在世界登记的 21 例，平均年龄（9.1±6.9）岁（1~23 岁）。有 3 例需再次移植。2 例有早期胆红素脑病的患者移植后神经症状逆转。7 例移植时已有胆红素脑病后遗症的患儿中，1 例术后死亡，2 例神经症状减轻，4 例无改善。现主张较小年龄进行肝移植。

（7）基因治疗　本病患儿无其他肝形态结构和功能异常，适合基因治疗。预期在不久的将来，以病毒为载体的克隆的 UGT1A1 基因治疗方法可能成功。

2. CNS-Ⅱ型　一般较少引起神经系统损伤，预后较好。

（1）光疗　总胆红素浓度高的需加用光疗。

（2）药物　苯巴比妥的治疗，儿童 2 mg/（kg·次），Bid～Tid，可在 2～3 周起效，维持量需个体化。安妥明（氯苯丁酯）有类似效果，且不良反应较小，但禁用于妊娠期。有个别报道认为，口服离子交换树脂、熊去氧胆酸、磷酸钙或碳酸钙有一些效果。

Gilbert 综合征

Gilbert 综合征（GS），又称体质性肝功能不良性黄疸，为一种胆红素代谢障碍的常染色体隐性遗传性疾病。起病隐匿，多在体检或因其他疾病就诊时发现。主要为青少年，男性多见。发病率为 5% 左右。

（一）病因及发病机制

UGT1A1 基因启动子序列的变异影响了尿苷二磷酸葡萄糖醛酸转移酶（UDPGT）的活性，使游离胆红素与葡萄糖醛酸结合形成胆红素葡萄糖醛酸酯（结合胆红素）的过程受阻，引起非结合胆红素升高性黄疸。

（二）临床表现

1. 黄疸　轻度的非结合胆红素血症间歇性反复发作为特征，诱因（如禁食、溶血、感染、应激、体力活动、月经期等）引起黄疸。发作期间，可见皮肤巩膜的黄染。

2. 无症状或症状轻微　多数无症状或仅有轻度消化道症状及乏力。

3. 体格检查无异常。

（三）实验室检查

1. 生化检查　肝酶学指标正常，总胆红素轻度升高，且以间接胆红素升高为主。

2. 尿液检查　尿胆红素阴性，尿胆原含量正常。

3. 饥饿试验阳性　进食低热量饮食（400 kcal/d）2 日，血清胆红素浓度可增高 2～3 倍。

4. 肝活检　肝活检光镜和电镜检查基本正常，小部分患儿肝细胞内脂褐素沉着，或滑面内质网肥大。

5. 基因检测 检测 UGT1A 突变基因为诊断金标准。

（四）治疗原则

1. GS 一般为良性疾病，无需特异性治疗。

2. 少数如新生儿期合并溶血的患儿可导致胆红素脑病，需积极给予退黄治疗，包括光疗、血浆置换和苯巴比妥药物治疗等。

（五）主要护理问题

1. 活动无耐力 与基因缺陷导致组织细胞能量供应不足有关。

2. 营养失调 低于机体需要量与基因缺陷导致胆汁排泌障碍影响脂溶性维生素的吸收有关。

3. 焦虑（家长） 与担心患儿疾病预后有关。

4. 知识缺乏 家长及年长患儿缺乏本病的相关知识。

（六）护理措施

1. 一般护理

（1）休息和体位 凝血功能明显异常时应卧床休息至基本正常，防止碰撞。

（2）环境 提供良好的休息环境，限制探陪人员。病室做好清洁消毒工作。

2. 病情观察

（1）观察患儿生命体征的变化，有无黄疸及其消退情况。

（2）注意观察有无瘀点、瘀斑等出血倾向发生。

3. 对症护理 皮肤护理：使用清水或温和的溶液清洗皮肤，以保持皮肤清洁，剪短指甲，以免抓伤皮肤导致感染的发生。

4. 用药护理

（1）奥司利他 饭后 1 小时服用，温开水服用，有利于药物的吸收。

（2）苯巴比妥 苯巴比妥为肝药酶诱导剂，增强肝酶的活性，增强肝细胞摄取代谢胆红素的能力，将间接胆红素转化为直接胆红素，而达到退黄的效果。该药可出现过敏反应和肝损伤，应注意观察，同时应注意药物间相互作用。

（3）安妥明 小剂量开始，逐渐增加剂量。注意观察有无胃肠道反应及肝功能损伤。

5. 营养指导　提供机体所需的能量，改善患儿营养状态，必要时补充脂溶性维生素和水溶性维生素。

6. 心理护理　UGT1A1 缺陷病是基因缺乏引起胆红素代谢功能障碍，Crigler-Najjar 综合征Ⅰ型病情重，预后差，应充分与家长沟通，而对于 Gilbert 综合征，诊断此病的目的是减少患儿的恐慌及不必要的检查和治疗。因此，在临床工作中应给予家属关爱，以增强患儿父母治疗的信心。

7. 健康教育　介绍 UGT1A1 缺陷病的病情特点，给予药物治疗的患儿应告知使用中的注意事项。给予必要的营养指导。指导家长进行遗传咨询工作，对于 Gilbert 综合征的患儿，应做好长期的随访工作。

（七）小结

UGT1A1 缺陷病由于 UGT1A1 基因缺陷引起胆红素代谢功能障碍性疾病。包括 CNS 及 GS。均属于先天性非溶血性黄疸，是新生儿期后出现持续非结合胆红素血症的重要原因。基因检测 UGT1A 突变基因为诊断金标准。其中 CNS 根据酶活性分为两型，CNS-Ⅰ型患者往往在生后早期因核黄疸夭折，病情重，预后差，应充分与家长沟通。而 CNS-Ⅱ型预后较好。GS 又称体质性肝功能不良性黄疸，轻度的非结合胆红素血症间歇性反复发作为特征，诱因（如禁食、溶血、感染、应激、体力活动、月经期等）可引起黄疸。实验室检查提示饥饿试验阳性。无需特异性治疗。诊断此病的目的是减少患儿的恐慌及不必要的检查和治疗。应做好长期的随访工作，指导家长进行遗传咨询工作。

UGT1A1 缺陷病护理流程

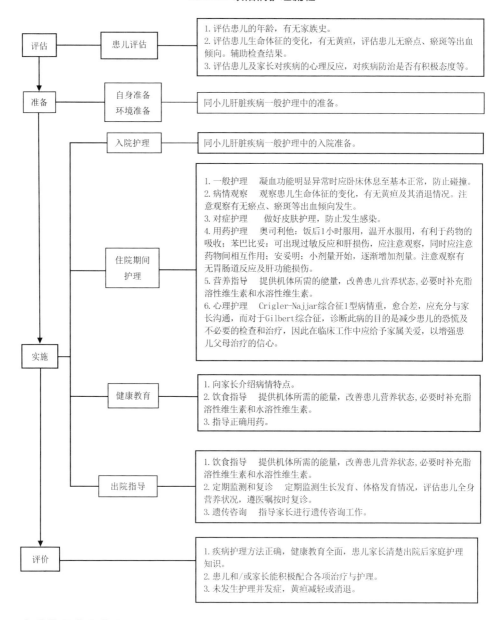

评估	患儿评估	1. 评估患儿的年龄，有无家族史。 2. 评估患儿生命体征的变化，有无黄疸，评估患儿无瘀点、瘀斑等出血倾向。辅助检查结果。 3. 评估患儿及家长对疾病的心理反应，对疾病防治是否有积极态度等。
准备	自身准备 环境准备	同小儿肝脏疾病一般护理中的准备。
	入院护理	同小儿肝脏疾病一般护理中的入院准备。
实施	住院期间护理	1. 一般护理　凝血功能明显异常时应卧床休息至基本正常，防止碰撞。 2. 病情观察　观察患儿生命体征的变化，有无黄疸及其消退情况。注意观察有无瘀点、瘀斑等出血倾向发生。 3. 对症护理　做好皮肤护理，防止发生感染。 4. 用药护理　奥司利他：饭后1小时服用，温开水服用，有利于药物的吸收；苯巴比妥：可出现过敏反应和肝损伤，应注意观察，同时应注意药物间相互作用；安妥明：小剂量开始，逐渐增加剂量。注意观察有无胃肠道反应及肝功能损伤。 5. 营养指导　提供机体所需的能量，改善患儿营养状态，必要时补充脂溶性维生素和水溶性维生素。 6. 心理护理　Crigler-Najjar综合征1型病情重，愈合差，应充分与家长沟通，而对于Gilbert综合征，诊断此病的目的是减少患儿的恐慌及不必要的检查和治疗，因此在临床工作中应给予家属关爱，以增强患儿父母治疗的信心。
	健康教育	1. 向家长介绍病情特点。 2. 饮食指导　提供机体所需的能量，改善患儿营养状态，必要时补充脂溶性维生素和水溶性维生素。 3. 指导正确用药。
	出院指导	1. 饮食指导　提供机体所需的能量，改善患儿营养状态，必要时补充脂溶性维生素和水溶性维生素。 2. 定期监测和复诊　定期监测生长发育、体格发育情况，评估患儿全身营养状况，遵医嘱按时复诊。 3. 遗传咨询　指导家长进行遗传咨询工作。
评价		1. 疾病护理方法正确，健康教育全面，患儿家长清楚出院后家庭护理知识。 2. 患儿和/或家长能积极配合各项治疗与护理。 3. 未发生护理并发症，黄疸减轻或消退。

注意事项：
1. 饮食　提供机体所需的能量，改善患儿营养状态，必要时补充脂溶性维生素和水溶性维生素。
2. 及时复诊　定期复诊，监测生长发育、体格发育情况，评估患儿全身营养状况。
3. 遗传咨询　指导家长进行遗传咨询工作。

十一、钠-牛磺胆酸共转运多肽缺陷病

钠-牛磺胆酸共转运多肽（NTCP）缺陷病是一种常染色体隐性遗传性疾病，是由于 SLC10A1 基因变异导致的一种遗传性胆汁酸代谢病。

（一）病因及发病机制

正常情况下，胆汁酸作为胆汁中最主要的固体成分，在肝细胞内由胆固醇合成，经胆道系统排入肠腔，超过 90％的胆汁酸盐在回肠末端被重吸收入血，再经过 NTCP 摄取入肝。如此循环进行，构成胆汁酸的肠肝循环。肝细胞分泌的胆汁酸盐绝大部分来自再循环池，仅有不到 10％是由肝细胞合成。

NTCP 缺陷病由于 SLC10A1 基因突变，影响 NTCP 从血浆中摄取胆汁酸盐的功能，导致胆汁酸在血液中大量堆积，形成显著而顽固的高胆汁酸血症。但胆汁酸代谢的其他环节如合成、跨膜分泌、流动，在小肠肠腔内生理作用的发挥，以及重吸收等环节均未受到直接影响，因此 NTCP 缺陷患儿除了严重的高胆汁酸血症，其他临床表现可能不甚明显。

（二）临床表现

1. 黄疸　部分患儿在婴儿期尤其是新生儿期表现为胆汁淤积性黄疸。

2. 高胆汁酸血症　无法纠正的高胆汁酸血症与其他肝功能指标的变化趋势不同步，不平行。成人期除了轻微高胆汁酸血症外，可能缺乏其他临床表现。

3. 肝功能异常　一般少见，少数出现谷丙转氨酶（ALT）、谷草转氨酶（AST）升高，总蛋白、白蛋白、球蛋白指标出现异常等。

4. 其他　身材矮小，生长发育落后，25-羟基维生素 D（25-OH-VD）缺乏，骨质疏松或骨质减少。

（三）实验室检查

1. 生化检查　总胆红素、直接胆红素升高，胆汁酸升高，谷丙转氨酶（ALT）、谷草转氨酶（AST）升高。

2. 肝胆脾彩超　可有肝大、脾不大。

3. 基因检查　SLC10A1 基因分析发现双等位基因致病突变是最可靠的确诊依据。

（四）治疗原则

目前尚无特异性治疗药物，对症支持治疗是主要的治疗手段。

1. 护肝、降酶、利胆退黄等对症处理。熊去氧胆酸对有胆汁淤积的患儿有利胆作用。经治疗后黄疸可消退、转氨酶能恢复正常，但总胆汁酸常常难恢复至正常范围。部分患儿存在锌和维生素D的缺乏，需要及时纠正。

2. 对身材矮小，生长发育落后者，给予生长激素治疗，以期望身高增长速率逐步追赶同年龄、同性别儿童。

（五）主要护理问题

1. 生长发育改变 与高胆汁酸血症导致营养物质吸收障碍有关。

2. 焦虑（家长） 与担心患儿疾病预后有关。

3. 知识缺乏 家长及年长儿缺乏本病的相关知识。

（六）护理措施

1. 一般护理

（1）休息和体位 肝功能明显异常时应卧床休息至基本正常，肝大者防止碰撞肝区。

（2）环境 病室做好清洁消毒工作，每日用空气消毒机消毒1~2次，每次1小时。每日通风至少两次。但应避免对流风，防止感冒的发生。

2. 病情观察

（1）观察患儿生命体征的变化，有无黄疸、皮肤瘙痒情况发生。

（2）监测患儿的身高、体重等，发现异常，及时报告医生并积极配合医生处理。

3. 对症护理

（1）皮肤护理 保持皮肤清洁，禁用碱性液体和刺激性强的溶液清洗皮肤，剪短指甲，以免抓伤皮肤导致感染的发生。

4. 用药护理

（1）熊去氧胆酸 常见的不良反应如便秘、头晕、头痛、过敏反应等，应注意观察。不应与考来烯胺散同服，两种药同时使用时，应至少间隔2小时；还可以增加环孢素在肠道的吸收，服用环孢素的患儿应做血药浓度的监测，必要时调整环孢素的用量。

（2）考来烯胺　可以缓解胆汁淤积性瘙痒。与熊去氧胆酸同时使用时，应至少间隔 2 小时。

5. 营养指导　提供机体所需的能量，必要时补充脂溶性维生素和水溶性维生素，改善患儿营养状态，及时纠正锌和维生素 D 的缺乏。

6. 心理护理　NTCP 缺陷病是基因缺乏引起的胆汁酸代谢障碍，因其报道罕见，故临床表现的多样性、遗传方式及远期影响仍不清楚，治疗也缺乏确切的循证医学证据。因此在临床工作中应给予家属关爱，积极与家长沟通交流，以增强患儿父母治疗的信心。

7. 健康教育　介绍 NTCP 缺陷病的病情特点，告知使用药物中的注意事项。定期监测生长发育、体格发育情况，评估患儿全身营养状况，进行相关的营养指导。指导家长进行遗传咨询工作。

（七）小结

NTCP 是由于 SLC10A1 基因变异导致的一种遗传性胆汁酸代谢病。临床表现为无法纠正的高胆汁酸血症与其他肝功能指标的变化趋势不同步，不平行。基因检查发现 SLC10A1 双等位基因致病突变是最可靠的确诊依据。目前尚无特异性治疗药物，对症支持治疗是主要的治疗手段，一般不需要创伤性的检查或治疗。对伴有身材矮小，生长发育落后者，可给予生长激素治疗，以期望身高增长速率逐步追赶同年龄、同性别儿童。该疾病以往报道罕见，2015 年后逐步增多，其临床表现、遗传方式及远期影响也逐步得到认识，治疗虽缺乏确切的循证医学证据，但由于其预后较好，因此在临床工作中主要是给予家属关爱，积极与家长沟通交流，增强患儿父母治疗的信心。

钠-牛磺胆酸共转运多肽缺陷病护理流程

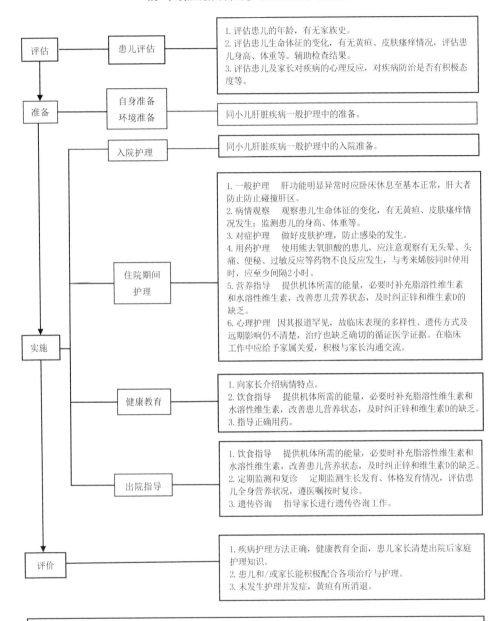

评估	患儿评估	1. 评估患儿的年龄，有无家族史。 2. 评估患儿生命体征的变化，有无黄疸、皮肤瘙痒情况，评估患儿身高、体重等。辅助检查结果。 3. 评估患儿及家长对疾病的心理反应，对疾病防治是否有积极态度等。
准备	自身准备 环境准备	同小儿肝脏疾病一般护理中的准备。
	入院护理	同小儿肝脏疾病一般护理中的入院准备。
实施	住院期间护理	1. 一般护理　肝功能明显异常时应卧床休息至基本正常，肝大者防止防止碰撞肝区。 2. 病情观察　观察患儿生命体征的变化，有无黄疸、皮肤瘙痒情况发生；监测患儿的身高、体重等。 3. 对症护理　做好皮肤护理，防止感染的发生。 4. 用药护理　使用熊去氧胆酸的患儿，应注意观察有无头晕、头痛、便秘、过敏反应等药物不良反应发生，与考来烯胺同时使用时，应至少间隔2小时。 5. 营养指导　提供机体所需的能量，必要时补充脂溶性维生素和水溶性维生素，改善患儿营养状态，及时纠正锌和维生素D的缺乏。 6. 心理护理　因其报道罕见，故临床表现的多样性、遗传方式及远期影响仍不清楚，治疗也缺乏确切的循证医学证据。在临床工作中应给予家属关爱，积极与家长沟通交流。
	健康教育	1. 向家长介绍病情特点。 2. 饮食指导　提供机体所需的能量，必要时补充脂溶性维生素和水溶性维生素，改善患儿营养状态，及时纠正锌和维生素D的缺乏。 3. 指导正确用药。
	出院指导	1. 饮食指导　提供机体所需的能量，必要时补充脂溶性维生素和水溶性维生素，改善患儿营养状态，及时纠正锌和维生素D的缺乏。 2. 定期监测和复诊　定期监测生长发育、体格发育情况，评估患儿全身营养状况，遵医嘱按时复诊。 3. 遗传咨询　指导家长进行遗传咨询工作。
评价		1. 疾病护理方法正确，健康教育全面，患儿家长清楚出院后家庭护理知识。 2. 患儿和/或家长能积极配合各项治疗与护理。 3. 未发生护理并发症，黄疸有所消退。

注意事项：
1. 饮食　提供机体所需的能量，必要时补充脂溶性维生素和水溶性维生素，改善患儿营养状态，及时纠正锌和维生素D的缺乏。
2. 及时复诊　定期监测生长发育、体格发育情况，评估患儿全身营养状况。
3. 遗传咨询　指导家长进行遗传咨询工作。

第六节　病毒感染性疾病

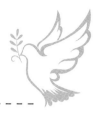

一、病毒性肝炎

病毒性肝炎是由嗜肝病毒所致、以肝脏炎症和肝细胞坏死病变为特点的一组传染性疾病，经消化道、血液和体液传播。按病原分类，目前已确定的肝炎病毒有 5 型，即甲型肝炎病毒（HAV）、乙型肝炎病毒（HBV）、丙型肝炎病毒（HCV）、丁型肝炎病毒（HDV）、戊型肝炎病毒（HEV），其中甲型和戊型主要表现为急性肝炎，乙型、丙型和丁型主要表现为慢性肝炎，并可发展为肝硬化及导致肝细胞癌。本节重点介绍甲、乙、丙、丁型病毒性肝炎。

甲型病毒性肝炎

甲型病毒性肝炎是甲型肝炎病毒（HAV）感染引起的，一般为自限性的急性肝脏坏死性炎症，临床上以疲乏、食欲减退、肝大、肝功能异常为主要表现，部分病例出现黄疸，主要表现为急性肝炎，无症状感染者常见。传播途径以粪-口传播途径为主。

（一）病因及发病机制

HAV 经口进入体内后，经肠道进入血流，引起病毒血症，随之进入肝细胞并在其中复制，约 2 周后由胆汁排出体外。HAV 引起肝细胞损伤的机制尚未完全明了，目前认为在感染早期，由于 HAV 大量增殖，使肝细胞轻微破坏。随后细胞免疫起了重要作用，由于 HAV 抗原性较强，容易激活特异性 $CD8^+$ T 淋巴细胞，通过直接作用和分泌细胞因子使肝细胞变性、坏死。在感染后期体液免疫亦参与其中，抗 - HAV 产生后可能通过免疫复合物机制参与肝细胞破坏。此外，一氧化氮可能参与肝细胞的损伤。

（二）临床表现

甲型肝炎病初，患者会出现疲乏无力、不思饮食，小便颜色加深，有时伴发热等症状，严重时有巩膜、皮肤黄染。临床分为急性黄疸型、急性无黄疸型、淤疸型和亚临床型。HAV 感染始终是自限性的，不会发生慢性感染，人体可产生提供终身免疫的保护性抗体，但在合并其他肝炎病毒感染时，可使其严重程度明显提高。HAV 感染也可出现暴发性肝衰竭，但临床少见。

（三）实验室检查

1. 常规检查　外周血白细胞总数正常或偏低，淋巴细胞或单核细胞比例增高。病程早期尿胆原阳性，黄疸期尿胆原及尿胆红素均阳性。

2. 肝功能生化检查　出现血清总胆红素和直接胆红素升高，谷丙转氨酶（ALT）、谷草转氨酶（AST）明显升高。胆汁淤积型肝炎患者血清胆汁酸和碱性磷酸酶升高，合并肝衰竭者会有白蛋白降低和凝血酶原时间延长。

3. 特异性血清学检查　血清抗 HAV-IgM 是甲型肝炎早期诊断最可靠的血清学标志。抗 HAV-IgM 在急性期早期即出现，阳性率近 100%，3~6 个月消失。血清抗 HAV-IgG 在急性期后期和恢复早期出现，持续多年或终生，单份血清阳性表示感染过 HAV，如果恢复期较急性期 HAV-IgG 滴度有 4 倍以上升高，可以作为诊断甲型肝炎的依据。

4. HAV-RNA 检测　检测粪便中的 HAV-RNA。

（四）治疗原则

1. 一般治疗　避免剧烈活动，适当休息，发热、呕吐、乏力时卧床休息。合理饮食，不能进食者给予补液。

2. 药物治疗　甲型肝炎是自限性疾病，不用药物也可自愈。为防止发展为重症肝炎，除密切监护外，适当选用保护肝脏的药物。

3. 重症型肝炎　应该住院隔离治疗，绝对卧床休息，加强护理，进行监护，密切观察病情，采取综合措施，阻止肝细胞继续坏死，促进肝细胞再生，降低血清胆红素，改善肝脏微循环，预防和治疗并发症。

4. 淤胆型肝炎　本型主要表现为黄疸较重，持续日程较长，治疗效果不理想，但预后良好。

乙型病毒性肝炎

乙型病毒性肝炎是由乙型肝炎病毒（HBV）引起的以肝脏病变为主的一

种传染病。临床上以食欲减退、恶心、上腹部不适、肝区痛、乏力为主要表现。部分患儿可有黄疸、发热、肝大伴有肝功能损害。有些患儿可慢性化，甚至发展成肝硬化，少数可发展为肝癌。主要通过血液传播、母婴垂直传播，其中最重要的传播方式是母婴垂直传播和医源性感染。

（一）病因及发病机制

1. 肝细胞表面有 HBV 受体，HBV 可以通过此种受体直接与肝细胞膜结合，再侵入肝细胞。HBV 对肝细胞无直接致病作用，肝细胞病变主要是细胞免疫反应所致。当 HBV 感染被机体识别时引起的细胞免疫反应，分为迟发性超敏反应，以 $CD4^+$ 辅助性 T 细胞（Th 细胞）为效应细胞，经致敏释放淋巴因子诱导炎症反应而损伤靶细胞。另一类是 T 细胞毒反应，以 $CD8^+$ 细胞为效应细胞，即细胞毒性 T 细胞（Tc 细胞）通过释放细胞因子，如穿孔素而损伤靶细胞。

2. 基本病理变化　包括肝细胞变性、炎细胞浸润，肝细胞再生、坏死及凋亡，Kupffer 细胞、小胆管及纤维组织增生。坏死区浸润的淋巴细胞以 $CD8^+$ 细胞居多。

（二）临床表现

1. 急性乙型肝炎　起病隐匿，多数无发热，很少有高热。前驱期部分患儿可有皮疹、荨麻疹，急性期症状同甲型肝炎，但黄疸型较甲型肝炎少，有黄疸与无黄疸之比约为 1∶1，儿童中急性乙型肝炎较多见。

2. 慢性乙型肝炎　儿童中多见症状较轻，无黄疸或轻微黄疸，肝脏轻度肿大，质地偏韧，尚未达中等硬度，脾脏可触及，肝功能改变以单项 ALT 波动为特点，无肝外多脏器损害的症状。

3. 重症乙型肝炎　儿童以亚急性重症肝炎多见。一般为起病 10 日后出现深度黄疸、严重胃肠道反应、频繁恶心、呕吐、极度乏力，可伴有高热持续，行为异常，意识障碍甚至神志昏迷。血清胆红素上升大于 171 $\mu mol/L$，凝血酶原时间明显延长，胆红素升高与 ALT 升高不一致的胆酶分离现象及血浆白蛋白的含量明显下降等。

4. 淤胆型肝炎　黄疸，皮肤瘙痒，肝脏肿大，肝功能见血胆红素明显升高，以直接胆红素为主，似梗阻性黄疸，碱性磷酸酶（AKP）、γ-谷氨酰转肽酶（γ-GGT）、胆固醇（CHO）均有升高。

（三）实验室检查

1. 常规检查 外周血白细胞总数正常或偏低，淋巴细胞增多。出现肝硬化、重症肝炎患者可出现血小板和白细胞减少。黄疸患者尿液检查有尿胆原和尿胆红素阳性。

2. 肝功能检查 会出现 ALT、AST 增高，但增高值常低于甲型肝炎。

3. 血清学检查

（1）HBV 血清标志物检测 其临床意义见第三章第一节。

（2）血清 HBV DNA 的检测 是 HBV 复制和传染性的直接标志。

（3）HBV 基因分型检查

4. 肝组织学检查 可用于了解和评估肝脏炎症和纤维化程度。对慢性肝炎抗病毒药物的选择、疗效和预后判断都有很大的意义，并有助于肝脏疾病的诊断和鉴别诊断。

5. 超声检查 能动态观察肝及脾的大小、形态、肝内的血管直径和结构改变，有助于评估肝硬化的程度。

（四）治疗原则

1. 一般治疗 急性肝炎及慢性肝炎活动期，需住院治疗，卧床休息，合理营养，保证热量，蛋白质和维生素供给，严禁饮酒，恢复期应逐渐增加活动。慢性肝炎静止期，可做力所能及的工作，重型肝炎要绝对卧床，尽量减少饮食中的蛋白质，保证热量、维生素的摄入，可输入血白蛋白或新鲜血浆，维持水、电解质平衡。

2. 抗病毒治疗 急性肝炎一般不用抗病毒治疗，而慢性病毒性肝炎需要抗病毒治疗。抗病毒药物主要有两大类，一是干扰素类，包括 α 干扰素（IFNα）和聚乙二醇 α 干扰素（PEG-IFNα），前者可用于 1 岁以上的患儿，后者可用于 3 岁以上的患儿。二是核苷类似物（NAs），拉米夫定可用于 2 岁以下儿童，恩替卡韦可用于 2 岁以上的儿童，富马酸替诺福韦也可用于 2 岁以上的儿童。两类药物可以单用或联用，目前研究结果显示，联用的疗效强于单用。

3. 保护肝脏药物

（1）三磷酸腺苷 释放能量供细胞利用，改善细胞营养。

（2）水飞蓟宾 有保护和稳定肝细胞膜作用。

（3）甘草甜素制剂（复方甘草甜素）　有类似糖皮质激素的非特异性抗感染的作用而无抑制免疫功能的不良反应，有改善肝功能之效。

（4）联苯双酯　提高肝脏解毒功能，降低 ALT，减轻肝细胞损伤。

4. 免疫调节剂　胸腺肽、特异性免疫 RNA、白细胞介素 2、特异性转移因子等用于增强机体免疫功能。

丙型病毒性肝炎

丙型病毒性肝炎是由丙型肝炎病毒（HCV）引起的一种以肝脏损害为主的传染性疾病。因其起病隐匿，转为慢性的概率高，故易导致肝硬化和肝细胞癌发生，预后较差。

（一）病因及发病机制

1. HCV 感染肝细胞的机制可能是通过其包膜蛋白 E2 与肝细胞表面相应受体 CD81[+] 分子相结合而实现的。

2. 自身免疫反应　发病可能还与自身免疫反应参与有关。

3. 肝脏病理　肝脏病理与乙型肝炎各期相似，尚无特异性改变规律。

（二）临床表现

儿童 CHC（慢性丙型肝炎）大部分无临床症状，主要通过查体发现。但儿童 CHC 呈渐进性肝功能损害，尽管有一定比例可自发清除病毒，但高病毒载量可造成持续感染，导致部分儿童发生肝硬化。儿童 CHC 肝脏组织学改变相比成人较轻，绝大部分 CHC 儿童肝活检显示轻度炎症和纤维化；不过仍可能发生显著纤维化或肝硬化。儿童慢性患儿发生肝硬化的病例较为少见，但儿童 CHC 也可导致肝癌，成人 CHC 可导致一些肝外疾病，如肾小球肾炎和冷球蛋白血症等，甚至发生淋巴瘤。

（三）实验室检查

1. 血清学检测抗 HCV 特异性抗体　主要检测的是 HCV 特异性 IgG 抗体，阳性说明有过感染，但无法区别是既往感染还是现症感染。主要适用于高危人群筛查，感染者初筛，但不能作为抗病毒疗效判断的指标。

2. 血清 HCV RNA 检测　包括定性和定量检测方法，为 HCV 感染的确诊实验。在 HCV 感染后 1~3 周即可检测到 HCV RNA，阳性结果早于血清学抗 HCV 抗体检测阳性数周。HCV RNA 定性检测的特异性高，一次阳性即可确诊 HCV 感染。但一次检测阴性，并不能排除 HCV 感染，应重复检查。

3. HCV 基因分型 是决定 HCV 感染者接受干扰素治疗的用药疗程和估计应答情况的重要依据。

4. 肝功能检测 ALT、AST、白蛋白、凝血酶原时间、胆碱酯酶等水平可反映肝细胞损害的程度。

5. 肝组织病理学检查 对慢性丙型肝炎的诊断、疾病进展情况、预后判断、疗效评价均有重要意义。

（四）治疗原则

一般护肝治疗和对症治疗同乙型肝炎。在抗病毒治疗方面，已证明 IFN-a 联合利巴韦林对儿童丙型肝炎疗效较好。蛋白酶抑制剂用于儿童丙肝的治疗，其安全性尚不清楚。

丁型病毒性肝炎

丁型病毒性肝炎（HDV）是由丁型肝炎病毒（HDV）与乙型肝炎病毒等嗜肝 DNA 病毒共同引起的传染病。主要通过输血和血制品传播，与乙型肝炎的传播方式相似。丁型肝炎一般不单独存在，常和乙型肝炎共同存在。HDV 与 HBV 重叠感染后，可促使肝损害加重，并易发展为慢性活动性肝炎、肝硬化和重型肝炎。

（一）发病机制

1. HDV 本身及其表达产物对肝细胞有直接作用，但尚缺乏确切证据。

2. HDAg 的抗原性较强，有资料显示是 CD8$^+$ T 细胞攻击的靶抗原，所以宿主免疫反应参与了肝细胞的损伤。

（二）临床表现

1. HDV 与 HBV 同时感染 又称混合感染。与急性乙型肝炎相似，由于 HDV 与 HBV 感染后潜伏期不同，临床过程中可先后发生 ALT 两次高峰。整个病程相对较短，大多数自限恢复，HDV 常伴随 HBV 终止而消失，预后良好，少数发展为慢性肝炎或无症状 HDV 和 HBV 携带者。

2. HDV 与 HBV 重叠感染 又称继发感染。临床表现取决于原有 HBV 对肝脏的损害程度，若原为 HBV 携带者，则可表现为急性丁型肝炎，病情较单纯急性乙型肝炎略重，容易发展为慢性。若原为慢性乙型肝炎，HDV 重叠感染后，大多数病情加重，慢性迁移性肝炎可向慢性活动性肝炎发展。若为慢性活动性肝炎，则可加速肝纤维化，重者可致慢性重症肝炎，肝衰竭。

（三）实验室检查

1. HDAg 阳性率较高，适宜于早期诊断。

2. HDV RNA 是诊断 HDV 感染的直接依据。

3. 抗 HDV 抗体 主要为 IgG 抗体，是诊断丁型肝炎的常用方法。血清抗 HDV IgG 在急性感染时出现较晚，在慢性感染时，多呈持续性高滴度。

（四）治疗原则

1. 基本同乙型病毒性肝炎治疗，以护肝对症治疗为主。近年研究表明，IFN-α 是唯一可供选择的治疗慢性丁型肝炎的药物，它可抑制 HDV RNA 复制，治疗后，可使部分病例血清 HDV RNA 转阴，使用时剂量宜大，疗程宜长。

2. 对终末期丁型肝炎患儿，肝移植是一种有效的治疗措施，而且 HDV 和 HBV 重叠感染可使移植后复发性 HBV 感染的发生率显著降低。

（五）主要护理问题

1. 活动无耐力 与肝功能受损，能量代谢障碍有关。

2. 营养失调 低于机体需要量与食欲下降、呕吐、腹泻、消化和吸收功能障碍有关。

3. 潜在并发症 出血、肝性脑病、肾衰竭。

4. 体温过高 与肝炎病毒感染、继发感染、重型肝炎大量肝细胞坏死有关。

5. 有皮肤完整性受损的风险 与胆盐沉着刺激皮肤神经末梢引起瘙痒；重型肝炎大量腹水形成、长期卧床有关。

6. 有感染的危险 与免疫功能低下有关。

7. 焦虑 与病情反复、担心疾病预后有关。

（六）护理措施

1. 一般护理

（1）同小儿肝病一般护理常规中一般护理。

（2）休息与活动　症状明显及有黄疸者卧床休息，恢复期或病情轻者适当活动，以不感疲劳为宜，避免过度劳累。

2. 病情观察

（1）观察皮肤、黏膜及小便颜色，注意患儿精神食欲情况。

（2）观察有无黄疸进行性加深、腹胀、出血倾向等重症肝炎征象。

（3）重症患儿监测生命体征、神志，注意有无性格行为异常、扑翼样震颤等肝性脑病表现。

3. 对症护理

（1）保持皮肤、口腔清洁。皮肤瘙痒者及时予以止痒，避免用手搔抓，以防感染。体位变更困难的患儿做好压疮预防护理。

（2）重症肝炎的护理

1）绝对卧床休息，腹水影响呼吸者取半坐卧位，脑水肿者取头高足低位。烦躁谵妄者加强安全防护，防止坠床和自伤。

2）出血护理　有出血倾向者，防止碰伤，避免肌内注射和深静脉穿刺，拔针后要久压至不出血为止。及时处理鼻出血、牙龈出血，遵医嘱使用止血药。消化道出血者执行相应护理常规。

3）准确记录24小时出入量，维持水电解质平衡；有腹水者每日测腹围，放腹水一次不可过多，同时补充白蛋白，以免诱发肝性脑病。

4）遵医嘱尽早使用脱水剂，控制输液量，预防脑水肿。

5）防止氨中毒诱发和加重肝性脑病。①给予低蛋白饮食，出现肝性脑病先兆或肝性脑病者应暂停蛋白质的摄入。②保持大便通畅。③减少氨的吸收消化道出血停止后，给予灌肠以清除肠道内积血，减少氨的吸收，禁忌碱性溶液灌肠。

6）有脑水肿、肾衰竭者按相应护理常规护理。

4. 用药护理　遵医嘱准确用药，维持氨基酸平衡，避免使用对肝脏有损害的药物，慎用麻醉药、镇静药及含胺药物。降酶药物应逐渐停药，以免产生反跳现象。干扰素抗病毒治疗时，观察患儿有无发热、全身疼痛、恶心等不良反应。

5. 营养指导　急性期患儿给予清淡、易消化、富含维生素的饮食，多食水果、蔬菜，忌油腻。症状好转可逐渐增加饮食，但避免过饱；慢性肝炎给予高热量、高蛋白、高维生素、易消化的饮食，适当减少脂肪摄入量；重症肝炎应给予低脂、低蛋白饮食，少食多餐，伴腹水、肝性脑病者严格控制水钠的摄入。

6. 心理护理 乙型、丙型、丁型肝炎患儿需长期治疗，及时给予心理疏导，增强战胜疾病的信心。护理人员在与患儿的交往中必须态度热情，言行谨慎，对患儿及家属过激的语言和行为给予充分的理解，尊重患儿和家属的心理感受，维护患儿及家属的自尊。给患儿及家属精神上的安慰和鼓励，使患儿重新认识到自身存在的价值。医护人员还要多与患儿及家属谈有趣的事，常开导他们，耐心倾听患儿及家属的各种主诉，尽量满足患儿的要求。针对抑郁型患儿及家属要更多注意关心，要帮助患儿树立战胜疾病的信心，学会自我控制情绪，积极配合治疗。

7. 健康教育

（1）做好隔离 甲型、戊型肝炎采取接触隔离至病后4周；乙型、丙型、丁型肝炎急性期患儿按血液一体液隔离至肝功能正常，HBVDNA、HCVRNA、HDVRNA 转阴；慢性患儿或病毒携带者依病毒复制指标决定是否隔离。

（2）加强饮食卫生，饭前便后洗手，养成良好的卫生习惯。传染期勿到公共场合，以免传染他人。食具专人专用，每日消毒。

（3）告知家长患儿出院后应全休1~3个月。肝功能正常3个月以上可恢复正常生活学习，但半年内不宜参加重体力劳动或剧烈运动。

（4）告知家长使用药物应慎重，禁忌使用对肝脏有毒性的药物，忌饮含乙醇的饮料。定期门诊复查。

（七）小结

病毒性肝炎是由多种肝炎病毒引起的，以肝脏炎症和坏死病变为主的一组传染病。主要通过粪-口、血液或体液途径而传播。临床上以疲乏、食欲减退、肝大、肝功能异常为主要表现，部分病例出现黄疸，无症状感染常见。治疗上应注意休息，避免剧烈活动，给予护肝治疗及合理的营养。其中乙型、丙型、丁型肝炎患儿主要表现为慢性肝炎，可发展为肝硬化和肝细胞癌，应给予抗病毒治疗。护理上应做好隔离，严密观察生命体征和病情变化，做好出血的观察，防止氨中毒和肝性脑病的发生，用药护理方面需注意降酶药应逐渐减量，以免产生反跳现象。护理人员在与患儿的交往中必须态度热情，言行谨慎，尊重患儿和家属的心理感受，给予家长心理疏导，增强战胜疾病的信心。

病毒性肝炎护理流程

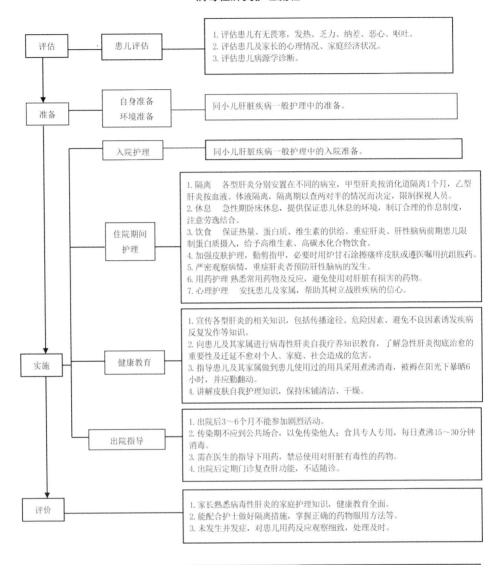

```
评估 ─── 患儿评估 ─── 1. 评估患儿有无畏寒，发热、乏力、纳差、恶心、呕吐。
                      2. 评估患儿及家长的心理情况、家庭经济状况。
                      3. 评估患儿病源学诊断。

准备 ─── 自身准备
        环境准备 ─── 同小儿肝脏疾病一般护理中的准备。

        入院护理 ─── 同小儿肝脏疾病一般护理中的入院准备。
```

1. 隔离　各型肝炎分别安置在不同的病室，甲型肝炎按消化道隔离1个月，乙型肝炎按血液、体液隔离，隔离期以查两对半的情况而决定，限制探视人员。
2. 休息　急性期卧床休息，提供保证患儿休息的环境，制订合理的作息制度，注意劳逸结合。
3. 饮食　保证热量、蛋白质、维生素的供给。重症肝炎、肝性脑病前期患儿限制蛋白质摄入，给予高维生素、高碳水化合物饮食。
4. 加强皮肤护理，勤剪指甲，必要时用炉甘石涂擦瘙痒皮肤或遵医嘱用抗组胺药。
5. 严密观察病情，重症肝炎者预防肝性脑病的发生。
6. 用药护理　熟悉常用药物及反应，避免使用对肝脏有损害的药物。
7. 心理护理　安抚患儿及家属，帮助其树立战胜疾病的信心。

1. 宣传各型肝炎的相关知识，包括传播途径、危险因素、避免不良因素诱发疾病反复发作等知识。
2. 向患儿及其家属进行病毒性肝炎自我疗养知识教育，了解急性肝炎彻底治愈的重要性及迁延不愈对个人、家庭、社会造成的危害。
3. 指导患儿及其家属做到患儿使用过的用具采用煮沸消毒，被褥在阳光下暴晒6小时，并应勤翻动。
4. 讲解皮肤自我护理知识，保持床铺清洁、干燥。

1. 出院后3～6个月不能参加剧烈活动。
2. 传染期不应到公共场合，以免传染他人；食具专人专用，每日煮沸15～30分钟消毒。
3. 需在医生的指导下用药，禁忌使用对肝脏有毒性的药物。
4. 出院后定期门诊复查肝功能，不适随诊。

1. 家长熟悉病毒性肝炎的家庭护理知识，健康教育全面。
2. 能配合护士做好隔离措施，掌握正确的药物服用方法等。
3. 未发生并发症，对患儿用药反应观察细致，处理及时。

注意事项：
1. 加强患儿的营养，增强体质，多进行户外活动，少去公共场所，避免再感染。
2. 规范用药，禁忌使用对肝脏有毒性的药物。
3. 遵医嘱按时服药，出院后半个月门诊复查，如有发热、恶心呕吐、出血倾向、黄疸进行加深等，应立即就诊。

二、巨细胞病毒感染性疾病

巨细胞病毒感染性疾病是由巨细胞病毒（CMV）感染机体引起的疾病。CMV 是出生前感染和围产期感染的常见病原体，可导致新生儿先天畸形、智力低下及流产、早产、死胎以及新生儿巨细胞病毒感染性肝炎等严重后果。成人多为隐性感染，免疫功能低下时如艾滋病、器官移植后等，体内潜伏病毒易被激活，出现活动性 CMV 感染，甚至引起严重的 CMV 疾病。

（一）病因及发病机制

CMV 感染是 CMV 侵入人体，在人体细胞内增殖，同时造成组织病变。CMV 借助其包膜蛋白（gH 和 gB）与细胞受体（低结合力的肝素受体和高结合力的蛋白受体）结合进入细胞，病毒 DNA 被运至细胞核内，在其中完成复制过程，产生子代病毒。

在免疫功能健全的个体，感染 CMV 后均能产生 IgM、IgG 和 IgA 抗 CMV 特异抗体。宿主先产生 IgM 抗体，继而产生 IgG 抗体。病毒停止增殖后，IgM 类抗体不再产生，而 IgG 类抗体可以延续终身。CMV 感染后，病毒在宿主体内持续存在成为 CMV 感染。

（二）临床表现

1. 无症状性感染　为最多见的临床类型。患儿有 CMV 感染，但无任何明显的症状、体征和生理功能受损。小儿在幼小年龄感染后，病毒终身存在体内。以后当机体抵抗力下降时，病毒又趋活动，多无临床表现。

2. 有症状性感染

（1）中枢神经系统损害　主要见于宫内感染。CNS 损害包括有脑膜脑炎、小头畸形、颅内钙化、脑积水、脑瘫、视神经萎缩等。患儿日后还会出现智能发育、体格发育障碍、癫痫等后遗症。

（2）耳聋　25%～50% 的有症状的先天性感染患儿和 15% 的无症状的先天性感染患儿，于出生时就有耳聋。其中至少有 2/3 的小儿至学龄前期时，耳聋继续发展加重，且还可持续至学龄儿童和成人。耳聋程度有轻有重，可单侧也可双侧。

（3）肝炎　肝炎为主要发病类型，多见于婴幼儿原发感染，分为黄疸型、无黄疸型、亚临床型，表现为黄疸消退延迟、大便色浅，可间断或持续出现白陶土样大便。黄疸型常有不同程度胆汁淤积、肝大、脾大，肝酶轻至中度增高，大多数预后良好，少数进展为重症肝炎、肝硬化、肝衰竭，并发凝血功能异常。

（4）肺炎　免疫功能正常宿主极少发生，肺炎多见于6个月以下原发感染者，可有咳嗽、气促、肋间凹陷等呼吸道症状，伴或不伴发热，影像学主要表现为肺间质病变，可有支气管周围浸润伴肺气肿和结节性浸润。

（5）脉络膜视网膜炎　在症状性先天性CMV感染的新生儿中有17％～91％发生脉络膜视网膜炎，而在无症状性先天性感染患儿中罕见。患儿的视网膜病变不活动，以后进展成失明者也很少。但在严重免疫抑制时，如骨髓移植和艾滋病患儿，视网膜炎是常见征。

（6）单核细胞增多综合征（MS）和其他血液系统疾患　在免疫正常和免疫缺陷的成人原发性CMV感染时均可出现MS，表现为发热和严重不适，常历时1～4周，同时伴有周围血象中淋巴细胞总数和异形淋巴细胞比率增加。有些患者还有头痛、肌痛和腹痛伴腹泻。此综合征在小儿有时也可见到。

（三）实验室检查

1. 血清学　可检测是否存在抗CMV的IgM和IgG。动态监测到抗CMV IgG抗体由阴性转为阳性、抗CMV IgM阳性而抗CMV IgG阴性或低亲和力提示原发感染，双份血清抗CMV IgG滴度≥4倍增高、CMV IgM和IgG阳性提示近期活动性感染。

2. 病毒分离　从血液、脑脊液、支气管肺泡灌洗液、尿液等样本中分离出CMV，为临床诊断活动性CMV感染的"金标准"。

3. 抗原检测　检测受检样本中的病毒抗原，当前主要对早期速发抗原（IEA）、早期抗原（EA）及晚期抗原（LA）如PP65等进行相关检测。

4. 组织病理学　对活检组织进行组织学检查有助于诊断CMV侵袭性疾病。

5. 巨细胞病毒mRNA、DNA检测　CMV mRNA为CMV复制的标志，其阳性表明活动性感染。潜伏期、隐性感染、活动性感染均可检测出CMV DNA。CMV DNA载量与活动性感染成正相关。

（四）治疗原则

1. 药物治疗　临床使用的药物主要有更昔洛韦和膦甲酸2种。

（1）更昔洛韦　更昔洛韦是治疗 CMV 感染的首选药物。推荐诱导治疗 5 mg/kg，每 12 小时 1 次，共 2~3 周，维持治疗 5 mg/kg，1 次/d，连续 5~7d，共 3~4 周，若诱导期疾病缓解或病毒血症/尿症清除可提前进入维持治疗；若诱导治疗 3 周无效，应考虑原发或继发耐药或现症疾病为其他病因，若维持期进展则可考虑行再次诱导治疗。对于免疫功能受损儿童，如造血干细胞移植受者、HIV 感染者，或预期会出现长期免疫抑制的患儿等，建议延长维持疗程，采用更昔洛韦 5 mg/kg，1 次/d；或 6 mg/kg，每周 5 日。

（2）膦甲酸　膦甲酸是一种膦酰基甲酸三钠的抗病毒复合物，能阻抑人疱疹病毒的 DNA 聚合酶，故可用以抗 CMV，由于药物的肾毒性和沉着于骨骼，故主要用于成人。

2. 对症处理　对于症状性 CMV 感染患者，对症处理非常重要。在免疫功能健全的患者经过有效的对症处理，常可使疾病恢复，即使是婴幼儿也如此。然而，对于伴有先天性缺陷病患儿则恢复较困难。

（五）主要护理问题

1. 营养失调　低于机体需要量与摄入不足、消耗增加有关。

2. 有感染的风险　与机体抵抗力低下有关。

3. 焦虑（家长）　与对治疗、预后知识缺乏有关。

（六）护理措施

1. 一般护理　同小儿肝病一般护理常规中一般护理。

2. 病情观察

（1）加强巡视，密切观察患儿精神反应、食欲、巩膜和皮肤黄染是否消退、前囟是否隆起饱满、药物不良反应等。

（2）注意观察大、小便的变化，胆道梗阻的患儿大便颜色会变浅甚至呈陶土色，由于肝功能受损，小便颜色可能会变深、变黄等，同时向患儿家长介绍留取尿液的具体方法。

（3）观察患儿有无皮肤瘀斑、出血点及便血等出血征象，如出现，应报告医生并积极配合医生进行对症处理；部分患儿可能因为肝、脾大引起腹胀，应注意安全，勿碰撞腹部，注意拉好防护栏以防坠床，由于腹水引起腹胀的患儿应每日测腹围并记录。

3. 对症护理

（1）皮肤护理　保持皮肤清洁及干燥，每日给患儿洗澡1～2次，特别是皮肤皱褶处要重点清洗干净，指导家长为患儿着宽松、柔软的棉质内衣。因黄疸可能会产生瘙痒，应注意及时为患儿修理指甲，必要时可戴护手套，以防抓破皮肤导致感染的发生。同时，注意及时更换尿布，每次大便后应用温水清洗臀部并擦干，局部涂抹护臀膏，防止发生红臀。

（2）预防感染　患儿抵抗力低下，医务人员应该严格遵守无菌操作原则，接触患儿前后都要洗手，对所有患儿均采取保护性隔离措施。病室应定时开窗通风，保持室内空气清新，设置适宜的温度与湿度，定时对病室空气进行紫外线消毒。同时应严格执行探视制度，控制陪人及探视次数，保持空气流通，预防交叉感染。患儿生活用具应专用并消毒，病室地面应每日消毒，床头柜、椅子应每日用消毒剂擦拭。

（3）口腔护理　保持口腔清洁卫生，以减少呕吐的发生。若出现呕吐，应头偏一侧，及时清洁口腔，对于呕吐严重的患儿，遵医嘱给予维生素 B$_6$等药物止呕。

（4）听力损害早期干预护理　巨细胞病毒感染会引发患儿产生听力障碍，临床中在给予患儿更昔洛韦治疗的基础之上，需要指导患儿家长采取听觉刺激法，使患儿每日处于音调悠扬并且低沉的音乐声中，每日听 30 分钟到 60 分钟，尽可能选取同一首乐曲。

4. 用药护理
在使用更昔洛韦的过程中，不良反应主要包括呕吐、皮疹、静脉炎、贫血、粒细胞减少等。因此，做好用药护理至关重要。

（1）避免空腹　使用更昔洛韦抗病毒治疗时，滴注前应鼓励患儿进食清淡易消化的半流质饮食，以免出现恶心、呕吐、腹痛、食欲减退等胃肠道不良反应。

（2）防止渗漏　更昔洛韦呈强碱性，为减轻药物对局部血管的刺激，应选择弹性佳、充盈良好、回流通畅的静脉进行穿刺，避免在同一静脉上反复穿刺。输液侧肢体适当制动，以防针头滑出血管，引起药液外渗而损伤静脉，同时需要严格掌握静脉留置针的留置时间，一般在留置 72～96 小时进行更换。

（3）注意配伍禁忌　输注前后用 5% 葡萄糖或生理盐水冲管，防止出现药物配伍禁忌。

（4）控制输液速度　输液速度不能过快，输液时间至少 1 小时。用药后定期检查血常规，记录血红蛋白及粒细胞数值等，一旦发现异常，遵医嘱进行相应处理，必要时调整药物剂量。

5. 饮食指导 合理饮食能够加快肝细胞的再生与修复，促进肝功能恢复，延缓病情进展。新生儿应尽早开奶，对喂养不耐受者应给予深度水解配方奶或根据医嘱提供静脉营养支持，静脉营养可提供患儿生长发育所需热量、液体及营养物质。

6. 心理护理 由于患儿年龄小、机体抵抗力低下、住院经济负担加重，所以应做好患儿或家长的心理护理。护理人员应用温和、亲切的话语为其介绍疾病的基本知识、用药情况和坚持治疗的作用。尽量地保持患儿以前的生活习惯，把患儿所喜欢的玩具、物品等放在床头，以便解除其焦躁、恐惧的心理。

7. 健康教育 对于食欲不振的患儿，应指导家长保持少食多餐的原则。平时注意观察患儿精神、面色、食欲、大便颜色的变化，如有异常及时就诊。告知家长需门诊随访至 3 岁，定期进行复查。

（七）小结

巨细胞病毒感染性疾病是一种由巨细胞病毒感染机体引起的疾病。CMV是出生前感染和围产期感染的常见病原体，可导致新生儿先天畸形、智力低下及流产、早产、死胎以及新生儿巨细胞病毒肝炎等严重后果。治疗主要采取对症处理和抗病毒治疗。护理人员应加强病情观察、心理护理、饮食指导、皮肤护理、预防感染及健康教育等，如需进行抗病毒治疗患儿特别注意做好用药护理，防止液体渗漏，导致局部皮肤出现坏死。同时积极与家长沟通，使家长主动配合治疗，确保证治疗效果，改善预后。

巨细胞病毒感染性疾病护理流程

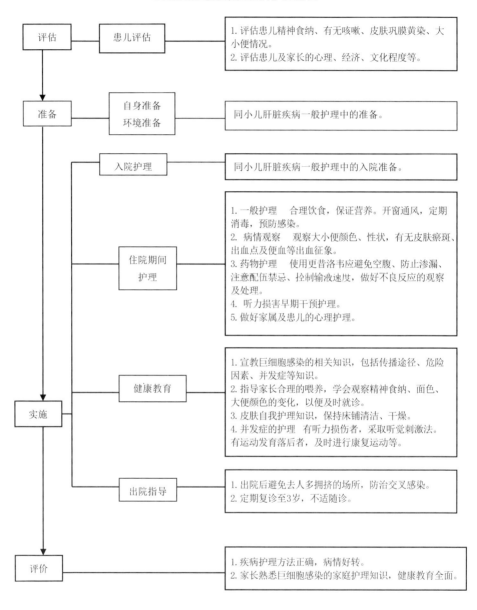

评估	患儿评估	1. 评估患儿精神食纳、有无咳嗽、皮肤巩膜黄染、大小便情况。 2. 评估患儿及家长的心理、经济、文化程度等。
准备	自身准备 环境准备	同小儿肝脏疾病一般护理中的准备。
实施	入院护理	同小儿肝脏疾病一般护理中的入院准备。
	住院期间护理	1. 一般护理 合理饮食，保证营养。开窗通风，定期消毒，预防感染。 2. 病情观察 观察大小便颜色、性状，有无皮肤瘀斑、出血点及便血等出血征象。 3. 药物护理 使用更昔洛韦应避免空腹、防止渗漏、注意配伍禁忌、控制输液速度，做好不良反应的观察及处理。 4. 听力损害早期干预护理。 5. 做好家属及患儿的心理护理。
	健康教育	1. 宣教巨细胞感染的相关知识，包括传播途径、危险因素、并发症等知识。 2. 指导家长合理的喂养，学会观察精神食纳、面色、大便颜色的变化，以便及时就诊。 3. 皮肤自我护理知识，保持床铺清洁、干燥。 4. 并发症的护理 有听力损伤者，采取听觉刺激法。有运动发育落后者，及时进行康复运动等。
	出院指导	1. 出院后避免去人多拥挤的场所，防治交叉感染。 2. 定期复诊至3岁，不适随诊。
评价		1. 疾病护理方法正确，病情好转。 2. 家长熟悉巨细胞感染的家庭护理知识，健康教育全面。

注意事项：
1. 加强患儿的营养，增强体质，多进行户外活动，少去公共场所，避免再感染。
2. 定期随访至3岁，不适随诊。

三、EB 病毒相关性传染性单核细胞增多症

EB 病毒相关性传染性单核细胞增多症（EBV-IM）是一种全身感染性疾病，其发生主要为 EB 病毒感染所致，可累及全身多个系统，典型表现为发热、咽峡炎、淋巴结肿大三联征。EBV-IM 是良性自限性疾病，多数预后良好，少数可出现嗜血综合征等严重并发症。

（一）病因及发病机制

病毒进入口腔，在咽部淋巴组织内繁殖复制，继而进入血流产生病毒血症，主要累及全身淋巴组织及具有淋巴细胞的组织与内脏。咽部上皮细胞、B 细胞、T 细胞及 NK 细胞均为 EB 病毒的易感细胞。当 EB 病毒主要感染 B 细胞时，在儿童及青少年可表现为传染性单核细胞增多症，临床症状主要表现为发热、咽峡炎、颈部淋巴结肿大，可以合并肝脾增大和外周血异淋比值增高。

（二）临床表现

1. 潜伏期 小儿潜伏期较短，为 4～15 日，大多为 10 日，青年期较长可达 30 日。

2. 发病或急或缓，半数有前驱症，继而有发热及咽痛、恶心、疲乏、全身不适、出汗、头痛、呼吸急促、颈淋巴结肿大等。

3. 典型症状 症状可轻重不一，少年期常比幼年期重，年龄越小症状越不典型，2 岁以下者，脾、淋巴结肿大和一般症状均可不显著。一般典型症状可在发病一周后完全出现。

（1）发热 绝大多数病儿均有不同程度的发热。热型不定，一般波动在 39 ℃左右，偶亦可高达 40 ℃以上。发热维持约 1 周，时伴冷感或出汗、咽喉痛。发热虽高，中毒症状却较细菌性咽炎为轻。

（2）淋巴结肿大 淋巴结急性肿大为本病的特征之一，肿大部位主要在双侧前后颈部，且后颈部常较前颈部先出现，两侧可不对称，较柔韧，无压痛、互不粘连。肿大淋巴结也可出现于腋窝，肱骨内上髁。有时可见于胸部纵隔，需要和结核、淋巴肿瘤作鉴别。肿大的淋巴结一般在数日、数周内逐渐缩小，但有消退慢者，可达数月。

（3）咽峡炎 80%以上患儿出现咽痛及咽峡炎症状。扁桃体充血、肿大，可见白色膜状物附着。

（4）肝脾大　约有50%的病例可有肝大、肝区压痛，还可出现类似肝炎的症状，约10%出现黄疸，基本上很少转变为慢性肝病或肝硬化。在发病1周以上时，可触及脾脏1~3 cm，伴轻压痛。但也有在病程第2周脾脏急骤增大而引起左上腹胀满及触痛者，此时触诊应轻柔，避免局部受撞击，警惕脾破裂的危险。2~3周后脾脏即渐渐缩小。

（5）皮疹　皮疹的出现率低于10%，且无定型。常见的皮疹呈泛发性，多在病程第4~10日出现，可为猩红热样、麻疹样、水疱样或荨麻疹样斑丘疹。3~7日即消退，消退后不脱屑，也不留色素。皮肤黏膜出血仅属偶见。

（三）实验室检查

1. 血常规　白细胞总数增加，淋巴细胞百分比在50%以上，其中异性淋巴细胞的比例可达10%以上，但有近半数学龄前儿童EBV-IM的异型淋巴细胞小于10%。

2. 血清嗜异凝集反应　一般1：40即为阳性，1：80以上更具有价值。于起病5日后即可呈阳性反应。但有迟至病程4周后才显阳性者。儿童阳性率低，国内医院很少开展。

3. EB病毒特异性抗体测定　原发性EBV感染过程中首先产生针对衣壳抗原（CA）IgG和IgM（抗CA-IgG/IgM）；在急性感染的晚期，抗早期抗原（AN）抗体出现；在恢复期晚期，抗核抗原（NA）抗体产生。抗CA-IgG和抗NA-IgG可持续终生。

4. EB病毒培养　临床诊断价值不大。

5. EBV-DNA检测　EBV-DNA载量检测可以区分EBV健康携带者的低水平复制和EBV相关疾病患者高水平活动性感染。

（四）治疗原则

该病无特效治疗，以对症及支持治为主。

1. 一般治疗　急性期应卧床休息，加强护理，避免发生严重并发症。脾脏显著增大时，应避免剧烈运动，以防破裂。只用于伴发细菌感染时，才使用抗生素治疗，禁忌使用诱发皮疹的氨基苄青霉素、阿莫西林。无感染时，抗生素对其治疗无效。使用开喉剑喷雾剂喷咽喉部，可以有效改善咽炎引起的疼痛。

2. 抗病毒治疗　常使用阿昔洛韦或更昔洛韦治疗，疗程7~10日。但是否使用抗病毒治疗，目前国内外存在争论。阿昔洛韦具有在病毒裂解期抑制病毒DNA聚合酶合成，从而抑制病毒复制和减少病毒从患者口腔部排出的作用，但对改善症状和缩短病程无明显作用。也有报道采用人白细胞干扰素，每日100万U，肌内注射，连用5日，可缓解症状，缩短疗程，如果早期给药效果更好。

3. 对症治疗 可使用退热止痛、镇静、止咳及保肝等措施。布洛芬常用于头痛、咽痛及控制发热。对严重患儿如持续高热、伴有咽喉部梗阻或脾脏肿痛症状者宜短期应用肾上腺皮质激素，3～7日，可减轻症状。并发心肌炎、严重肝炎、溶血性贫血或因血小板减少性紫癜并有出血时，激素应用可延至2周，剂量为1 mg/（kg·d），每日最大剂量不超过60 mg，第二周逐渐减量而停用。但对一般病例，激素并非必要，因有免疫抑制作用，激素的使用必须慎重。

（五）主要护理问题

1. 体温升高 与感染有关。

2. 舒适度改变（疼痛） 与淋巴结肿大、咽部红肿有关。

3. 潜在并发症 心肌炎、心包炎、脾破裂等。

4. 有皮肤完整性受损的风险 与皮疹有关。

（六）护理措施

1. 一般护理

（1）环境　创造良好的休养环境，保持病室安静，空气清新，室温保持18 ℃～22 ℃，紫外线消毒每日至少1次，做好基础护理。

（2）休息与活动　急性期绝对卧床休息，治疗及护理工作相对集中，肝脾肿大患儿避免腹部脾区外力撞伤或受伤引起脾破裂。

2. 病情观察 密切观察患儿神志、精神状态、食欲、面色、体温、脉搏、呼吸、血压、大小便、四肢末梢循环、夜间睡眠形态等，并做好记录。

3. 对症护理

（1）发热护理　加强病情观察，定时测量体温，发热时采用药物及物理降温，鼓励患儿多喝温开水。及时补充电解质，保持口腔清洁。退热期，及时擦干汗液，更换衣服，防止受凉，保持皮肤干洁，发热伴寒战、四肢冰凉者，应予保暖，改善四肢末梢循环。

（2）皮肤护理　禁用碱性肥皂，修剪指甲防止抓伤，必要时戴手套。勤换内衣、穿宽松的棉制内衣，避免刺激皮肤。遵医嘱给予止痒剂，防止皮肤破损致继发感染。进行治疗和护理时，严格执行操作规程，防止交叉感染。

4. 用药护理

（1）禁止使用氨苄西林、阿莫西林，以免引起皮疹，加重病情。

（2）使用更昔洛韦治疗时，同巨细胞病毒感染性疾病用药护理。

5. 饮食指导

合理饮食，少量多餐，以清淡饮食为宜，给予高热量、高蛋白、高维生素、易消化的饮食，避免干硬、粗糙、辛辣、酸咸等刺激性食物，提供其喜爱的含钠、钾的饮料。

6. 心理护理

该病起病急，病情重，患儿心理压力大，对治疗和康复易产生不利影响。护士要细心观察患儿的心理变化，耐心倾听，了解患儿及家属想法及存在的问题，以温和、关切态度给予理解、同情，用通俗易懂的语言讲解疾病相关知识，针对不同情况进行心理疏导，减轻患儿心理负担，更好地配合治疗、护理，促进早日康复。

7. 健康教育

（1）进行疾病知识宣教，多与患儿家属沟通，了解家长需要，解除家长心理负担，定期门诊复查。

（2）告知家长患儿急性期绝对卧床休息。肝脾大者，出院后1～3个月内不能剧烈运动，以防碰撞脾区，引起脾脏破裂大出血。

（3）勤剪指甲，定期洗澡更换衣服，以纯棉质为宜，避免肥皂或过热的水洗澡，适当减少沐浴次数。有皮疹、脱屑不要强行撕剥。

（4）告知家长给予患儿合理饮食，少量多餐，以清淡饮食为宜，给予高热量、高蛋白、高维生素、易消化的饮食，避免干硬、粗糙、辛辣、酸、咸等刺激性食物，提供其喜爱的含钠、钾的饮料。

（5）告知家长出院后，5～10日定期复查血常规、肝功能，1个月复查EBV-DNA荧光定量及抗体滴度、腹部彩超。禁忌使用氨苄西林、阿莫西林等药物，以免诱发皮疹。避免使用阿司匹林，以免诱发脾破裂。

（七）小结

EB病毒感染相关性传染性单核细胞增多症为一种自限性疾病，典型表现为发热、咽峡炎、淋巴结肿大三联征。治疗以对症、支持治疗为主，必要时行抗病毒治疗。护理上应指导肝脾大患儿，避免腹部脾区外力撞伤或受伤引起脾破裂。做好病情观察，及早发现患儿的并发症。对症护理包括发热护理和皮肤护理。用药护理应禁止使用氨苄西林、阿莫西林，以免引起皮疹，加重病情。饮食宜给予高热量、高蛋白、高维生素、易消化的饮食，避免干硬、粗糙、辛辣、酸咸等刺激性食物，提供其喜爱的含钠、钾的饮料。指导家长定期复查和随访，以改善预后。

EB 病毒感染相关性传染性单核细胞增多症护理流程

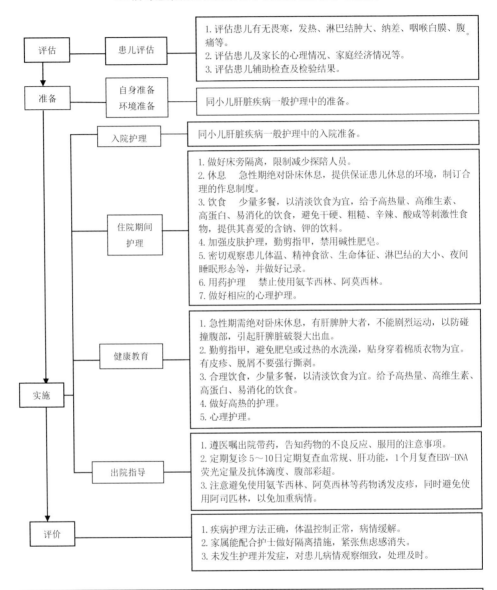

评估 —— 患儿评估 ——
1. 评估患儿有无畏寒，发热、淋巴结肿大、纳差、咽喉白膜、腹痛等。
2. 评估患儿及家长的心理情况、家庭经济情况等。
3. 评估患儿辅助检查及检验结果。

准备 —— 自身准备 环境准备 ——
同小儿肝脏疾病一般护理中的准备。

实施 —— 入院护理 ——
同小儿肝脏疾病一般护理中的入院准备。

住院期间护理 ——
1. 做好床旁隔离，限制减少探陪人员。
2. 休息 急性期绝对卧床休息，提供保证患儿休息的环境，制订合理的作息制度。
3. 饮食 少量多餐，以清淡饮食为宜，给予高热量、高维生素、高蛋白、易消化的饮食，避免干硬、粗糙、辛辣、酸咸等刺激性食物，提供其喜爱的含钠、钾的饮料。
4. 加强皮肤护理，勤剪指甲，禁用碱性肥皂。
5. 密切观察患儿体温、精神食欲、生命体征、淋巴结的大小、夜间睡眠形态等，并做好记录。
6. 用药护理 禁止使用氨苄西林、阿莫西林。
7. 做好相应的心理护理。

健康教育 ——
1. 急性期需绝对卧床休息，有肝脾肿大者，不能剧烈运动，以防碰撞腹部，引起肝脾脏破裂大出血。
2. 勤剪指甲，避免肥皂或过热的水洗澡，贴身穿着棉质衣物为宜。有皮疹、脱屑不要强行撕剥。
3. 合理饮食，少量多餐，以清淡饮食为宜。给予高热量、高维生素、高蛋白、易消化的饮食。
4. 做好高热的护理。
5. 心理护理。

出院指导 ——
1. 遵医嘱出院带药，告知药物的不良反应、服用的注意事项。
2. 定期复诊5～10日定期复查血常规、肝功能，1个月复查EBV-DNA荧光定量及抗体滴度、腹部彩超。
3. 注意避免使用氨苄西林、阿莫西林等药物诱发皮疹，同时避免使用阿司匹林，以免加重病情。

评价 ——
1. 疾病护理方法正确，体温控制正常，病情缓解。
2. 家属能配合护士做好隔离措施，紧张焦虑感消失。
3. 未发生护理并发症，对患儿病情观察细致，处理及时。

注意事项：
1. 加强患儿的营养，增强体质，多进行户外活动，少去公共场所，避免再感染。
2. 限制活动量，避免腹部脾区外力撞伤或受伤而引起脾破裂。
3. 遵医嘱按时服药，出院后1个月复查，如有发热、肝脾大、颈部淋巴结肿大、咽峡炎应立即就诊。

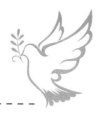

第七节　自身免疫性肝炎

　　自身免疫性肝炎（AIH）是一种自身免疫介导的慢性进行性炎症疾病。儿童AIH是一种自身免疫介导的进展性肝脏炎症性疾病，比成人更有侵袭性，发病机制目前并不十分清楚。典型的特点是女性儿童多见（占 3/4）、血清转氨酶升高、高免疫球蛋白（IgG）和/或高 γ-球蛋白血症、血清自身抗体阳性，肝组织学呈界面性肝炎。免疫抑制剂对大多数儿童 AIH 治疗效果好，可显著改善预后和生活质量。如果不及时治疗则可进展为肝硬化、肝衰竭，甚至需要肝移植。

一、病因和发病机制

　　AIH 具体病因和发病机制尚未完全明确，目前认为遗传易感性是主要因素。AIH 存在明显的家族成员集中发病现象，而病毒感染、环境和药物则可能是在遗传易感基础上的促发因素。体液免疫和细胞免疫反应均参与 AIH 的自身免疫性，AIH 的免疫病理损伤机制主要涉及两个方面：

　　1. T 细胞介导的细胞毒性作用　$CD4^+$ T 细胞被激活后分化为细胞毒性 T 淋巴细胞，并通过释放毒性细胞因子直接破坏肝细胞。

　　2. 抗体依赖的细胞介导的细胞毒性作用（ADCC）　在 T 细胞的协同作用下，浆细胞分泌大量针对肝细胞抗原的自身抗体，它们与肝细胞膜上的蛋白成分反应形成免疫复合物，自然杀伤细胞通过 Fc 受体识别免疫复合物后引起肝细胞破坏。自身免疫性肝炎的肝损伤是细胞免疫和体液免疫介导的，免疫反应受机体遗传因素的影响。异常的人体白细胞抗原（HLA）分子促进正常肝细胞膜成分的抗原递呈，活化的抗原递呈细胞刺激自身抗原致敏的细胞毒性 T 细胞克隆增殖，细胞毒性 T 细胞浸润肝组织，释放细胞因子，损伤肝细胞。HLA 分子异常的机制不清楚，可能受遗传因素、病毒感染（如急性甲型和乙型病毒性肝炎、EB 病毒）、化学因素（如干扰素、a-甲基多巴）的影响，肝细胞表面的唾液酸糖蛋白受体以及微粒体细胞色素 P450ⅡD6 是促发 AIH 的抗原。遗传易感性还影响 AIH 的疾病进程，AIH 的病程进展同补体等位基因 C4AQO 和 HLA 单倍型 B8、B14、DR3、DR4、Dw3 有相关性。年轻患儿

AIH 的发展与 C4A 基因缺失有关。HLADR3 阳性的患儿病情发展更快，其发病年龄更小，对治疗的反应也较其他患儿差，HLADR4 阳性的患儿更容易出现肝外免疫疾病的表现。

二、临床表现

儿童 AIH 临床表现多样，可隐匿起病、无明显症状，亦可急性起病，甚至表现为急性肝衰竭。相对于大多数成人以疲劳、恶心、腹痛等非特异性症状为表现的慢性病程，儿童和青少年的 AIH 多呈急性进展性表型。儿童 AIH 的临床表现多样。

1. 类似急性病毒性肝炎的表现，如乏力、恶心、呕吐、厌食、关节痛、腹痛、黄疸、尿黄、大便灰白。

2. 症状出现后 2 周至 2 个月出现暴发性肝衰竭伴肝性脑病。

3. 隐匿起病，表现为非特异性症状（如持续疲劳、闭经、头痛、厌食、关节、痛、腹痛、腹泻、体重减轻），持续 6 个月至数年后确诊。

4. 既往无黄疸或肝病病史而出现肝硬化和门静脉高压的并发症，如食管-胃底静脉曲张导致的呕血、出血倾向、脾大。

5. 偶然发现的转氨酶水平升高，无任何症状或体征。因此，在除外已知的病毒性肝炎病因后，所有存在长期或严重肝病症状和体征的儿童都应怀疑并排除 AIH。部分 AIH 患儿在诊断时已有肝硬化，急性起病的患儿在肝活检中也常发现有进展性的纤维化或肝硬化。

三、实验室检查

1. 肝功能检查 在发病之初基本上所有患儿都有血清转氨酶升高，转氨酶水平与肝坏死程度相关，但如果数值达几千则提示急性肝炎或其他疾病。胆红素和碱性磷酸酶多数轻到中度升高，碱性磷酸酶急剧升高常提示可能并发原发性胆汁性肝硬化（PBC）或肝癌。球蛋白常升高，球蛋白/白蛋白大于 1。

2. 免疫学检查 以高 γ-球蛋白血症和循环中存在自身抗体为特征。自身抗体包括抗核抗体（ANA）、抗平滑肌抗体（SMA）、抗中性粒细胞胞浆抗体（pANCA）、抗可溶性肝抗原抗体（抗-sLA）/抗肝胰抗体（抗-LP）、抗-肌动蛋白抗体（anti-actin antibody）、抗肝肾微粒体抗体（抗-LKM1）、抗 1 型肝细胞溶质抗原抗体（抗-LC1）等。这些血清免疫学改变缺乏特异性，亦见于其他急、慢性肝炎等。

3. 组织学检查 主要为界面型肝炎、汇管区和小叶淋巴浆细胞浸润、肝细胞玫瑰花样花环以及淋巴细胞对肝细胞的穿透现象，被认为是典型的 AIH 组织学改变。严重时可有桥接坏死、多小叶坏死或融合性坏死。汇管区炎症一般不侵犯胆管系统，无脂肪变性及肉芽肿。

四、治疗原则

鉴于儿童 AIH 多进展迅速，一旦确诊为 AIH 应立即开始治疗，以避免延误病情，影响预后。但在开始治疗前必须排除可能因激素治疗而恶化的疾病，如乙型肝炎病毒（HBV）感染、结核病等。2019 年美国肝病研究学会（AASLD）要求开始治疗前尽量接种 HBV 疫苗，可以减少治疗期间的相关噬肝病毒感染，其次需要检测巯基嘌呤甲基转移酶（TPMT）活性、25 羟维生素 D 水平、肝硬化弹性剪切波情况，以排查慢性病原感染。

1. 标准治疗方案 临床采用泼尼松（龙）联合硫唑嘌呤作为 AIH 的标准治疗方案。

在 AIH 患儿中泼尼松（龙）起始剂量为 1～2 mg/（kg·d）（最大剂量 60 mg/d），一般在治疗 4～8 周后将激素减至维持剂量 2.5～5.0 mg/d，并且目标 6 个月内达到转氨酶的完全缓解，而且在今后的 2～3 年内达到免疫球蛋白 lgG 的完全正常以及抗体滴度的转阴或者维持极低水平。在肝脏病理的炎症消失后才可考虑临床停药。

硫唑嘌呤可以减少激素用量，减轻激素相关不良反应，一般建议采用激素联合硫唑嘌呤，但是建议在激素治疗 2 周转氨酶水平下降或者巯基嘌呤甲基转移酶（TPMT）监测明确骨抑制毒性不大后再加用硫唑嘌呤。硫唑嘌呤的起始治疗剂量为 0.5 mg/（kg·d），剂量可逐渐增加，最大剂量为 2.0～2.5 mg/（kg·d），硫唑嘌呤的不良反应包括流感样症状如恶心、呕吐，关节痛、皮疹等，少部分患儿还可合并胰腺炎、皮肤癌、血细胞减少，甚至有骨髓抑制的风险。

此外，在急性起病特别是合并有黄疸的儿童，硫唑嘌呤有可能因药物肝毒性而加重肝病，此种情况下时应慎用硫唑嘌呤。初始治疗的目标是在治疗到 8 周时使转氨酶水平下降 80%，但转氨酶完全恢复正常可能需要数月时间。

在维持治疗阶段，建议采用激素联合硫唑嘌呤方案，低剂量泼尼松联合硫唑嘌呤［1.0～1.5 mg/（kg·d）］长期维持治疗安全有效。另外，目前明确布地奈德联合硫唑嘌呤在没有肝硬化、门静脉分流和重症的 AIH 儿童中同样有效，而且可以避免许多糖皮质激素的不良反应，已经推荐为与泼尼松（龙）联合硫唑嘌呤等效的一线治疗方法。

2. 二线治疗药物 对标准治疗不能诱导持续缓解或不能耐受硫唑嘌呤的患儿替代药物。目前常用的药物主要包括吗替麦考酚酯（MMF）、钙调磷酸酶抑制剂（他克莫司、环孢素等）、雷帕霉素、抗肿瘤坏死因子 α 单克隆抗体如英夫利昔单抗，以及 CD20 单克隆抗体：利妥昔单抗等。MMF 药物不良反应较小，故 MMF 作为二线治疗的首选；钙调磷酸酶抑制剂，不良事件发生率也最高；英夫利昔单抗不良反应有潜在严重感染和肝毒性。

五、主要护理问题

1. 出血的风险 与肝脾大有关。

2. 营养失调 低于机体需要量与恶心、呕吐有关。

3. 焦虑 与治疗时间长，疗效不佳有关。

4. 潜在并发症 肝硬化。

六、护理措施

1. 一般护理 病室定期通风，每日以空气消毒机消毒。减少人员探视，集中操作，不串病房，勤洗手。不与感染性疾病患儿安置同一病房。

2. 病情观察

（1）有无腹胀、食欲不振、腹泻等消化道症状。

（2）肝区是否有疼痛、肝脾大、出血倾向等。

（3）黄疸、皮肤瘙痒、皮疹等情况。

（4）有无其他自身免疫性疾病表现，如持续发热伴急性游走性大关节炎、皮疹，女性患儿有无闭经等，如有腹痛、黑便、呕血、腹泻等表现，及时告知医生，协助处理。

3. 对症护理

（1）皮肤护理 观察皮疹消退情况；保持皮肤清洁，贴身穿宽松全棉的衣裤，沐浴忌用刺激性肥皂；皮肤瘙痒时勿搔抓，定期修剪指甲，用触摸或拍打方式缓解瘙痒；温水沐浴，保持皮肤清洁，不用碱性肥皂清洗，适当使用润肤露；有皮损的情况予以清创换药，如发生感染，遵医嘱使用抗生素。

（2）跌倒/坠床预防 虚弱及乏力者，尽量卧床休息，护理人员协助患儿上厕所及沐浴等。将常用的物品置于随手可得之处，活动及外出时正确使用辅具并有人全程陪同。

4. 用药护理　向患儿及家属详细介绍所用药物的名称、剂量、服用方法及注意事项。治疗是一个长期的过程，用药必须遵循规律、按时、按量原则，不能随意增减药物。使用激素类药物者，观察患儿有无满月脸、水牛背、皮肤变薄、水肿、低血钾、高血压、高血糖等症状。避免减量过快或突然停药，以免发生反跳现象。服用免疫抑制剂的患儿，鼓励其多饮水，观察有无胃肠道反应、皮疹、肝肾功能损害、出血性膀胱炎等。

5. 饮食指导　食用易消化、富含维生素（南瓜、胡萝卜、青菜、香蕉、橘子、苹果等各种新鲜蔬菜和水果）、低脂、高蛋白（瘦肉、去皮鸡肉、鱼肉、鸡蛋、虾等）的食物，通过牛奶或酸奶来补充钙元素。烹饪方式不宜选用油煎、油炸等，少量多餐，每顿吃七八分饱，避免食用酸、辣、生冷的刺激性食物及肥肉、动物内脏、蟹黄、蛋黄等高脂肪食物。尤其注意不要吃补品及保健品（冬虫夏草、人参、灵芝、铁皮石斛、枫斗、蜂王浆等），其可能导致机体免疫的紊乱，加重自身免疫反应损伤肝脏。中药成分复杂，不宜滥服，可能会导致肝细胞损伤，严重者甚至可迅速进展至肝衰竭危及生命。肝硬化患儿应避免进食坚硬、粗糙食物，减少钠盐的摄入，这里的钠盐不仅是指限制调味用的食盐，也包括酱油、咸菜、辣酱、味精等，正常人的饮食中，一般每日食盐应控制在<6 g，低盐饮食要求每日进食的钠盐<2 g，无盐饮食则钠盐量<0.5 g。

6. 心理护理　由于自身免疫性肝炎病情反复、发病时间长，患儿在治疗过程中易出现烦躁、孤独、紧张、恐惧、焦虑不安等情绪，医护人员多倾听、多交流，多换位思考，对患儿的感受和想法予以理解，以建立良好的护患关系，帮助建立战胜疾病的信心。

7. 健康教育

（1）向家长介绍病情，用药护理，患儿出现腹痛、恶心、呕吐等不适，应及时告知医务人员。

（2）给予低脂、高蛋白、易消化、富含维生素的饮食。

（3）保持皮肤清洁，皮肤瘙痒时勿抓挠。

（4）做好跌倒、坠床的防护。

七、小结

AIH 是发病率较高的慢性肝脏疾病，治疗时间长，预后差异较大。需通过病情观察、生活护理、用药指导和出院指导等多方面行综合干预，提高治疗与护理的依从性，利于其心理与生理健康，从而获得较好的治疗效果。

自身免疫性肝炎护理流程

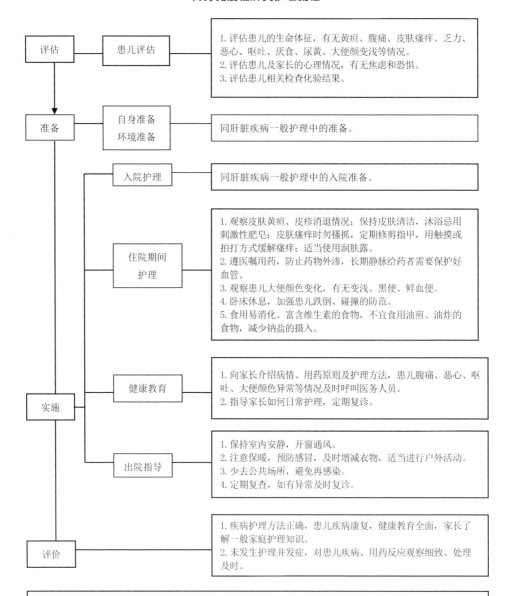

评估	患儿评估	1.评估患儿的生命体征，有无黄疸、腹痛、皮肤瘙痒、乏力、恶心、呕吐、厌食、尿黄、大便颜色变浅等情况。 2.评估患儿及家长的心理情况，有无焦虑和恐惧。 3.评估患儿相关检查化验结果。
准备	自身准备 环境准备	同肝脏疾病一般护理中的准备。
	入院护理	同肝脏疾病一般护理中的入院准备。
	住院期间护理	1.观察皮肤黄疸、皮疹消退情况；保持皮肤清洁，沐浴忌用刺激性肥皂；皮肤瘙痒时勿搔抓，定期修剪指甲，用触摸或拍打方式缓解瘙痒；适当使用润肤露。 2.遵医嘱用药，防止药物外渗，长期静脉给药者需要保护好血管。 3.观察患儿大便颜色变化，有无变浅、黑便、鲜血便。 4.卧床休息，加强患儿跌倒、碰撞的防范。 5.食用易消化、富含维生素的食物，不宜食用油煎、油炸的食物，减少钠盐的摄入。
实施	健康教育	1.向家长介绍病情、用药原则及护理方法，患儿腹痛、恶心、呕吐、大便颜色异常等情况及时呼叫医务人员。 2.指导家长如何日常护理，定期复诊。
	出院指导	1.保持室内安静，开窗通风。 2.注意保暖，预防感冒，及时增减衣物，适当进行户外活动。 3.少去公共场所，避免再感染。 4.定期复查，如有异常及时复诊。
评价		1.疾病护理方法正确，患儿疾病康复，健康教育全面，家长了解一般家庭护理知识。 2.未发生护理并发症，对患儿疾病、用药反应观察细致、处理及时。

注意事项：
1.食用易消化、富含维生素的食物，不宜食用油煎、油炸的食物，减少钠盐的摄入。适当进行户外活动，避免到人群聚集的地方以防交叉感染。
2.季节变化及时增减衣物，及时治疗上呼吸道感染。
3.禁止使用对肝脏有损害的药物，遵医嘱用药，并注意观察不良反应。如有不适，及时就诊。

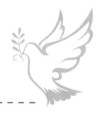

第八节　药物性肝损伤

药物性肝损伤（DILI）是指由各类处方或非处方的化学药物、生物制剂、传统中药、天然药、保健品、膳食补充剂及其代谢产物乃至辅料等所诱发的肝损伤。DILI 是最主要的药源性疾病之一，也是临床最常见的肝脏疾病之一。轻者仅表现为血清转氨酶和胆红素升高，重者可出现急性肝衰竭甚至死亡。

一、病因及发病机制

DILI 的病因及发病机制尚不明确，可能与药物代谢异常、药物介导的免疫反应及个体肝药酶的遗传多态性有关。DILI 发病的三步机制学说是目前较为主流的观点，即首先药物及其代谢产物直接引起细胞应激，并抑制细胞内线粒体功能或活化机体特异性免疫反应，继而引起线粒体通透性改变，最终导致肝细胞凋亡或坏死。

DILI 损伤的靶细胞主要是肝细胞、胆管上皮细胞及肝窦和肝内静脉系统的血管内皮细胞，损伤模式复杂多样，故其病理变化几乎涵盖了肝脏病理改变的全部范畴。

二、临床表现

急性 DILI 的临床表现通常无特异性。潜伏期差异很大，可短至 1 至数日、长达数月。多数患儿可无明显症状，仅有血清 ALT、AST 及 AKP、GGT 等肝脏生化指标不同程度地升高。部分患儿可有乏力、食欲减退、厌油、肝区胀痛及上腹不适等消化道症状。淤胆明显者可有全身皮肤黄染、大便颜色变浅和瘙痒等。少数患儿可有发热、皮疹、嗜酸性粒细胞增多甚至关节酸痛等过敏表现，还可能伴有其他肝外器官损伤的表现。病情严重者可出现急性肝衰竭（ALF）或亚急性肝衰竭（SALF）。

慢性 DILI 在临床上可表现为慢性肝炎、肝纤维化、代偿性和失代偿性肝硬化、药物诱导自身免疫样肝炎（AIH）样 DILI、慢性肝内胆汁淤积和胆管消失综合征（VBDS）等。少数患儿还可出现肝窦阻塞综合征/肝小静脉闭塞病（SOS/VOD）及肝脏肿瘤等。SOS/VOD可呈急性，并有腹水、黄疸、肝大等表现。

DILI 的临床分型

（1）固有型和特异质型是基于发病机制的分型。固有型 DILI 具有可预测性，与药物剂量密切相关，潜伏期短，个体差异不显著。固有型 DILI 已相对少见，除非收益明显大于风险的药物，才能批准上市。特异质型 DILI 具有不可预测性，现临床上较为常见，个体差异显著，与药物剂量常无相关性，动物实验难以复制，临床表现多样化。多种药物可引起 DILI。DILI 又可分为免疫特异质性 DILI 和遗传特异质性 DILI。免疫特异质性 DILI 有两种表现，一是超敏性，通常起病较快（用药后 1~6 周），临床表现为发热、皮疹、嗜酸性粒细胞增多等，再次用药可快速导致肝损伤；另一种是药物诱发的自身免疫性损伤，发生缓慢，体内可能出现多种自身抗体，可表现为 AIH 或类似原发性胆汁性胆管炎（PBC）和原发性硬化性胆管炎（PSC）等自身免疫性肝病，多无发热、皮疹、嗜酸性粒细胞增多等表现。遗传特异质性 DILI 通常无免疫反应特征，起病缓慢（最晚可达 1 年左右），再次用药未必快速导致肝损伤。

（2）急性 DILI 和慢性 DILI 是基于病程的分型。慢性 DILI 定义为：DILI 发生 6 个月后，血清 ALT、AST、AKP 及 TBil 仍持续异常，或存在门静脉高压或慢性肝损伤的影像学和组织学证据。

在临床上，急性 DILI 占绝大多数，其中 6%~20% 可发展为慢性。有研究显示，急性 DILI 发病 3 个月后约 42% 的患儿仍存在肝脏生化指标异常，随访 1 年约 17% 的患儿仍存在肝生化指标异常。胆汁淤积型 DILI 相对易于进展为慢性。

（3）肝细胞损伤型、胆汁淤积型、混合型和肝血管损伤型，是基于受损靶细胞类型的分类。由国际医学组织理事会（CIOMS）初步建立、后经修订的前三种 DILI 的判断标准为：①肝细胞损伤型。ALT≥3 ULN，且 R≥5（R=ALT 实测值/ULN 与 AKP 实测值/ULN 的比值）。②胆汁淤积型。AKP≥2 ULN，且 R≤2。③混合型。ALT≥3 ULN，AKP≥2 ULN，且 2<R<5。若 ALT 和 AKP 达不到上述标准，则称为肝脏生化学检查异常。④肝血管损伤型 DILI 相对少见，发病机制尚不清楚，靶细胞可为肝窦、肝小静脉和肝静脉主干及门静脉等的内皮细胞，临床类型包括肝窦阻塞综合征/肝小静脉闭塞病（SOS/VOD）、紫癜性肝病（PH）、巴德-基亚里综合征（BCS）、可引起特发性门静脉高压（IPH）的肝汇管区硬化和门静脉栓塞、肝脏结节性再生性增生

（NRH）等。应注意感染、免疫紊乱、各种能导致血液高凝、高黏或促血栓形成的因素、微量元素异常及肿瘤等也可引起肝血管损伤，这些因素可单独或共同起作用。

（4）DILI 相关肝脏良性和恶性肿瘤。

三、实验室检查

1. 实验室检查 多数 DILI 患儿的血常规较基线并无明显改变。过敏特异质患儿可能会出现嗜酸性粒细胞增高（>5%）。需注意基础疾病对患儿血常规的影响。血清 ALT、AKP、GGT 和 TBil 等改变是目前判断是否有肝损伤和诊断 DILI 的主要实验室指标。血清 ALT 的上升较 AST 对诊断 DILI 意义可能更大，其敏感性较高，而特异性相对较低，一些急性 DILI 患儿 ALT 可高达正常值上限 100 倍以上，但也应注意某些 DILI 未必出现血清 ALT 显著上升，如服用他克林的患儿，50% 可表现为 ALT 轻度升高，通常不进展为更严重的肝损伤。

对于 AKP 的升高，应除外生长发育期儿童和骨病患儿的非肝源性 AKP 升高。而血清 GGT 对胆汁淤积型/混合型 DILI 的诊断灵敏性和特异性可能不低于 AKP。

血清 TBil 升高、白蛋白水平降低和凝血功能下降均提示肝损伤较重。其中，血清白蛋白水平下降需除外肾病和营养不良等病因，凝血功能下降需除外血液系统疾病等病因。通常以凝血酶原时间国际标准化比率（INR）≥1.5，判断为凝血功能下降，也可参考凝血酶原活动度（PTA）等指标加以判断。

2. 影像检查 急性 DILI 患儿，肝脏超声多无明显改变或仅有轻度肿大。药物性 ALF 患儿可出现肝脏体积缩小。少数慢性 DILI 患儿可有肝硬化、脾脏肿大和门静脉内径扩大等影像学表现，肝内外胆道通常无明显扩张。影像学对 SOS/VOD 的诊断有较大价值，CT 平扫见肝大、肝静脉显示不清、腹水等。超声、CT 或 MRI 等常规影像学检查和必要的逆行胰胆管造影对鉴别胆汁淤积型 DILI 与胆道病变或胰胆管恶性肿瘤等有重要价值。

3. 病理组织学检查 经临床和实验室检查仍不能确诊 DILI 或需进行鉴别诊断时，行肝活检病理组织学检查有助于进一步明确诊断和评估病损程度。

四、治疗原则

DILI 的基本治疗原则是：①及时停用可疑肝损伤药物，尽量避免再次使用可疑或同类药物；②应充分权衡停药引起原发病进展和继续用药导致肝损伤加重的风险；③根据 DILI 的临床类型选用适当的药物治疗；④对出现肝性脑病和严重凝血功能障碍的 ALF/SALF，以及失代偿性肝硬化，重症患儿必要时可考虑紧急肝移植。

五、主要护理问题

1. 活动无耐力 与肝功能受损有关。

2. 疼痛 与肝功能受损有关。

3. 营养失调 与厌油及长期热量摄入不足有关。

4. 有皮肤完整性受损的危险 与皮肤瘙痒有关。

5. 潜在并发症 意识障碍、出血倾向。

六、护理措施

1. 一般护理

（1）环境 提供适于休息的环境，保持室内空气新鲜，温湿度适宜。

（2）休息与活动 急性期尽量卧床休息，减少活动。恢复期可适当活动，保持充足休息。协助生活护理，满足患儿日常生活需要。

2. 病情观察

（1）密切观察患儿生命体征、病情变化。

（2）观察有无皮肤巩膜黄染、纳差、呕吐、厌油、乏力、腹痛等临床表现。

（3）监测血清电解质和酸碱度的变化，及时发现并纠正水、电解质、酸碱平衡紊乱，防止肝性脑病等严重并发症发生。

3. 对症护理

（1）预防感染，减少人员探视。

（2）疼痛护理 评估疼痛部位、持续时间、性质，利用评估工具进行评分，采用药物性措施和非药物性措施进行干预。

（3）皮肤护理 评估患儿皮肤黄染程度及皮肤完整性，保持床单位干净、整洁，穿棉质衣物，修剪指甲，指导勿搔抓。勿用肥皂水清洁皮肤。

4. 用药护理 停止使用可能导致肝损伤的药物，应充分权衡停药引起原发病进展和继续用药导致肝损伤加重的风险。根据肝损伤的程度予以相应药物保肝或其他治疗措施。

5. 营养指导 保证足够热量摄入，根据患儿的热量需求制订饮食计划。尽量给予清淡易消化饮食，鼓励患儿漱口，做好口腔清洁护理，以增加食欲，预防口腔感染。必要时，给予静脉输液补充能量。

6. 心理护理 应多与患儿及家属沟通交流，鼓励其说出其内心的想法，帮助家属正确看待本病，同时引导家属多关心患儿，使患儿保持乐观情绪，配合治疗。

7. 健康教育 小儿药物性肝损害重在预防，医务人员在使用药物前应注意小儿有无过敏史，了解药物的药理作用和毒副作用，尽量不使用对肝脏有毒性作用的药物，严格掌握药物的剂量、用法和使用禁忌，加强监测。教育家长应尽量避免按照经验或者随意自选药物，除了医生处方药以外，避免自行服用抗菌药物和中药制剂，切忌多种药物联合使用，以防产生药物交互作用，影响肝脏代谢药物的能力，从而引发肝功能损害；严密观察患儿的症状和体征，必要时检测肝功能指标，预防和减少小儿药物性肝损害的发生。

七、小结

随着药物种类的不断增加，非处方药物目录的不断放开，小儿因肝肾等器官功能尚未完全成熟和健全，对药物的毒副作用的反应较成年人更为敏感。加上小儿肝损害不易早期诊断和鉴别诊断，对患儿的身心健康带来严重的隐患和危害。小儿药物性肝损害尚无典型特征鉴别，诊断时应综合各种临床资料、生化指标、症状体征等，细致排除，应注意对高危用药的监测和合理应用。

药物性肝损伤护理流程

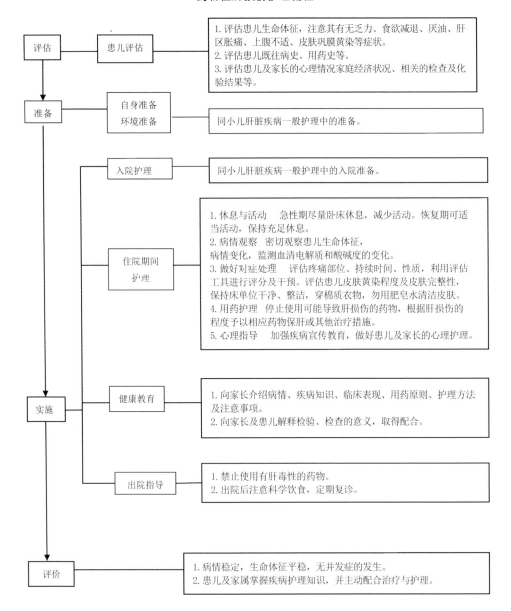

| 评估 | 患儿评估 | 1.评估患儿生命体征，注意其有无乏力、食欲减退、厌油、肝区胀痛、上腹不适、皮肤巩膜黄染等症状。
2.评估患儿既往病史、用药史等。
3.评估患儿及家长的心理情况家庭经济状况、相关的检查及化验结果等。 |

| 准备 | 自身准备
环境准备 | 同小儿肝脏疾病一般护理中的准备。 |

| | 入院护理 | 同小儿肝脏疾病一般护理中的入院准备。 |

| | 住院期间护理 | 1.休息与活动　急性期尽量卧床休息，减少活动。恢复期可适当活动，保持充足休息。
2.病情观察　密切观察患儿生命体征，病情变化，监测血清电解质和酸碱度的变化。
3.做好对症处理　评估疼痛部位、持续时间、性质，利用评估工具进行评分及干预。评估患儿皮肤黄染程度及皮肤完整性，保持床单位干净、整洁，穿棉质衣物，勿用肥皂水清洁皮肤。
4.用药护理　停止使用可能导致肝损伤的药物，根据肝损伤的程度予以相应药物保肝或其他治疗措施。
5.心理指导　加强疾病宣传教育，做好患儿及家长的心理护理。 |

| 实施 | 健康教育 | 1.向家长介绍病情、疾病知识、临床表现、用药原则、护理方法及注意事项。
2.向家长及患儿解释检验、检查的意义，取得配合。 |

| | 出院指导 | 1.禁止使用有肝毒性的药物。
2.出院后注意科学饮食，定期复诊。 |

| 评价 | | 1.病情稳定，生命体征平稳，无并发症的发生。
2.患儿及家属掌握疾病护理知识，并主动配合治疗与护理。 |

注意事项：
1.注意环境卫生，加强营养，增强体质，避免感冒受凉。
2.教育家长应尽量避免按照经验或者随意自选药物，除了医生处方药以外，避免自行服用抗菌药物和中药制剂，切忌多种药物联合使用，以防产生药物交互作用，影响肝脏代谢药物的能力，从而引发肝功能损害。
3.定期复查，如有特殊情况及时就诊。

第九节　肝硬化

肝硬化是各种慢性肝病进展至以肝脏慢性炎症、弥漫性纤维化、假小叶、再生结节和肝内外血管增殖为特征的病理阶段，代偿期无明显症状，失代偿期以门静脉高压和肝功能减退为临床特征，患者常因并发食管-胃底静脉曲张出血、肝性脑病、感染、肝肾综合征、门静脉血栓等多器官功能慢性衰竭而死亡。

一、病因及发病机制

（一）病因

引起肝硬化的病因很多，我国目前仍以乙型肝炎病毒为主，欧美国家以酒精及丙型肝炎为多见病因。

1. 病毒性肝炎　主要为乙型、丙型和丁型肝炎病毒感染，急性或亚急性肝炎如有大量肝细胞坏死和肝纤维化可以直接演变为肝硬化，乙型和丙型或丁型肝炎病毒的重叠感染可加速发展至肝硬化。甲型和戊型病毒性肝炎不发展为肝硬化。

2. 非酒精性脂肪性肝炎　随着肥胖逐年的上升，脂肪肝、非酒精性脂肪性肝炎（NASH）的发病率日益升高，由此导致的肝纤维化、肝硬化也逐步被人重视，是目前研究的热点。

3. 胆汁淤积　持续肝内淤胆或肝外胆管阻塞时，高浓度胆酸和胆红素可损伤肝细胞，引起原发性胆汁性肝硬化或继发性胆汁性肝硬化。

4. 肝静脉回流受阻　慢性充血性心力衰竭、缩窄性心包炎、肝静脉阻塞综合征、肝小静脉闭塞病等引起肝脏长期淤血缺氧。

5. 遗传代谢性疾病　先天性酶缺陷疾病，致使某些物质不能被正常代谢而沉积在肝脏，如肝豆状核变性（铜沉积）、血色病（铁沉积）、α-抗胰蛋白酶缺乏症等。

6. 工业毒物或药物　长期接触四氯化碳、磷、砷等或服用双醋酚汀、甲基多巴、异烟肼等可引起中毒性或药物性肝炎而演变为肝硬化；长期服用甲氨蝶呤（MTX）可引起肝纤维化而发展为肝硬化。

7. 自身免疫性肝炎 可演变为肝硬化。

8. 血吸虫病 虫卵沉积于汇管区，引起纤维组织增生，导致窦前性门静脉高压，但由于再生结节不明显，故严格来说应称为之为血吸虫性肝纤维化。

9. 隐源性肝硬化 病因仍不明者占 5%～10%。

（二）发病机制

各种因素导致肝细胞损伤，发生变性坏死，进而肝细胞再生和纤维结缔组织增生，肝纤维化形成，最终发展为肝硬化。其病理演变过程包括以下 4 个方面：

1. 致病因素的作用使肝细胞广泛地变性、坏死、肝小叶的纤维支架塌陷。

2. 残存的肝细胞不沿原支架排列再生，形成不规则结节状的肝细胞团（再生结节）。

3. 各种细胞因子促进纤维化的产生，自汇管区—汇管区或自汇管区—肝小叶中央静脉延伸扩展，形成纤维间隔。

4. 增生的纤维组织使汇管区—汇管区或汇管区—肝小叶中央静脉之间纤维间隔相互连接，包绕再生结节或将残留肝小叶重新分割，改建成为假小叶，形成肝硬化典型形态改变。

二、临床表现

肝硬化通常起病隐匿，病程发展缓慢，临床上将肝硬化大致分为肝功能代偿期和失代偿期。

（一）代偿期

大部分患者无症状或症状较轻，可有腹部不适、乏力、食欲减退、消化不良和腹泻等症状，多呈间歇性，常于劳累、精神紧张或伴随其他疾病而出现，休息及助消化的药物可缓解。患者营养状态尚可，肝脏是否肿大取决于不同类型的肝硬化，脾脏因门静脉高压常有轻、中度肿大。肝功能试验检查正常或轻度异常。

（二）失代偿期

症状较明显，主要有肝功能减退和门静脉高压两类临床表现。

1. 肝功能减退表现

（1）消化吸收不良　食欲减退、恶心、厌食、腹胀，餐后加重，荤食后易腹泻，多与门静脉高压时胃肠道淤血水肿、消化吸收障碍和肠道菌群失调等有关。

（2）营养不良　一般情况较差，消瘦、乏力，精神不振，甚至因衰弱而卧床不起，患者皮肤干燥或水肿。

（3）黄疸　皮肤、巩膜黄染、尿色深。肝细胞进行性或广泛坏死及肝衰竭时，黄疸持续加重，多系肝细胞性黄疸。

（4）出血和贫血　牙龈、鼻腔出血、皮肤黏膜瘀点、瘀斑和消化道出血等，与肝脏合成凝血因子减少及脾功能亢进所致毛细血管脆性增加有关。

（5）内分泌失调　肝脏是多种激素转化、降解的重要器官。但激素并不是简单被动地在肝内被代谢降解，其本身或者代谢产物均参与肝脏疾病的发生、发展过程。

1）性激素代谢　常见雌激素增多，雄激素减少。可出现蜘蛛痣及肝掌。

2）肾上腺皮质功能　肝硬化时，合成肾上腺皮质激素重要原料的胆固醇脂减少，肾上腺皮质激素合成不足；促皮质素释放因子受抑，促黑色生成激素增加。患者面部和其他暴露部位的皮肤色素沉着、面色黑黄，晦暗无光，称肝病面容。

3）抗利尿激素　促进腹腔积液形成。

4）甲状腺激素　其改变与肝脏严重程度具有相关性。

（6）不规则低热　因肝脏对致热因子等灭活降低，还可因继发性感染所致。

（7）低清蛋白血症　肝脏合成功能下降，导致血浆白蛋白下降，血浆胶体渗透压下降，患者常有下肢水肿和腹水。

2. 门静脉高压表现

（1）门-体侧支循环开放　门静脉系统与腔静脉之间存在许多交通支，门静脉高压时门静脉回流受阻导致这些交通支开放。主要侧支循环有：①食管-胃底静脉曲张（是肝硬化合并上消化道出血的重要原因）；②腹壁静脉曲张；③痔静脉扩张（痔核）。侧支循环开放不仅可引起消化道出血，而且可因大量门静脉血流不经肝脏而直接流入体循环，而致肠内吸收的有毒物如血氨等不经肝脏解毒直接进入体循环，是导致肝性脑病发病的重要因素。

（2）脾大及脾功能亢进　血细胞三系减少，出血倾向及贫血。脾脏因长期淤血而肿大，可发生脾功能亢进，表现为外周血白细胞、红细胞和血小板减少。

（3）腹水　腹胀，移动性浊音阳性。肝硬化腹水形成是门静脉高压和肝功能减退共同作用的结果，为肝硬化肝功能失代偿时最突出的临床表现。涉及多种因素，主要有门静脉压力升高；血浆胶体渗透压下降（肝脏合成白蛋白能力下降而发生低蛋白血症，血浆胶体渗透压下降，至血管内液体进入组织间隙，在腹腔可形成腹水）；有效血容量不足；其他因素。

3. 肝性脑病　是本病最严重的并发症，亦是最常见的死亡原因，主要临床表现为性格行为失常、意识障碍、昏迷。

4. 电解质和酸碱平衡紊乱　肝硬化患儿常见的电解质和酸碱平衡紊乱有低钠血症、低钾低氯血症。低钾低氯血症可导致代谢性碱中毒，并诱发肝性脑病。肝硬化时可发生各种酸碱平衡紊乱，其中最常见的是呼吸性碱中毒或代谢性碱中毒，其次是呼吸性碱中毒合并代谢性碱中毒。

5. 原发性肝细胞癌　肝硬化特别是病毒性肝炎肝硬化和酒精性肝硬化发生肝细胞癌的危险性明显增高。当患儿出现肝区疼痛、肝大、血性腹水、无法解释的发热时要考虑此病。

6. 肝肾综合征　是指发生在严重肝病基础上的肾衰竭，但肾脏本身并无器质性损害，又称功能性肾衰竭，主要见于伴有腹水的晚期肝硬化或急性肝衰竭患儿。

三、实验室检查

（一）血常规

初期多正常，以后可有轻重不等的贫血，有感染时白细胞升高，但因合并脾功能亢进，需要与自身过去白细胞水平相比较，脾功能亢进时白细胞、红细胞和血小板计数减少。

（二）尿常规

一般正常，有黄疸时可出现胆红素，并有尿胆原增加。

（三）粪常规

消化道出血时出现肉眼可见的黑便，门脉高压性胃病引起的慢性出血，大便隐血试验阳性。

（四）肝功能检查

代偿期大多正常或仅有轻度的酶学异常，失代偿期发生普遍的异常，且其异常程度往往与肝脏的储备功能减退程度相关。

1. 血清酶学 转氨酶升高与肝脏炎症、坏死相关。一般为轻至中度升高，以 ALT 升高较明显，肝细胞严重坏死时则 AST 升高更明显，GGT 及 AKP 也可有轻至中度升高。

2. 蛋白代谢 血清白蛋白下降、球蛋白升高，A/G 倒置。

3. 凝血酶原时间 不同程度延长，注射维生素 K 不能纠正。

4. 胆红素代谢 肝储备功能明显下降时出现总胆红素升高，结合胆红素及非结合胆红素均升高，仍以结合胆红素升高为主。

5. 其他 ①反映肝纤维化的血清学指标。②失代偿期可见总胆固醇下降。

（五）血清免疫学检查

1. 乙型、丙型、丁型病毒性肝炎血清标记物 有助于分析肝硬化病因。

2. 甲胎蛋白（AFP） 明显升高提示合并原发性肝细胞癌，但注意肝细胞严重坏死时 AFP 亦可升高，但往往伴有转氨酶明显升高，且随转氨酶下降而下降。

3. 血清自身抗体测定 自身免疫性肝炎引起的肝硬化可检出相应的自身抗体。

（六）影像学检查

超声波、CT 和 MRI 检查，可显示肝、脾形态改变，腹水。

（七）内镜检查

可确定有无食管-胃底静脉曲张。食管-胃底静脉曲张是诊断门静脉高压的最可靠指标，在并发上消化道出血时，急诊胃镜检查可判明出血部位和病因，并进行止血治疗。

（八）肝穿刺活组织检查

具有确诊价值，尤其适用于代偿期肝硬化的早期诊断、肝硬化结节与小肝癌鉴别及鉴别诊断有困难的其他情况。

（九）腹腔镜检查

能直接观察肝、脾等腹腔脏器及组织，并可在直视下取组织活检，对诊断有困难者有价值。

（十）腹水检查

新近出现腹水者、原有腹水迅速增加原因未明者及疑似合并 SBP 者应做腹腔穿刺。抽腹水做常规检查、腺苷脱氨酶（ADA）测定、细菌培养及细胞学检查。

四、治疗原则

本病目前无特效治疗，大多数肝硬化病例呈进行性加重，偶可在病程中自然停止进行。儿童肝细胞再生能力较成人强，早期诊断，早针对病因给予相应治疗，部分早期肝硬化患儿可以逆转，甚至恢复正常。肝硬化后期需积极防治并发症；至终末期肝病，肝移植是唯一的治疗方法。

（一）去除或减轻病因

抗肝炎病毒治疗及针对其他病因治疗。

（二）护肝治疗

保护肝细胞，目前尚无特效药物，慎用损伤肝细胞的药物。可使用保护肝细胞膜药物、抗纤维化药物、中药活血化瘀软坚类，不宜滥用护肝药物，以免加重肝脏负担。

（三）维护肠内营养

肝硬化时若碳水化合物供能不足，机体将消耗蛋白质供能，加重肝脏代谢负担。肠内营养是机体获得能量的最好方式。对于肝功能的维护、防止肠源性感染十分重要。

（四）门静脉高压症状及其并发症治疗

1. 腹水

（1）限制钠和水的摄入　限钠饮食和卧床休息是腹水的基础治疗。

（2）利尿药　临床常联合使用保钾及排钾利尿药，即为螺内酯和呋塞米。利尿效果不满意时，应酌情配合静脉输注清蛋白。利尿速度不宜过快，以免诱发肝性脑病、肾病综合征等。

（3）经颈静脉肝内门腔分流术　是一种以血管介入的方法在肝内的门静脉分支与肝静脉分支间建立分流通道，该法能有效降低门静脉压。

（4）排放腹水加输注人血白蛋白。

（5）自发性细菌性腹膜炎。

（6）自身腹水浓缩回输，将抽出腹水经浓缩处理（超滤或透析）后再经静脉回输，起到清除腹水，保留蛋白，增加有效容量的作用，对难治性腹水有一定疗效。

（7）肝移植　顽固性腹水是肝移植优先考虑的适应证。

2. 并发症的治疗

（1）食管-胃底静脉曲张破裂出血

1）急性出血的治疗　死亡率高，急救措施包括防治失血性休克、积极的止血措施、预防感染和肝性脑病等。

2）预防再次出血　在第一次出血后，70%的患儿患儿会再出血，且死亡率高，因此在急性出血控制后，应采取措施预防再出血。尽早给予收缩内脏血管药物如奥曲肽、特利加压素或垂体加压素等，以减少门静脉血流量，降低门静脉压，从而止血。

3）内镜治疗　当出血量为中等以下，应紧急采用内镜结扎治疗。

（2）肝性脑病　去除引发肝性脑病的诱因、维护肝脏功能、促进氨代谢、清除及调节神经递质。

（3）肝肾综合征（HRS）　积极防治诱发因素如感染、上消化道出血、水电解质紊乱、大剂量使用利尿药和避免使用肾毒性药物，是预防 HRS 发生的重要措施。合并 SBP 的肝硬化患儿 HRS 发生率明显升高。而除积极抗感染外，及早输注足量白蛋白可降低 HRS 发生率及提高生存率。

（4）门静脉高压的手术治疗　手术治疗的目的主要是切断或减少曲张静脉的血流来源、降低门静脉压和消除脾功能亢进。一般用于食管-胃底静脉曲张破裂大出血，各种治疗无效而危及生命者，或食管-胃底静脉曲张破裂大出血后用于预防再出血，特别是伴有严重脾功能亢进者。

（五）肝移植

肝移植是对晚期肝硬化治疗的最佳选择，掌握手术时机及尽可能充分做好术前准备可提高手术存活率。

五、主要护理问题

1. 营养失调 低于机体需要量 与肝功能减退、门脉高压引起食欲减退、消化和吸收障碍有关。

2. 体液过多 与肝功能减退、门脉高压引起钠、水潴留有关。

3. 活动无耐力 与肝功能减退、大量腹水有关。

4. 潜在并发症 上消化道出血、肝性脑病。

5. 有皮肤完整性受损的危险 与营养不良、水肿、皮肤干燥、瘙痒、长期卧床有关。

6. 有感染的危险 与营养障碍、白细胞减少、机体抵抗力降低有关。

7. 知识缺乏 与患儿及家属缺乏肝硬化的有关预防或治疗知识有关。

六、护理措施

1. 一般护理 休息与活动 代偿期患儿宜适当减少活动、保证休息，失代偿期出现并发症时需卧床休息。休息可减轻患儿的能量消耗，减少肝脏代谢的负担，有助于肝细胞的修复，有助于水肿的消退。

2. 病情观察

（1）观察患儿的饮食及消化情况 有无食欲减退甚至畏食，有无恶心、呕吐、腹胀、腹痛及大便性状改变等。

（2）观察腹部的情况 是否有腹部膨隆、腹壁紧张度增加及腹膜刺激征，是否出现黄疸、腹水，每日或隔日测腹围及体重。

（3）观察皮肤黏膜情况 是否有黄染、出血点、淤斑、鼻出血、蜘蛛痣、肝掌等。

（4）观察患儿呼吸情况 是否有呼吸浅促、呼吸困难和发绀等症状，警惕有无胸水形成。

（5）观察意识状态 是否有表情淡漠、性格改变、行为异常等肝性脑病的表现。

（6）注意患儿的营养状况　是否消瘦、皮下脂肪消失、肌肉萎缩等。

（7）观察尿量及尿色　是否有尿量减少、尿色异常。准确记录出入水量。

3. 对症护理

（1）**体液过多的护理**

1）**体位**　卧床休息，有利于增加肝肾血流量，改善肝细胞营养，抬高下肢以减轻水肿。大量腹水的患儿取半卧位，使横膈下降，肺活量增加，减少肺淤血，有利于呼吸运动，减轻呼吸困难。呼吸困难时可给予吸氧。避免可使腹腔内压突然增高的因素如剧烈咳嗽、打喷嚏、用力排便等。

2）**限制水钠摄入**　限制高钠食物摄入，如咸菜、酱菜、罐头食品等，钠盐应控制在 0.5 g/d 以下，摄水量限制在 1000 ml/d 以下。

3）定期测量、记录体重和腹围，观察腹水消长，准确记录 24 小时出入液量，遵医嘱测血清电解质、酸碱平衡状况，补充电解质，防治电解质、酸碱平衡紊乱。

4）协助腹腔放液或腹水回输。

5）预防压疮。

（2）**消化道出血的护理**　观察患儿有无面色苍白、呕血、便血、剧烈腹痛、脉搏细速、脉压增大等情况，一旦发生，予平卧、禁食、监测生命体征变化，迅速开放静脉通道，尽快补充血容量，必要时输血。食管-胃底静脉曲张者宜软食，细嚼慢咽，避免坚硬、粗糙食物。

（3）**肝性脑病的护理**　让患儿及家长熟悉导致肝性脑病的诱发因素，尽可能避免各种诱因的发生，包括大量排钾、利尿、放腹水、镇静催眠药、高蛋白饮食、便秘、感染等。密切观察精神、行为状况，出现行为异常、淡漠少言时，应高度警惕出现肝性脑病的前驱症状，配合实验室检查，及早发现、及早治疗。

（4）**皮肤护理**　肝硬化患儿皮肤常有干燥、瘙痒、水肿等，应每日用温水擦浴，动作轻柔，水温不宜过高，否则可使皮肤干燥、瘙痒等加重；皮肤瘙痒者遵医嘱用药，嘱患儿勿抓搔，以免皮肤破损或感染。

4. 用药护理　遵医嘱给予利尿药、导泻药、输血或者白蛋白，观察利尿效果，注意有无水、电解质及酸碱平衡紊乱。

5. 饮食指导　以高热量、高蛋白（肝性脑病时饮食限制蛋白质）、高维生素、易消化的食物为原则。

（1）蛋白质是肝细胞修复和维持血浆白蛋白正常水平的重要物质基础，应保证其摄入量。蛋白质来源以豆制品、鸡蛋、牛奶、鱼、鸡肉、瘦猪肉为主，血氨升高时应限制或禁食蛋白质，待病情好转后再逐渐增加，并应选择植物蛋白，如豆制品，因其含蛋氨酸，而芳香氨基酸和产氨氨基酸较少。

（2）新鲜蔬菜和水果含有丰富的维生素，日常食用以保证其摄入。

（3）有腹水者应限制水和钠的摄入，含钠较少的食物有粮谷类、瓜茄类、水果等。限钠食物淡而无味，可适量添加柠檬汁、食醋等，改善食品的调味，以增进食欲。

（4）食管-胃底静脉曲张者应食菜泥、肉末、软食，进餐时细嚼慢咽，咽下的食物宜小且外表光滑，切勿混入糠皮、硬屑、甲壳等坚硬的食物，以防损伤曲张的静脉导致出血。

6. 心理护理　肝硬化是慢性弥漫性进行性肝脏疾病，其病因很多，临床症状相差悬殊。病程长，进入失代偿期后，患儿常有悲观消极情绪，应多与患儿及家属沟通交流，鼓励其说出其内心的想法，帮助家属正确看待本病，同时引导家属多关心患儿，使患儿保持乐观情绪，配合治疗，有助于病情缓解。

7. 健康教育

（1）向患儿及家长说明导致营养状况下降的有关因素，饮食治疗的意义与原则，与家长共同制订符合治疗需要又为其接受的饮食计划。指导患儿合理饮食，养成良好的饮食习惯，以碳水化合物为主，同时还应补充适量脂肪及维生素。忌暴饮暴食，根据病情随时调整饮食，多吃蔬菜水果，保持大便通畅。

（2）保持良好的生活方式，保证充足睡眠，生活规律。尽量少去人多、空气流通不畅的地方，避免交叉感染。

（3）指导患儿家长按医嘱正确用药，加用药物应征得医生同意，以免服药不当而加重肝脏负担和肝功能损害。

（4）保护好皮肤，忌用刺激性洗漱用品，避免水温过高，穿棉质衣服，勿抓挠，防止感染。

（5）定期复查就诊　疾病恢复期应定期复诊和检查肝功能，让患儿及家属熟知各种并发症的主要诱因及表现，有并发症发生时，应及时就诊，帮助患儿和家属掌握本病的有关知识和自我护理方法。

七、小结

　　肝硬化是慢性弥漫性进行性肝脏疾病，其病因很多，临床症状轻重相差悬殊。本病目前无特效治疗。儿童肝细胞再生能力较成人强，早期诊断，针对病因给予相应处理，部分早期肝硬化病例可以逆转。肝硬化后期应积极防治并发症，至终末期则只能行肝移植治疗。护理上应重点给予病情观察，做好体液过多、消化道出血、肝性脑病等并发症的护理，饮食以高热量、高蛋白（肝性脑病时饮食限制蛋白质）、高维生素、易消化的食物为原则，同时限制钠和水的摄入，进餐时细嚼慢咽，咽下的食物切勿混入糠皮、硬屑、甲壳等坚硬的食物，以防损伤曲张的静脉导致出血。该疾病病程长，患儿（家长）常有悲观消极情绪，应多与患儿及家长沟通交流，帮助家属正确看待本病，积极配合治疗，有助于病情缓解。

肝硬化护理流程

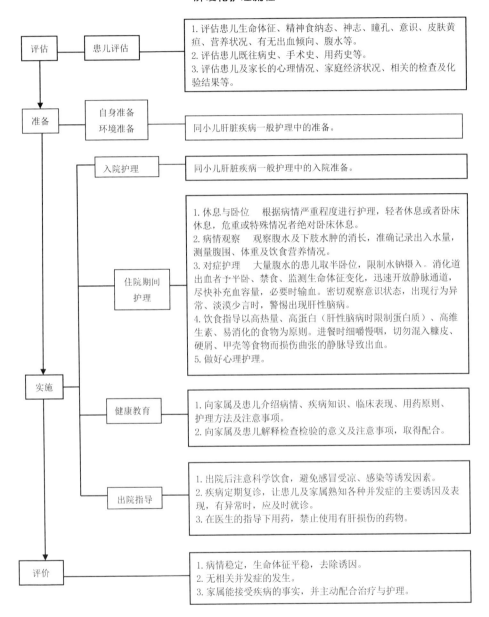

评估	患儿评估	1.评估患儿生命体征、精神食纳态、神志、瞳孔、意识、皮肤黄疸、营养状况、有无出血倾向、腹水等。 2.评估患儿既往病史、手术史、用药史等。 3.评估患儿及家长的心理情况、家庭经济状况、相关的检查及化验结果等。

准备	自身准备 环境准备	同小儿肝脏疾病一般护理中的准备。

	入院护理	同小儿肝脏疾病一般护理中的入院准备。

| 实施 | 住院期间护理 | 1.休息与卧位　根据病情严重程度进行护理，轻者休息或者卧床休息，危重或特殊情况者绝对卧床休息。
2.病情观察　观察腹水及下肢水肿的消长，准确记录出入水量，测量腹围、体重及饮食营养情况。
3.对症护理　大量腹水的患儿取半卧位，限制水钠摄入。消化道出血者予半卧、禁食、监测生命体征变化，迅速开放静脉通道，尽快补充血容量，必要时输血。密切观察意识状态，出现行为异常、淡漠少言时，警惕出现肝性脑病。
4.饮食指导以高热量、高蛋白（肝性脑病时限制蛋白质）、高维生素、易消化的食物为原则。进餐时细嚼慢咽，切勿混入糠皮、硬屑、甲壳等食物而损伤曲张的静脉导致出血。
5.做好心理护理。 |
| | 健康教育 | 1.向家属及患儿介绍病情、疾病知识、临床表现、用药原则、护理方法及注意事项。
2.向家属及患儿解释检查检验的意义及注意事项，取得配合。 |
	出院指导	1.出院后注意科学饮食，避免感冒受凉、感染等诱发因素。 2.疾病定期复诊，让患儿及家属熟知各种并发症的主要诱因及表现，有异常时，应及时就诊。 3.在医生的指导下用药，禁止使用有肝损伤的药物。

评价		1.病情稳定，生命体征平稳，去除诱因。 2.无相关并发症的发生。 3.家属能接受疾病的事实，并主动配合治疗与护理。

注意事项：
1.注意环境卫生，加强营养，增强体质，避免感冒受凉。
2. 患儿及家属熟知各种并发症的主要诱因及表现，有并发症发生时，应及时就诊。
3.出院后定期复查，如有特殊情况及时就诊。

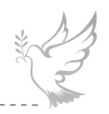

第十节 肝衰竭

肝衰竭（HF）又称暴发型肝炎或重型肝炎，是由各种原因导致肝细胞广泛坏死或肝功能急剧严重损害引起的极为凶险的临床症候群，是所有肝病重症化的结局。我国以病毒性肝炎导致的肝衰竭最为常见。

一、病因及发病机制

肝衰竭是多种因素引起的肝细胞在肝脏损害的基础上再次受到攻击后发生的，肝坏死是导致肝衰竭的根本原因。儿童肝衰竭与成人肝衰竭不同，从病程上看，成人以慢性肝衰竭多见，儿童以急性、亚急性肝衰竭多见。从病因上比较，国内成人以乙型肝炎病毒引起的肝衰竭多见，而儿童则大多数原因不明。

（一）病因

引起儿童肝衰竭的常见病因有：

1. 感染 包括细菌、嗜肝病毒（HA-EV）、巨细胞病毒（CMV）、肠道病毒、单纯疱疹病毒（HSV）-1、2、6和HPV-B19等病毒。肝炎病毒所致肝坏死占85%～95%，其中HBV、HCV较多，HAV、HEV较少，HDV偶见。

2. 药物 引起肝衰竭常见的药物有中药、解热镇痛药、抗生素、抗结核药和抗真菌药等。

3. 毒物 如毒蕈、磷、砷、锑、鱼胆、蛇咬中毒等。

4. 自身免疫性肝炎 可在早期或终末期发生肝衰竭。

5. 遗传代谢病 如线粒体病、小儿肝衰竭2型，肝豆状核变性等。

6. 原因不明及全身疾病所致 典型者为休克肝。

（二）发病机制

肝衰竭的发病机制较复杂，是多种因素综合作用的结果，病因不同，其发病机制也不完全一致。归纳起来有三种发病环节：免疫病理反应、细胞因子网络激活、细胞代谢网络紊乱。这三种环节相互联系，其中第一环节引起原发性肝损伤，第二、第三环节在原发性肝损伤的基础上引起继发性肝损伤，某些肝毒性药物可直接通过第三环节而造成严重的肝损伤。

二、临床表现

（一）肝衰竭分三型

1. 暴发性肝衰竭　在无肝病基础上，患急性肝炎 8 周内出现肝性脑病，包括在 2 周内出现脑病的暴发性肝炎和 2～8 周中出现脑病的亚急性暴发性肝炎。

2. 迟发性肝衰竭　指肝病发病后 2～6 个月内出现肝性脑病或其他肝衰竭症候群，比暴发性肝衰竭后果更严重。

3. 慢性肝衰竭　在慢性肝病的基础上，逐渐恶化最终导致肝衰竭。

（二）肝衰竭主要有以下临床表现，但由于病因不同，可同时存在原发病的症状

1. 进行性肝损害　病毒性肝炎患儿，消化道症状明显加重，表现为食欲减退、恶心、呕吐、腹胀、偶有腹泻；黄疸迅速加深，一般均为中度以上；肝脏进行性缩小，尤以肝右叶明显，病情加重后肝萎缩进展极快，少数伴有脾脏增大；儿童较易出现水肿及腹水，严重者呼气有肝臭味，是晚期预后不良的征兆。

2. 肝性脑病　急性肝衰竭患儿会出现不同程度的肝性脑病，早期可能不易被发现。肝性脑病的分类：包含了肝病的类型、神经异常表现特征及其持续时间等内容。按肝病类型可将肝性脑病分为 A 型、B 型和 C 型 3 种类型。

（1）A 型肝性脑病　又称急性肝衰竭相关肝性脑病，多无明显诱因和前驱症状，常在起病数日内由轻度的意识错乱迅速陷入深昏迷，甚至死亡，并伴有急性肝衰竭的表现，如黄疸、出血、凝血酶原活动度降低等。

（2）B 型肝性脑病　由门-体分流所致。无明显肝功能障碍，肝活组织检查证实肝组织学结构正常。

（3）C 型肝性脑病　患儿除脑病表现外，还常伴有慢性肝损伤及肝硬化等肝脏基础疾病的表现。C 型肝性脑病以慢性反复发作的性格与行为改变，言语不清，甚至木僵、昏迷为特征，常伴有扑翼样震颤、肌张力增高、腱反射亢进、踝阵挛或巴宾斯基征（Babinski sign）阳性等神经系统异常表现。

3. 颅内压增高　脑水肿导致颅内压增高是急性肝衰竭患儿肝性脑病的典型并发症，肝性脑病并发脑水肿时患儿多神志不清甚至昏迷，球结膜水肿，心率、血压、呼吸紊乱等脑水肿表现。

4. 出血现象　肝衰竭者均有不同程度出血。轻者为皮肤黏膜出血或渗血、鼻衄、齿龈出血等较常见；严重时有内脏出血，以消化道出血最常见，可表现为呕血、便血，常因一次出血量很多而导致休克，或加重肝昏迷；其他部位出血，如咯血、血尿、颅内出血等。大出血常为致死的直接原因。

5. 低血糖　肝脏严重受损时，糖原分解作用减弱，加之呕吐不能进食，肝糖原贮存显著减少，故很易发生低血糖而加重昏迷。低血糖现象又可因同时存在昏迷而被忽略。多在清晨时发生，表现为手足发凉、出冷汗、血压低，或偶尔出现痉挛。需特别警惕在禁食情况下，而整夜未予静脉输注葡萄糖时低血糖的发生。

6. 肝肾综合征（HRS）　HRS是肝衰竭晚期的严重并发症，患儿的肾组织学可完全正常或轻微受损害，如果肝病能逆转，肾功能可改善。肝衰竭时HRS的发生率为30%～50%，病死率极高。HRS常出现在强利尿药，大量放腹水，上消化道出血或感染之后，也有30%左右无诱因。

7. 继发感染　肝衰竭患儿并发感染的发生率较高，以菌血症最常见，也可并发肺炎、胆道感染或泌尿系感染，病原以葡萄球菌、大肠埃希菌较多，链球菌或厌氧菌感染也可能发生，有时可见真菌感染。

8. 水、电解质失衡　患儿很易出现低钾血症，这是由于呕吐、不能进食、大量应用排钾利尿药，糖皮质激素、醛固酮增多，大量输入葡萄糖等原因引起。钾过低亦可并发代谢性碱中毒，后者有利于氨的产生。因摄入不足、吸收不良，低蛋白血症及应用利尿药等，可出现低镁血症。镁降低可致患儿肌肉兴奋性增强，手足搐搦、谵妄，与低钙症状相似。晚期持续低钠血症，往往提示预后不良。水、电解质平衡紊乱，也可因补液不当所致。

三、实验室检查

生化指标、凝血功能检查、针对病因的实验室检查，早期诊断应结合血清学、超声波、脑电图等实验室检查。

（一）生化检查

1. 反映肝功能的生化指标　临床常用的肝功能生化指标如血清 TBil、肝酶学指标（ALT、AST）、凝血功能指标、前蛋白等，是反映肝脏功能受损严重程度的敏感指标。鉴于肝衰竭是动态演变的过程，采用单纯基线的临床与实验室数据进行预警或评估往往是不够的，临床上需要对患儿进行密切的动态监测。

2. 血氨测定 在肝功能严重受损时，高血氨并不仅仅只是肝功能受损的被动结果，它还可以通过多种机制反过来进一步加重肝损伤。这就提示我们，对于合并高血氨的损伤患儿，在做好病因治疗和其他综合治疗的基础上，辅助降氨治疗，进一步去除肝损机制，可能有利于更好地保护肝脏。

3. 甲胎蛋白测定 甲胎蛋白（AFP）阳性表示肝细胞再生能力旺盛，见于正常新生儿或肝癌患儿。肝损伤后有肝细胞再生时 AFP 亦呈阳性。若肝细胞进行性坏死时 AFP 由阴性转为阳性，浓度逐渐升高，表明有肝细胞再生，预后良好。

4. 凝血功能检查

（1）凝血酶原时间延长或凝血酶原活动度下降，对诊断及估计预后有重要意义。

（2）弥漫性血管内凝血有关检测 红细胞形态异常，呈三角形、芒刺状或有碎片，血小板进行性减少，纤维蛋白原降低，凝血酶原时间延长，均为弥漫性血管内凝血早期指标。

（二）病原学检测

应用酶联免疫法或放射免疫法检测血清病毒性肝炎相关抗原或抗体，或 DNA 探针杂交检测病毒核酸确定病原，必要时通过肝脏免疫组化和原位杂交方法检测病毒抗原和病毒核酸。对并发细菌或真菌感染应多次进行血培养检查。

（三）B 型超声检查

可监测肝、脾、胆囊、胆管等器官大小、超声影像，及有无腹水、肿物等。

（四）脑电图检查

肝性脑病早期，患儿即表现特异性脑电图波型，如慢波、三相波，且持续时间较长，有助于早期发现肝性脑病。

（五）肝活体组织检查

组织病理学检查在肝衰竭诊断、分类及预后判定上具有重要价值，但由于肝衰竭患儿的凝血功能严重降低，实施肝穿刺具有较高风险。

四、治疗原则

本症需加强基础支持疗法，采用综合性治疗措施。抓紧在患儿昏迷前期及时处理，有可能提高存活率。采取的主要措施包括减少和清除有毒物质；阻止肝坏死和促进肝细胞修复；支持疗法和对症治疗；并发症的防治；人工肝支持系统和肝移植。

（一）基础支持疗法

1. 卧床休息，减少体力消耗，减轻肝脏负担。

2. 严密隔离　住隔离病室，病室每日消毒，专人护理，进行脑电图、颅内压、B型超声等监护。

3. 调整饮食　肝炎消化道症状明显者，应限制蛋白质（尤其动物蛋白质）的摄入；有昏迷前征象者则应严格禁食，其时间应根据病情而异，一般为3日～5日，昏迷情况好转后逐渐进食，先从少量碳水化合物开始，病情稳定后逐渐增加蛋白质食物。适量给予B族维生素、维生素C、维生素D、维生素E、维生素K及三磷酸腺苷、辅酶A等以补充营养。禁食期间每日液量应严格限制，输入葡萄糖液以维持营养及供给热量。

4. 调节水、电解质平衡　有低钾、低钙、低镁者应及时纠正。根据血钠测定，若无明显低钠，则不宜过多补充钠盐，维持生理需要即可，以防脑水肿。低钙时补钙。低钾血症易致代谢性碱中毒，诱发或加重肝性脑病，在尿量正常情况下，要及时补钾。

（二）促进肝细胞再生

1. 胰高血糖素－胰岛素疗法（G-I 疗法）　有防止肝细胞坏死，促进肝细胞再生，改善高氨血症和调整氨基酸代谢平衡的作用。二者按适当比例配合应用，可起协同作用，剂量因年龄而异。

2. 人血白蛋白或血浆　肝脏合成白蛋白的功能发生障碍时，输入白蛋白有助于肝细胞再生，并能提高血浆胶体渗透压，减轻腹水和脑水肿；同时白蛋白结合胆红素，可减轻高胆红素血症。输入新鲜血浆可补充调理素和补体，增强抗感染能力。

3. 促肝细胞生长素（HGF）　用法剂量因年龄而异。

（三）免疫调节治疗

胸腺肽可增强抗病能力，减少合并严重感染。

（四）人工肝和肝移植

换血疗法、体外肝脏灌洗法、人工肝脏或肝脏移植等治疗方法，可提高肝衰竭患儿的存活率。肝移植目前仍是治疗急性肝衰竭最有效的手段，但肝源仍是困扰儿童肝移植的主要问题。

五、主要护理问题

1. 营养失调，低于机体需要量　与肝功能减退、门静脉高压引起食欲减退、消化和吸收障碍有关。

2. 体液过多　与肝功能减退、门静脉高压引起钠、水潴留有关。

3. 活动无耐力　与肝功能减退、大量腹水、低血糖有关。

4. 潜在并发症　上消化道出血、肝性脑病、颅内压增高。

5. 有皮肤完整性受损的危险　与营养不良、水肿、皮肤干燥、瘙痒、长期卧床有关。

6. 有感染的危险　与营养障碍、白细胞减少、机体抵抗力降低有关。

7. 知识缺乏　与患儿及家属缺乏疾病的有关预防或治疗知识有关。

六、护理措施

（一）一般护理

1. 环境　提供安静舒适的环境。保持室内空气新鲜，温湿度适宜。戴口罩，勤洗手，减少人员探视，以预防感染。

2. 休息与体位　多卧床休息，腹水引起腹胀时可取半卧位。治疗和护理尽量集中进行，保证充分休息。注意安全，固定床栏，预防跌落。协助生活护理，满足患儿日常生活需要。

（二）病情观察

1. 密切观察循环、呼吸情况，监测血压、心率、呼吸等，监测动脉血气。

2. 观察有无出血倾向　注意有无皮肤瘀斑、血肿及穿刺部位出血难止，注意有无鼻衄、呕血等。密切观察大小便颜色，及时遵医嘱抽血监测血小板、凝血酶原时间、凝血酶原活动度、纤维蛋白原等指标变化。出现消化道出血给予血流动力学监测。

3. 监测血糖，防止低血糖的发生。

（三）对症护理

1. 皮肤护理　穿棉质衣物，修剪指甲，皮肤瘙痒者给予止痒处理嘱勿搔抓，避免皮肤破损，勿用刺激性的肥皂水及沐浴露刺激皮肤。沐浴时避免水温过高。

2. 肝性脑病的护理

（1）严密观察病情变化　密切注意肝性脑病的早期征象，如有无冷漠或欣快，行为异常，以及扑翼样震颤。观察有无思维及认知的改变。监测并记录血压、脉搏、呼吸、体温及瞳孔变化。定期复查血氨、肝肾功能、电解质，若有异常应及时协助医生进行处理。

（2）提供情感支持　尽量安排专人护理，训练患者的定向力，利用电视、收音机、报纸、探视者等提供环境刺激。对烦躁患者应注意保护，可加床栏，必要时使用约束带，防止发生坠床及撞伤等意外。

（3）去除和避免诱发因素　应协助医生迅速去除本次发病的诱发因素，并注意避免其他诱发因素。①避免应用催眠镇静药、麻醉药等，因其可直接抑制大脑和呼吸中枢，造成缺氧。且脑细胞缺氧可降低脑对氨毒的耐受性。②避免快速利尿和大量放腹水，及时处理严重的呕吐和腹泻，以防止有效循环血容量减少、大量蛋白质丢失及低钾血症，避免加重肝脏损害和意识障碍。③防止感染，感染一方面可加重肝脏的吞噬、免疫和解毒的负荷，另一方面使组织分解代谢提高而增加机体产氨和耗氧量。故发生感染时，应遵医嘱及时、准确地应用抗生素，以有效控制感染。④防止大量输液，过多液体可引起低血钾、稀释性低血钠、脑水肿等，从而加重肝性脑病。⑤保持大便通畅，防止便秘。肝性脑病患者由于肠蠕动减弱、卧床等因素，易发生便秘。便秘使含氨、胺类和其他有毒物质的粪便与结肠黏膜接触时间延长，促进毒物的吸收。肝性脑病患者可采用灌肠和导泻的方法清除肠内毒物。灌肠应使用生理盐水或弱酸性溶液

（生理盐水加用食醋），忌用肥皂水，因其为碱性，可增加氨的吸收。⑥积极预防和控制上消化道出血，上消化道出血可使肠道产氨增多，从而使血氨增高而诱发本病，故出血停止后也应灌肠和导泻，以清除肠道内积血，减少氨的吸收。⑦禁食或限食者应避免发生低血糖。葡萄糖是大脑产生能量的重要燃料，低血糖时能量生成减少，脑内去氨活动停滞，氨的毒性增加。

（4）减少饮食中蛋白质的供给量　因食物中的蛋白质可被肠菌的氨基酸氧化酶分解产生氨，故肝性脑病患者应限制蛋白质的摄入。在发病开始数日内禁食蛋白质，每日供给足够的热量和维生素，以碳水化合物为主，可口服葡萄糖、果汁、面条、稀饭等。昏迷患者以鼻饲 25% 葡萄糖液供给热量，以减少体内蛋白质分解。因糖类可促使氨转变为谷氨酰胺，从而有利于降低血氨。患者神志清楚后，可逐步增加蛋白质饮食，以植物蛋白为宜。因植物蛋白含支链氨基酸较多，而含蛋氨酸、芳香族氨基酸较少，且能增加粪氮排泄。此外，植物蛋白含非吸收性纤维，被肠菌醇解产酸有利于氨的清除，并有利于通便。脂肪可延缓胃的排空，应尽量少用。不宜用维生素 B_6，因其可使多巴在外周神经处转为多巴胺，影响多巴进入脑组织，减少中枢神经系统的正常传导递质。

（5）用药护理　①长期服用新霉素的患者中少数可出现听力或肾损害，故服用新霉素不宜超过 1 个月，用药期间应监测听力和肾功能。②应用谷氨酸钾和谷氨酸钠时，谷氨酸钾、钠比例应根据血清钾、钠浓度和病情而定。患者尿少时少用钾剂，明显腹水和水肿时慎用钠剂。谷氨酸盐为碱性，使用前可先注射维生素 C，碱血症者不宜使用。③应用精氨酸时，滴注速度不宜过快，否则可出现流涎、呕吐、面色潮红等反应。因精氨酸呈酸性，含氯离子，不宜与碱性溶液配伍使用。④乳果糖因在肠内产气较多，可引起腹胀、腹绞痛、恶心、呕吐及电解质紊乱等，应用时应从小剂量开始。⑤大量输注葡萄糖的过程中，必须警惕低钾血症、心力衰竭和脑水肿。

（6）昏迷患者的护理　①患者取仰卧位，头略偏向一侧以防舌后坠阻塞呼吸道，②保持呼吸道通畅，深昏迷患者必要时作气管切开以排痰，保证氧气的供给，③做好口腔、眼的护理，对眼睑闭合不全，角膜外露的患者可用生理盐水纱布覆盖眼部，保持床褥干燥、平整。定时协助翻身，按摩受压部位，防止压疮，④尿潴留置导尿者，详细记录量、颜色、气味。⑤定期给患者做肢体的被动运动，防止静脉血栓形成及肌肉萎缩。

3. 消化道出血的护理

（1）体位与保持呼吸道通畅　大出血时患者取平卧位并将下肢略抬高，以保证脑部供血，呕吐时头偏向一侧，防止窒息或误吸；必要时用负压吸引器清除气道内的分泌物、血液或呕吐物，保持呼吸道通畅，必要时给予吸氧。

（2）病情观察

1）观察指标　a.生命体征　有无心率加快、心律失常、脉搏细弱、血压降低、脉压变小、呼吸困难、体温不升或发热，必要时进行心电监护。b.精神和意识状态　有无精神疲倦、烦躁不安、嗜睡、表情淡漠、意识不清甚至昏迷。c.观察皮肤和甲床色泽，肢体温暖或是湿冷，周围静脉特别是颈静脉充盈情况。d.准确记录出入量，疑有休克时留置导尿管，测每小时尿量，应保持尿量>1～3 ml/（kg·h）。e.观察呕吐物和粪便的性质、颜色及量。f.定期复查红细胞计数、血细胞比容、血红蛋白、网织红细胞计数、血尿素氮、大便隐血，以了解贫血程度、出血是否停止。g.监测血清电解质和血气分析的变化　急性大出血时，经由呕吐物、鼻胃管抽吸和腹泻，丢失大量水分和电解质，应注意维持水、电解质和酸碱平衡。

2）周围循环状况的观察　周围循环衰竭的临床表现对估计出血量有重要价值，关键是动态观察患者的心率、血压。可采用改变体位测量心率、血压并观察症状和体征来估计出血量。如患者烦躁不安、面色苍白、皮肤湿冷、四肢冰凉提示微循环血液灌注不足；而皮肤逐渐转暖、出汗停止则提示血液灌注好转。

3）出血量的估计　详细询问呕血和/或黑便的发生时间、次数、量及性状，以便估计出血量和速度：a.大便隐血试验阳性提示每日出血量>5～10 ml。b.出现黑便表明出血量在50～70 ml以上，1次出血后黑便持续时间取决于患者排便次数，如每日排便1次，粪便色泽约在3日后恢复正常。需注意，呕血与黑便的频度与数量虽有助于估计出血量，但因呕血与黑便分别混有胃内容物及粪便，且出血停止后仍有部分血液贮留在胃肠道内，故不能据此准确判断出血量。

4）继续或再次出血的判断　观察中出现下列迹象，提示有活动性出血或再次出血。a.反复呕血，甚至呕吐物由咖啡色转为鲜红色；b.黑便次数增多且粪质稀薄，色泽转为暗红色，伴肠鸣音亢进；c.周围循环衰竭的表现经补液、输血而未改善，或好转后又恶化，血压波动，中心静脉压不稳定；d.红细胞计数、血细胞比容、血红蛋白测定不断下降，网织红细胞计数持续增高；e.在补液足够、尿量正常的情况下，血尿素氮持续或再次增高；f.门静脉高压的患者原有脾大，在出血后常暂时缩小，如不见脾恢复肿大亦提示出血未止。

5）患者原发病的病情观察，例如肝硬化并发上消化道大量出血的患者，应注意观账有无并发感染、黄疸加重、肝性脑病等。

（3）抢救配合　立即建立静脉通道。配合医生迅速、准确地实施输血、输液、各种止血治疗及用药等抢救措施，并观察治疗效果及不良反应。输液开始宜快，必要时测定中心静脉压作为调整输液量和速度的依据。避免因输液、输血过多、过快而引起急性肺水肿，对心肺功能不全者尤应注意，忌用吗啡、巴比妥类药物；宜输新鲜血，因库存血含氨量高，易诱发肝性脑病。准备好急救用品、药物。

（4）饮食护理　活动性出血时应禁食。止血后 1~2 日渐进高热量、高维生素流质饮食，限制钠和蛋白质摄入，避免粗糙、坚硬、刺激性食物，且应细嚼慢咽，防止损伤曲张静脉而再次出血。

（5）用药护理　血管开压素可引起腹痛、血压升高、心律失常、心肌缺血，甚至发生心肌梗死，故滴注速度应准确，并严密观察不良反应。

（四）用药护理

1. 避免使用镇静安眠药，防止肝脏及脑的损害。

2. 应用谷氨酸钠或谷氨酸钾时，注意观察患儿的尿量、腹水及水肿情况。

3. 应用精氨酸时避免滴注速度过快，以免引起流涎、面色潮红及呕吐。

4. 根据医嘱静脉快速滴注甘露醇，防治脑水肿的发生。

（五）营养指导

指导少量多餐，根据病情合理调整食谱，饮食应以碳水化合物为主，蛋白质控制在 1 g/（kg·d）。发生昏迷期间，禁止任何蛋白质摄入，意识转清后给稀粥、面条汤等半流质食，当患儿恢复正常食量，护理上指导进食豆制品、蘑菇等含植物蛋白质高的食物，另外腹水者给予低盐饮食（每日不超 2 g），有消化道出血者应禁食。

1. 监测营养状态，血清白蛋白、氮平衡等。

2. 急性肝衰竭　以碳水化合物为主，禁止使用蛋白质。补充维生素 A、维生素 B、维生素 D、维生素 K。

3. 维持水、电解质和酸碱平衡　限制水、盐的摄入，减轻腹水或外周组织水肿，以免增加肾脏负担。通过补充白蛋白、人工代血浆或者血浆，维持胶体渗透压及有效循环容量。

（六）心理护理

肝衰竭病程长，患儿常有悲观消极情绪，多与患儿及家属沟通交流，鼓励其说出其内心的想法。同时引导家属及患儿树立战胜疾病的信心，使患儿保持乐观情绪，配合治疗，有助于病情缓解。

（七）健康教育

1. 帮助患儿和家属掌握本病的有关知识和自我护理方法。

2. 保持良好的生活方式，保证充足睡眠，生活规律。

3. 指导患儿及家长按医嘱正确用药，不能随意用药，以免服药不当而加重肝功能损害。

4. 定期复查就诊　及时监测营养状态、定期复查肝功能、肾功能等各项指标。

让患儿及家属熟知肝衰竭的诱因及各种并发症的表现，如有发生，应及时就诊。

七、小结

肝衰竭是多种因素引起的严重肝脏损害，导致肝脏合成、解毒、排泄和生物转化等功能发生严重障碍或失代偿，出现以凝血功能障碍、黄疸、肝性脑病、腹水等为主要表现的一组临床症候群。肝衰竭因其病情重、进展快，病死率极高。目前肝衰竭的内科治疗尚缺乏特效药物和手段。原则上强调早期诊断、早期治疗，针对不同病因采取相应的病因治疗和综合治疗措施，积极防治各种并发症。肝移植是目前儿童急性肝衰竭最有效的治疗手段。护理上应给予休息，严密观察病情变化，有肝性脑病、消化道出血并发症者做好相应的护理，避免和去除肝衰竭诱因，包括重症肝病者限制动物蛋白摄入；防止内脏大出血；慎用麻醉药、镇静药及含胺药物；防治感染；及时补钾；腹腔放液不宜过多、过快；避免施行大手术，避免过度疲劳等。饮食上应少量多餐，根据病情合理调整食谱，饮食应以碳水化合物为主。该疾病的愈后与年龄、临床分型、临床分期、并发症和有无肝性脑病等多因素相关。应积极与患儿及家长沟通交流，帮助家属正确看待本病，积极配合治疗，以改善其预后。

肝衰竭护理流程

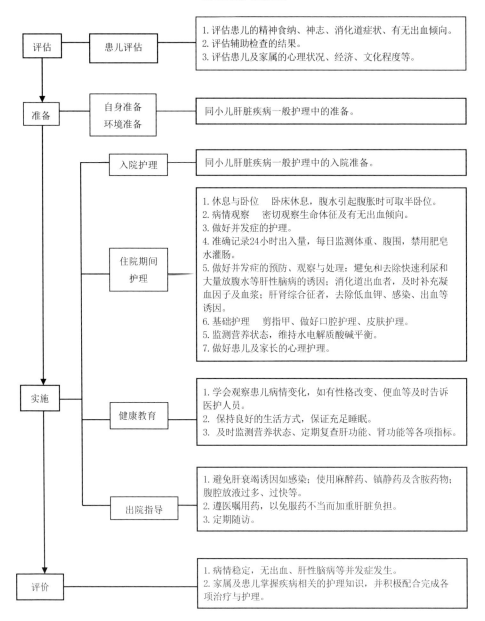

评估 — **患儿评估**
1.评估患儿的精神食纳、神志、消化道症状、有无出血倾向。
2.评估辅助检查的结果。
3.评估患儿及家属的心理状况、经济、文化程度等。

准备 — **自身准备 环境准备**
同小儿肝脏疾病一般护理中的准备。

入院护理
同小儿肝脏疾病一般护理中的入院准备。

住院期间护理
1.休息与卧位　卧床休息，腹水引起腹胀时可取半卧位。
2.病情观察　密切观察生命体征及有无出血倾向。
3.做好并发症的护理。
4.准确记录24小时出入量，每日监测体重、腹围，禁用肥皂水灌肠。
5.做好并发症的预防、观察与处理：避免和去除快速利尿和大量放腹水等肝性脑病的诱因；消化道出血者，及时补充凝血因子及血浆；肝肾综合征者，去除低血钾、感染、出血等诱因。
6.基础护理　剪指甲、做好口腔护理、皮肤护理。
5.监测营养状态，维持水电解质酸碱平衡。
7.做好患儿及家长的心理护理。

实施 — **健康教育**
1.学会观察患儿病情变化，如有性格改变、便血等及时告诉医护人员。
2.保持良好的生活方式，保证充足睡眠。
3.及时监测营养状态、定期复查肝功能、肾功能等各项指标。

出院指导
1.避免肝衰竭诱因如感染；使用麻醉药、镇静药及含胺药物；腹腔放液过多、过快等。
2.遵医嘱用药，以免服药不当而加重肝脏负担。
3.定期随访。

评价
1.病情稳定，无出血、肝性脑病等并发症发生。
2.家属及患儿掌握疾病相关的护理知识，并积极配合完成各项治疗与护理。

注意事项：
1.熟知各种并发症的诱因及表现，有异常表现及时就诊。
2.加强营养，增强体质，避免感冒受凉。
3.规范用药，定期复诊。

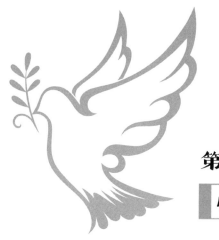

第六章

小儿肝病科设施设备的使用与保养

第一节 超声肝硬化检测仪

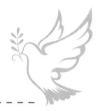

超声肝硬化检测仪是基于瞬时弹性成像技术的原理，用于检测肝纤维化和肝硬化程度的无创医疗设备，具有快速、简单、安全、可重复性等优点。

一、结构与原理

1. 基本结构 一台计算机、显示器、超声低频信号发生器和功率放大器、超声低噪声放大器、AD 转换电路、系统控制电路、超声电源。

2. 原理 采用低频振荡器在被测组织内产生剪切波来造成一个可逆、可测的小机械形变，用超声换能器记录不同时刻生物组织的超声回波信号，通过互相关算法计算出由剪切波传播所造成的组织偏移，再从应变图上得到剪切波传播速度，进而求得生物组织的弹性模具，进而估算出患儿生物肝纤维化或弹性程度。

二、常见故障与处理措施

超声肝硬化检测仪常见故障与处理措施见表 6 - 1。

表 6 - 1　超声肝硬化检测仪常见故障与处理措施

常见故障	可能原因	处理措施
电源指示灯不亮	1. 无交流电源 2. 指示灯坏 3. 紧急按钮按不了	1. 检查交流电源 2. 更换电源指示灯 3. 恢复紧急按钮
总是重启动	1. 附近有大型电机等干扰 2. 计算机故障	1. 停止干扰设备 2. 联系生产厂家
检测头不振动	1. 检测头没接上 2. 检测头故障 3. 控制电路故障	1. 接上检测头 2. 联系生产厂家 3. 联系生产厂家
一直没有报告产生	1. 检测头故障 2. 控制电路故障 3. ADC 及 lNA 电路故障	联系生产厂家

三、应急预案

1. 工作中出现故障，应立即停止使用，跟患儿及家属做好解释工作。

2. 仪器上悬挂"设备故障"牌，通知医院维修部门进行维修，必要时联系生产厂家。

四、消毒与维护

1. 经常保持仪器表面清洁。

2. 每次在通电前，都应该检测网电源是否符合要求。合格的网电源电压是 a.c.220V±22V。

3. 使用前后应对仪器表面和检测头进行彻底的消毒、清洁处理，以免造成交叉感染。

4. 避免尖锐物体碰撞、冲击检测头表面，以免受损的检测头对检查患者造成外伤引起感染，严重的甚至会引起电击的危害。

5. 注意保持仪器表面干燥，严禁任何药液等液体浸入肝检测仪内部。

6. 如果仪器长期停止使用，应将其置于合格的贮存环境中，并且每3个月至少通电检查一次。

7. 超声肝硬化检测仪的贮存环境条件是：环境温度－10 ℃～＋40 ℃；相对湿度≤80％。

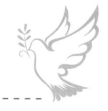

第二节 经皮黄疸测定仪

一、结构与原理

经皮黄疸测定仪是用于皮肤黄疸测量的仪器，适用于动态监测新生儿、婴幼儿的血清胆红素经皮值。

1. 基本结构 由主机、标准校正板和充电器组成。

2. 原理 经皮测胆仪利用蓝色光波（450 nm）和绿色光波（550 nm）在

皮肤组织内的吸收差异，来检测沉积于婴幼儿皮肤组织内的胆红素浓度。

二、常见故障与处理措施

经皮黄疸测定仪常见故障与处理措施见表6-2。

表6-2　经皮黄疸测定仪常见故障与处理措施

常见故障	可能原因	处理措施
1. 显示仓出现"??"电池符号	1. 电池已用尽	1. 立即充电
2. 仪器测定值与临床体征不相符	2. 测量方法可能不正确	2. 测试探头整个端面紧贴皮肤
3. 开不了机	3. 仪器可能损坏	3. 报修

三、应急预案

1. 工作中仪器出现故障，应立即停止使用，必要时更换仪器。

2. 故障仪器悬挂"设备故障"牌，送维修部门进行维修。

四、消毒与维护

1. 清洁与消毒

（1）校验板色屏表面　若有污迹，用干棉签蘸少许蒸馏水擦拭（注意：勿用乙醇），以免色屏变色而失去校验意义。

（2）探头　用75%乙醇一用一消毒。

2. 保养与维护

（1）主机和校验板不要在有腐蚀性气体的环境中存放和使用，经常保持其清洁。

（2）将仪器放置于阴凉干燥处，不得在阳光下暴晒，尤其是校验板。

（3）勿在强磁环境中存放和使用仪器，以免损坏。

（4）使用仪器时，轻拿轻放，切不可摔落或撞击，否则易损坏仪器。

（5）如果长时间不用仪器时，一个月左右用充电器对机内电池组充电一次；如果日检测在300次以上，应该每日对机组内电池组充电，充电时间约4小时，使用专用充电器充电。

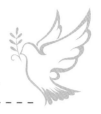

第三节　新生儿黄疸治疗仪

一、结构与原理

1. 基本结构　主要由上箱体（含上灯箱、控制仪、婴儿床）及下箱体（含下灯箱、储物柜）组成。

2. 原理　胆红素能吸收光线，以波长 450～460 nm 的光线作用最强，蓝光的波长在 425～475 nm，是光照治疗的最好光源。在光的作用下，未结合的胆红素ⅨαE 型转化为异构ⅨαE 型，这些异构体属水溶性可经胆汁排泄到肠腔，或从尿液中排除，从而使血中血清胆红素浓度降低。

二、常见故障与处理措施

新生儿黄疸治疗仪常见故障与处理措施见表表 6 - 3。

表 6 - 3　新生儿黄疸治疗仪常见故障与处理措施

常见故障	可能原因	处理措施
显示器无显示	电源开关未开启	开启电源开关
断电报警	停电	关闭电源开关
	供电电源线未连接	连接好供电电源线
超温报警 显示器显示报警代码 E0.5	周围环境温度过高	远离热源或降低环境温度
	箱内处于高湿度情况下	降低箱内的湿度
风机报警 显示器显示报警代码 E0.6	患儿皮肤温度过高	检测患儿肤温
风机报警 显示器显示报警代码 E0.7	风道堵塞	拿开堵塞风道的物品
下偏差报警 显示器显示报警代码 E0.8	环境温度波动过大	检测环境
	前正门、侧门或窗未关	关闭各门或窗

续表

常见故障	可能原因	处理措施
上偏差报警 显示器显示报警代码 E0.9	本机附近有热源	使设备远离热源
	环境温度波动过大	连接好供电电源线
上灯箱光源不发亮	上灯箱开关未开启	开启开关
下灯箱光源不发亮	下灯箱开关未开启	开启开关

三、应急预案

1. 工作中仪器出现故障，应立即停止使用，必要时更换仪器。

2. 故障仪器悬挂"设备故障"牌，送维修部门进行维修。

四、消毒与维护

1. 保持黄疸治疗箱的清洁，随时清理牛奶、药液等污渍，禁用乙醇（快速手消毒剂）擦拭有机玻璃面。

2. 婴儿床及加湿水箱　将婴儿床及加湿水箱从黄疸治疗箱中取出，用 500 mg/L 含氯消毒剂浸泡 30 分钟，用清水冲洗干净，擦干。

3. 箱体各层面　用 500 mg/L 含氯消毒剂毛巾擦拭。

4. 灯管表面　用乙醇擦拭。

第四节　电脑肝病治疗仪

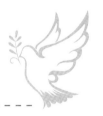

电脑肝病治疗仪是一种采用红外线照射技术及超低频数控电脉冲技术，并结合绿色音乐疗法，通过照射和刺激对治疗肝病有特效的人体穴位，从而达到消除肝病症状的目的，是一种非药物治疗肝病领域的电子医疗设备。

一、结构与原理

1. 基本结构　由侧面板、电源输入插座、总保险管、后面板、声音输出、照射输出、脉冲输出插口、导联输出线组成。

2. 原理　红外光照射人体肝脏区域，由表及里传导渗透吸收并产生温热效应，可增强肝细胞活性反应，促进肝脏组织的新陈代谢，提高肝脏的修复与再生能力。选择经典有效的人体针灸穴位，利用超低频数控电脉冲与人体生物电相互作用，可促进细胞活化与再生，全面提高机体免疫力，进而发挥机体最大抗病毒潜力。结合音乐疗法，用于调整患儿的身心健康，改善患儿失眠多梦食欲不振肝区疼痛等不适，提高患儿的免疫力。

二、常见故障与处理措施

电脑肝病治疗仪常见故障与处理措施见表 6 - 4。

表 6 - 4　电脑肝病治疗仪常见故障与处理措施

常见故障	可能原因	处理措施
开机无反应（无蜂鸣提示；液晶显示屏不发光；电源开关不亮）。	1. 电源插头没插好 2. 保险管烧断	1. 插接牢固 2. 更换总电源保险管
开机电源开关亮，但液晶显示屏不发光。	显示电路插件接触不良 内部保险管烧断	1. 检查并插接牢固 2. 更换电源板中 F5, F6
工作显示正常，播放音量小于 65 dB，或无播放音量。	1. 主机箱内的音箱开关处于关闭状态或音量档位未达到最大 2. 内部保险管烧断	1. 打开音箱后面的开关，并旋转音量控制旋钮调制最大音量 2. 更换电源板中 F7, F8 保险管
工作显示正常，有几路脉冲没输出。	1. 导联线与输出接口没接好 2. 导联线接头有插针断折 3. 导联线断折	1. 插接紧固 2. 更换导联线 3. 与公司联系维修
工作显示正常，脉冲全无输出。	1. 导联线与输出接口没接好 2. 导联线接头内第 7 根插针断折 3. 第 0 号穴位导线断折	1. 插接紧固 2. 更换导联线 3. 与公司联系维修
输出强度调至较大时，感觉却很小。	1. 导联线与输出接口没接好 2. 不干胶电极没贴好 3. 被治疗穴位没有选定正确 4. 电极片失效	1. 插接连好 2. 重新贴好电极片 3. 打磨清洗皮肤表面后重新贴电极 4. 重新取穴 5. 更换新电极片

续表

常见故障	可能原因	处理措施
红外照射灯不亮	1. 输出接口没接好 2. 红外灯泡损坏 3. 内部逆变器损坏 4. 内部保险管烧断	1. 插接牢固 2. 更换灯泡 3. 更换电源板中 F3、F4 的保险管
主机过热	1. 工作时间过长 2. 如伴有较大的"嗡嗡"响声，则供电电压过高	1. 断电，待冷却后使用 2. 加装稳压电源，或待电网恢复正常后使用
液晶显示屏背光昏暗，图象无法调节清晰，甚至无图像或忽隐忽现，输出强度降低，整机工作不稳定以至于时开时关，根本不能工作	供电电网电压过低	检查供电电压是否在工作环境要求的范围内工作
工作过程中，不时出现突然自动复位的现象	1. 电源插头与插座接触不良 2. 电源接头部分，触片有锈蚀 3. 电源线内部，有断裂现象	1. 插接紧固电源插头、插座 2. 打磨接头系统的被锈蚀的触片 3. 更换电源

三、应急预案

1. 工作中仪器出现故障，应立即停止使用，必要时更换仪器。
2. 故障仪器悬挂"设备故障"牌，送维修部门进行维修。
3. 如使用中突然断电或停电，停止治疗，安抚患儿及家属。

四、消毒与维护

1. 清洁与维护

（1）使用后，电极导联线的夹口及时用 75％乙醇消毒。

（2）每周对仪器表面、导联线用温水或中性洗涤剂进行清洁，保持外壳的清洁无尘。

2. 保养与维护

（1）仪器应放置在干燥清洁的地方，避免阳光直射和剧烈的振动。要求温度 5 ℃~6 ℃；湿度≤80％。无强电磁干扰。

（2）清洁保养前，应拔下电源插头。

（3）工作中不得使用液态物质流入机箱内，以免造成内部电路损坏。

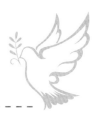

第五节　快速血糖仪

快速血糖仪是快速检测外周血血糖的仪器，适用于所有需要监测血糖的患儿。

一、结构与原理

1. 基本结构　血糖仪由显示屏、"V"按钮（滑动）、"M"按钮（开关、浏览存储的检测结果、设定）、血糖仪试纸槽入口组成。

2. 原理　拜耳、拜安康血糖仪监测系统主要是测量血样中葡萄糖和试纸电极上的试剂产生反应所形成的电流强度。血糖试纸靠毛细血管作用将血样吸收，血样中的血糖则和试纸试剂中的 FAD 葡萄糖脱氢酶（FAD-GDH）和铁氰化钾产生反应，产生一股电流，电流强度和血样中的血糖浓度成正比，血糖值会显示在血糖仪的显示屏上。

二、常见故障与处理措施

若测试结束显示的不是测试结果，而是错误信息提示，伴随着错误信息编号（不同编码对应什么内容），分别表示不同的错误类别（表6－5）。

表6－5　快速血糖仪常见故障与处理措施

常见故障	可能原因	处理措施
E2	温度超过了仪器的工作范围	将仪器置于室温下重新进行检测，将仪器置于室温下至少一小时后，如果问题仍存在，更换血糖仪。

常见故障	可能原因	处理措施
E3	仪器内部污染或有碎屑，或者连接件丢失。	打开仪器更换新的10支装血糖试碟关闭仪器，重新检测；如果问题仍在，继续下面的情形。
	10支装血糖试碟自动编码校正标签不正确或损坏	打开仪器更换新的10支装血糖试碟关闭仪器，重新检测；如果问题仍在，更换血糖仪；如果故障排除，提供备用检测试碟。
E4	检测期间移动试碟	确认检测结果显示在屏幕上之前没有移动试碟；如果不是这一情况，继续下面情形。
	血样严重不足	采集充足血样，重新检测。
E7	滴加血样的时间太早了	确保用户在出现血滴后加样；用新的试纸重新正确检测。
	血糖仪内定位血糖试纸的地方受潮	把水分吸干，然后重新检测，如果仪器并不潮湿且问题仍存在，更换仪器。
E8	试纸上的血样不足	用新的试纸和血样重新检测
E9	血糖仪检测到一个问题，此时无法准确检测；血糖试碟超过有效期，或因为存储环境过热或者过于潮湿而损坏了。	用新试纸重新检测，如果问题继续存在，更换血糖仪。
E10	血糖值太高或是血糖仪有问题而无法准确地监测。	更换试碟，重新检测，如果问题继续存在，更换血糖仪。
E11～E26	仪器故障	重新检测，如果问题继续存在，更换血糖仪。
L0	血糖测试结果低于0.6 mol/L	重新检测，如果血糖监测结果再次显示L0、H1，请立即联系专业医护人员。
H1	血糖测试结果高于33.3 mol/L	

三、应急预案

1. 工作中血糖仪出现故障，应立即停止使用，必要时更换血糖仪测量。

2. 故障血糖仪粘贴"设备故障"提示卡，通知维修部门进行维修。

四、消毒与维护

1. 清洁与消毒

（1）清洁血糖仪　如血糖仪表面有污渍，可以用湿布或一次性消毒纸巾清洁。

（2）勿清洁端口，勿让液体接触端口或按钮，勿让水或其他液体进入血糖仪。

2. 保养与维护

（1）妥善保管　血糖仪用完后应放置在携带包中妥善保管，不要挤压血糖仪显示屏，以免发生无法显示正确测试结果的情况。

（2）定期质检　血糖仪应根据医院要求定期进行质检，并记录测试日期、试纸批号、仪器编号及质控结果。

（3）更换电池　当血糖仪屏幕显示电量不足时，及时更换电池。

（4）正确贮存　血糖仪的贮存温度为－25 ℃～55 ℃。

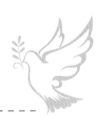

第六节　床单位消毒机

床单位消毒机是能杀灭病床及空气中各种病菌的消毒设备，适用于医院病房内的被褥、床单、枕芯、床垫、病服、手术室衣物等的消毒。

一、结构与原理

1. 基本结构　由机壳、臭氧管、高压变压器、充气泵、管子、专用床袋罩等组成，用于床单位终末消毒。

2. 原理　内置两套钛罗臭氧发生器系统，利用臭氧的特性，以抽真空方式消毒。高浓度的臭氧完全渗透到床单位最深层次，保障消毒彻底。同时具有解析功能，将消毒后残存的臭氧解析掉，不污染环境，并提高床单位的使用率。

二、常见故障与处理措施

床单位消毒机常见故障与处理措施见表6-6。

表6-6 床单位消毒机常见故障与处理措施

常见故障	可能原因	处理措施
整机不工作	电源插头与插座接触不良	检查电源插座
	保险丝已断	更换保险丝
	电源指示灯损坏	更换电源指示灯
	电源开关关闭或供电系统无电	打开电源开关
定时器不能开停机	开关触点损坏	更换开关
	定时器电路故障	更换电路板
	供电电源电压过低	通知专业人员维修
散热风机不转，散热风量不足	风叶轴承损坏	更换风机
消毒机提前停机	未按要求定时	重新设定时间
压缩不良	过滤网堵塞	通知专业人员检查
消毒不良	臭氧过滤网堵塞	通知专业人员检查
机器工作无臭氧送出	臭氧供气泵不工作 臭氧高压发生系统故障	通知专业人员检修
工作时发出臭氧	气管漏气	通知专业人员维修

三、应急预案

1. 工作中床单位消毒机出现故障，应立即停止使用，必要时更换仪器。

2. 故障床单位消毒机悬挂"设备故障"牌，通知医院维修部门进行维修。

四、消毒与维护

1. 清洁与消毒

（1）保持消毒机的清洁干燥。

（2）床单位消毒机外壳被污染后可使用蘸有凉水或温水的纱布或其他软擦拭。每日消毒工作结束后用湿布擦拭表面即可。

（3）定期将床单位消毒机消毒（如5％氯己定），以防交叉感染。

（4）清洁时切断电源并拔出电源头，避免与水直接接触或冲洗。

2. 保养与维护

（1）清洁保养前应拔下电源插头。

（2）清洁时宜用温水或中性洗涤剂，勿使用汽油、苯或其他化学试剂。

（3）清洁时切勿使电器系统受潮，以免引起故障和事故，一旦受潮必须待完全干燥后才能恢复使用。

（4）由专人每周对床单位消毒机进行开启检查。

（5）清洁时主要清洗机器内复合性活性炭过滤网，6～12个月清洁1次。如在环境污染造成室内灰尘剧增的场合使用时，3～6个月清洁1次，清洁后必须抹干再装回原位。

（6）保养完毕后，请连接电源插座，并用设定好的控制器重新开机。

（7）当机器出现故障（不运转、鸣叫等）及时联系设备科维修。

附 录

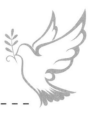

附录一： 小儿肝病常见检查结果 正常参考值

一、三大常规检验参考值

血常规

检查项目	年龄	参考区值
红细胞计数（RBC）	婴儿	$(4.0\sim4.3)\times10^{12}/L$
	儿童	$(3.5\sim5.5)\times10^{12}/L$
白细胞计数（WBC）	婴儿	$(11\sim12)\times10^{9}/L$
	儿童	$(5\sim12)\times10^{9}/L$
血红蛋白（HGB）	婴儿	$110\sim120$ g/L
	儿童	$110\sim160$ g/L
中性粒细胞比值（NE%）	婴儿	$0.31\sim0.40$
	儿童	$0.20\sim0.60$
淋巴细胞比值（LY）	婴儿	$0.40\sim0.60$
	儿童	$0.20\sim0.70$
血细胞比容（HCT）		$35\%\sim45\%$
平均 RBC 血红蛋白量（MCH）		$27\sim31$ pg
平均 RBC 血红蛋白浓度（MCHC）		$320\sim360$ g/L
单核细胞比值（MO）		$0.03\sim0.1$
嗜酸性粒细胞比值（EO）		$0.005\sim0.05$
嗜碱性粒细胞比值（BA）		$0\sim0.01$
网织红细胞比值（Rtc♯）	儿童	$0.005\sim0.015$

续表

检查项目	年龄	参考区值
血小板（PLT）		（100~400）×10^9/L
血小板比积（PCT）		0.11%~0.45%
平均血小板体积（MPV）		6~13 fl
血小板体积分布宽度（PDW）		9.6%~15.2%

尿常规

检查项目	单位	参考区值
尿白细胞（LEU）		未发现
颜色		淡黄色
透明度		清晰透明
酸碱度（pH）		4.6~8.0
镜检红细胞		未发现
尿隐血（BLD）		阴性
糖尿（GLU）		阴性
胆红素尿（BIL）		阴性
酮体（KET）		阴性
尿胆素原（URO）		阴性
比重（SG）		1.010~1.025
尿蛋白（PRO）		阴性
亚硝酸盐（NIT）		阴性

大便常规

检查项目	单位	参考区值
颜色（Color）		黄色
性状		软糊状
血		无
黏液		无
镜检红细胞		未发现
镜检白细胞		未发现
寄生虫卵		未发现

二、其他血液检查

肝肾功能

检查项目	单位	参考区值
总胆红素（TBIL）	umol/L	3.40～17.0
直接胆红素（DBIL）	umol/L	0～6.0
间接胆红素（IBIL）	umol/L	3～17.0
总蛋白（TP）	g/L	55～80
白蛋白（ALB）	g/L	35.00～55.00
球蛋白（GLO）	g/L	20～35
白蛋白/球蛋白比值（A/G）		（1～2.5）：1
谷丙转氨酶（ALT）	IU/L	0～40.0
谷草转氨酶（AST）	IU/L	0～40.0
谷草转氨酶/谷丙转氨酶（AST/ALT）		0.5～1.5
总胆汁酸（TBAC）	umol/L	0～9.67
r-谷氨酰转肽酶（GGT）	IU/L	0～50
血尿素氮（BUN）	mmol/L	1.8～8.2
肌酐（CREA）	μmol/L	20～120
尿酸（UA）	μmol/L	90～350
尿素肌酐比值（BUN/CRE）		（10～20）：1

凝血全套

检查项目	单位	参考区值
凝血酶原时间（PT）	秒	10～14
国际标准化比值（INR）		0.8～1.5
活化部分凝血活酶时间（APTT）	秒	28～48
纤维蛋白原（FIB）	mg/dl	170～450
凝血酶时间（TT）	秒	14～20

输血四项

检查项目	单位	参考区值
乙肝病毒表面抗原（HBsAg）	IU/ml	0～0.05
梅毒螺旋体抗体（ATPA）		0～1
艾滋病病毒抗体（HIV）		0～1
丙型肝炎病毒抗体（HCV）		0～1

乙肝六项

检查项目	单位	参考区值
乙肝病毒表面抗原（HBsAg）	IU/ml	0～0.05
乙肝病毒表面抗体（HBsAb）	IU/L	阴性<10；阳性>10
乙肝病毒e抗原（HBeAg）	COI	0～1
乙型肝炎e抗体（HBeAb）	COI	阴性>1；阳性<1
乙肝病毒核心抗体（HBcAb）	COI	阴性>1；阳性<1
乙肝病毒核心抗体-IgM（HBcAb）	COI	0～1

1型糖尿病抗体三项

检查项目	参考区值
血清谷氨酸脱羧酶抗体（GAD）	阴性
胰岛细胞抗体测定（ICA）	阴性
抗胰岛素抗体测定（IAA）	阴性

电解质

检查项目	单位	参考区值
镁（Mg）	mmol/L	0.70～1.10
磷（P）	mmol/L	1.29～2.26
钾（K）	mmol/L	3.5～5.5
钠（Na）	mmol/L	135～145
氯（Cl）	mmol/L	96～108
钙（Ca）	mmol/L	2.1～2.7
二氧化碳结合力（CO_2）	mmol/L	18.0～29.0
阴离子间隙（AG）	mmol/L	

TORCH 抗体全套

检查项目	单位	参考区值
单纯疱疹病毒 1+2 型 IgG	Index	0～1.1
单纯疱疹病毒 1+2 型 IgM	Index	0～2
弓形虫 IgG（TOXO-IgG）	IU/ml	0～8.8
弓形虫 IgM（TOXO-IgM）	AU/ml	0～8
风疹病毒抗体 IgG（Rubella-IgG）	IU/ml	0～10
风疹病毒抗体 IgM（Rubella-IgM）	AU/ml	0～25
巨细胞病毒抗体 IgG（cmv-IgG）	U/ml	0～14
巨细胞病毒抗体 IgM（cmv-IgM）	U/ml	0～22

三、肝纤维化定量诊断

检测结果

检查项目	参考标准
肝脏硬度（LSM）	2.8～7.4 kPa
硬度（IQR/MED）	≤0.3
脂肪肝参数（FLAI）	≤240 dB/m
脂肪肝（IQR/MED）	≤0.3
成功率	≥70%

1. LSM 正常参考值范围 2.8～7.4 kPa。

2. 脂肪肝参数（FLAI）参考范围

（1）FLAI≤240 dB/m，正常范围。

（2）FLAI 240～265 dB/m，轻度脂肪肝。

（3）FLAI 265～295 dB/m，中度脂肪肝。

（4）FLAI 295 dB/m 以上，重度脂肪肝。

3. 临床意义

（1）慢性乙型病毒性肝炎患儿

1）胆红素异常者　LSM≥29.2 kPa，诊断肝硬化；LSM≥17.0 kPa 诊断进展性肝纤维化；LSM＜9.1 kPa，排除肝硬化可能；LSM＜7.8 kPa，排除进展性肝纤维化；LSM 无法确定肝纤维化分期者待胆红素正常后再次检查，应用正常胆红素界值诊断。

2）胆红素正常者　LSM≥17.5 kPa，诊断肝硬化；LSM≥12.4 kPa，诊断进展性肝纤维化；LSM<10.6 kPa，排除肝硬化可能。LSM≥9.4 kPa，诊断显著性肝纤维化；LSM<7.4 kPa，排除进展性肝纤维化；LSM 为 7.4~9.4 kPa，如无法决定临床决策，考虑肝穿刺。

3）转氨酶正常者　LSM≥12.0 kPa，诊断肝硬化；LSM≥9.0 kPa，诊断进展性肝纤维化；LSM<9.0 kPa，排除肝硬化；LSM<6.0 kPa，排除进展性肝纤维化；LSM 为 6.0~9.0 kPa，如无法决定临床决策，考虑肝穿刺。

（2）慢性丙型病毒性肝炎患儿

LSM≥14.6 kPa，诊断肝硬化；LSM<9.3 kPa，可排除肝硬化；LSM≥9.3 kPa，诊断进展性肝纤维化；LSM<7.3 kPa，排除进展性肝纤维化；LSM≥7.3 kPa，可诊断显著肝纤维化。

附录二： 肝豆状核变性低铜饮食表

1. 适宜日常摄食的低铜食物　如精白米、面、瘦猪肉、瘦鸡、鸭肉、马铃薯、小白菜、萝卜、藕、茎蓝、橘子、苹果、桃子及砂糖、牛奶（不仅低铜，而且长期服有排铜效果）。

2. 尽量少吃含铜较高的食物　如牛肉、鸡蛋、菠菜、香菜、芥菜、茄子、芋头、葱、糙米、标准面和蜂蜜等。

3. 禁用含铜高的食物　肥猪肉、动物内脏和血，各种豆类、坚果类和贝类、虾蟹类等。

4. 高蛋白饮食　蛋白质是构成组织和修复细胞的重要物质，还有保护肝的功能。蛋白质的分解产物氨基酸与铜结合，促进铜的排出。一般给予 1.5～2 g/（kg·d），多选用蛋清、牛奶及奶制品等优质蛋白质。

可食用及少食用食物

单位（mg/100 g）

食物名称	含铜量	建议
猪肉（平均）	0.06	可食
猪蹄	0.09	可食
猪肺	0.08	可食
猪大肠	0.06	可食
猪头皮	0.08	可食
牛肚	0.07	可食
牛腹肋肉	0.07	可食
鸡肉	0.07	可食
羊奶	0.04	可食
牛奶	0.02	可食
鹅蛋白	0.05	可食
鸡蛋白	0.05	可食

续表

食物名称	含铜量	建议
鹌鹑蛋	0.04	可食
胡子鲇	0.04	可食
富强粉或特一粉	0.26	可食
面条	0.17	可食
籼米	0.23	可食
糯米	0.11	可食
粳米	0.19	可食
薏米	0.29	可食
黄鱼	0.04	可食
鲈鱼	0.05	可食
比目鱼	0.02	可食
鲑鱼	0.03	可食
海参	0.05	可食
白玉米面	0.23	可食
生瓜	0.03	可食
葫芦	0.04	可食
南瓜	0.03	可食
黄瓜	0.05	可食
蒜苗	0.05	可食
青蒜	0.05	可食
洋葱	0.05	可食
韭菜	0.05	可食
青白菜	0.04	可食
卷心菜	0.04	可食
花椰菜	0.05	可食
西兰花	0.03	可食
萝卜缨	0.04	可食
大白菜	0.05	可食
黄牙白	0.03	可食

续表

食物名称	含铜量	建议
生菜	0.03	可食
小茴香	0.04	可食
生姜	0.03	可食
野蒜	0.03	可食
莴蒿	0.05	可食
藕粉	0.22	可食
魔芋精粉	0.17	可食
粉丝	0.05	可食
粉条	0.18	可食
色拉油	0.05	可食
精制菜油	0.03	可食
精制麻油	0.03	可食
哈密瓜	0.01	可食
西瓜	0.05	可食
香瓜	0.04	可食
桃	0.05	可食
李子	0.04	可食
无花果	0.01	可食
草莓	0.04	可食
柑桔	0.04	可食
木瓜	0.03	可食
银耳	0.08	可食
肥猪肉	0.05	可食
草鱼	0.05	可食
黄鳝	0.04	可食
罗非鱼	0.05	可食
黑鱼	0.05	可食
鹌鹑	0.10	少食★
四季豆	1.40	少食★

续表

食物名称	含铜量	建议
绿豆芽	0.10	少食★
荷兰豆	0.06	少食★
扁豆	0.12	少食★
荸荠	0.07	少食★
水芹菜	0.10	少食★
芦笋	0.07	少食★
竹笋	0.09	少食★
莴笋	0.07	少食★
空心菜	0.10	少食★
茼蒿	0.06	少食★
油麦菜	0.08	少食★
芹菜茎	0.09	少食★
木耳	0.07	少食★
小白菜	0.07	少食★
苋菜	0.13	少食★
菠菜	0.10	少食★
乌菜	0.13	少食★
油菜	0.06	少食★
雪里红	0.08	少食★
芥菜	0.08	少食★
韭黄	0.10	少食★
韭菜	0.08	少食★
大葱	0.08	少食★
蒜黄	0.09	少食★
茄子	0.10	少食★
西红柿	0.06	少食★
辣椒	0.11	少食★
丝瓜	0.06	少食★
苦瓜	0.06	少食★

续表

食物名称	含铜量	建议
冬瓜	0.07	少食★
鲤鱼	0.06	少食★
青鱼	0.06	少食★
鲢鱼	0.06	少食★
鳊鱼	0.07	少食★
带鱼	0.08	少食★
鳜鱼	0.10	少食★
鳙鱼	0.07	少食★
凤尾鱼	0.11	少食★
河蚌	0.11	少食★
海蜇皮	0.12	少食★
蛤蜊	0.11	少食★
洋鸡蛋	0.07	少食★
鸭蛋白	0.08	少食★
鹅蛋	0.09	少食★
挂面	0.39	少食★
标准粉	0.42	少食★
黄玉米面	0.35	少食★
海带	0.14	少食★
白金瓜	0.08	少食★
枇杷	0.06	少食★
杨梅	0.12	少食★
芒果	0.06	少食★
桂圆	0.10	少食★
菠萝	0.07	少食★
芭蕉	0.10	少食★
芦柑	0.10	少食★
柿子	0.06	少食★
葡萄	0.10	少食★

续表

食物名称	含铜量	建议
樱桃	0.10	少食★
枣	0.06	少食★
杏子	0.11	少食★
海棠	0.11	少食★
山楂	0.11	少食★
苹果	0.06	少食★
梨	0.10	少食★
白果	0.45	少食★
水果糖	0.09	少食★
猪舌	0.18	少食★
猪肚	0.10	少食★
牛里脊肉	0.11	少食★
牛腿肉	0.11	少食★
兔肉	0.12	少食★
瘦羊肉	0.12	少食★
瘦猪肉	0.11	少食★
狗肉	0.14	少食★

禁食食物

单位（mg/100 g）

食物名称	含铜量	建议
猪肝	0.65	禁食★★
猪脑	0.32	禁食★★
猪肺	0.08	禁食★★
猪心	0.37	禁食★★
牛肝	1.34	禁食★★
驴肉	0.23	禁食★★
羊肝	4.51	禁食★★
马肉	0.15	禁食★★

食物名称	含铜量	建议
乌骨鸡	0.26	禁食★★
鸭	0.21	禁食★★
鹅	0.43	禁食★★
豆腐	0.27	禁食★★
豆腐干	0.77	禁食★★
素鸡	0.27	禁食★★
烤麸	0.25	禁食★★
千张	0.46	禁食★★
鹅蛋黄	0.25	禁食★★
鸭蛋黄	0.16	禁食★★
土鸡蛋	0.32	禁食★★
鸡蛋黄	0.28	禁食★★
螺	1.05	禁食★★
乌贼	0.69	禁食★★
鱿鱼	0.45	禁食★★
章鱼	0.24	禁食★★
鲍鱼	0.72	禁食★★
扇贝	0.48	禁食★★
牡蛎	8.13	禁食★★
海蟹	1.67	禁食★★
河蟹	2.97	禁食★★
大蒜头	0.22	禁食★★
白菜苔	0.18	禁食★★
油菜苔	0.18	禁食★★
大葱（红皮）	0.06	禁食★★
苦菜	0.17	禁食★★
芹菜叶	0.99	禁食★★
芫荽	0.21	禁食★★
甜菜	0.19	禁食★★

食物名称	含铜量	建议
荠菜	0.29	禁食★★
黄花菜	0.37	禁食★★
百合	0.34	禁食★★
洋姜	0.19	禁食★★
菱角	0.18	禁食★★
蘑菇（干）	1.05	禁食★★
香菇（干）	1.03	禁食★★
紫菜（干）	1.68	禁食★★
发菜（干）	0.93	禁食★★
库尔勒梨	2.54	禁食★★
软梨	4.69	禁食★★
酸梨	4.46	禁食★★
石榴	0.14	禁食★★
柠檬	0.14	禁食★★
柚子	0.18	禁食★★
猕猴桃	1.87	禁食★★
荔枝	0.16	禁食★★
香蕉	0.14	禁食★★
椰子	0.19	禁食★★
腰果	1.43	禁食★★
榛子	2.00	禁食★★
核桃	1.17	禁食★★
栗子	1.34	禁食★★
松子	1.21	禁食★★
杏仁	1.11	禁食★★
芝麻	1.60	禁食★★
花生仁	0.89	禁食★★
芡实米	0.63	禁食★★
西瓜子	1.82	禁食★★

食物名称	含铜量	建议
葵花籽	0.56	禁食★★
南瓜子	1.11	禁食★★
莲子	1.33	禁食★★
奶糖	0.14	禁食★★
红糖	0.15	禁食★★
麦片	0.44	禁食★★
薯片	0.28	禁食★★
巧克力	0.23	禁食★★
麦乳精	0.26	禁食★★
各类果脯	0.12~10.4	禁食★★
可可粉	1.45	禁食★★
甘蔗	0.14	禁食★★
浓缩桔汁	0.15	禁食★★
麦麸皮	2.03	禁食★★
大麦	0.63	禁食★★
麦胚粉	0.83	禁食★★
青稞	5.13	禁食★★
高粱米	0.53	禁食★★
黄米	0.90	禁食★★
荞麦面	0.89	禁食★★
小米	0.54	禁食★★
蚕豆	0.99	禁食★★
黄豆	1.40	禁食★★
豆腐皮	1.86	禁食★★
豆奶粉	5.57	禁食★★
绿豆	1.08	禁食★★
腐竹	1.31	禁食★★
豌豆	0.57	禁食★★

附录

续表

食物名称	含铜量	建议
赤小豆	0.64	禁食★★
扁豆	1.27	禁食★★
豆角	0.15	禁食★★
龙豆	0.35	禁食★★
黄豆芽	0.14	禁食★★
豇豆	0.14	禁食★★

附录三： 家庭关怀度指数问卷

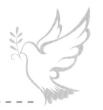

（adaptation，partnership，growth，affection，resolve，APGAR）
量表概况

家庭 APGAR 问卷是一种以主观的方式来探讨患儿对本身家庭功能满意程度的工具。该问卷 1978 年由美国西雅图华盛顿大学的 Smilk-Stein 医生根据家庭功能的特征设计的，可作为家庭功能失调的快速、简便的筛检工具，从而为医生进行患儿个体和家庭治疗提供依据。包括适应度（Adaptation）、合作度（Partnership）、成长度（Growth）、情感度（Affection）、亲密度（Resolve）5个项目组成。以"经常这样（2 分）、有时这样（1 分）、几乎很少（0 分）"进行评价。

工具描述
家庭关怀度指数问卷 （APGAR）

序号	评估内容	分值		
		经常这样 （2 分）	有时这样 （1 分）	几乎很少 （0 分）
1	当我遇到问题时，可以从家人得到满意的帮助 补充说明：			
2	我很满意家人与我讨论各种事情以及分担问题的方式 补充说明：			
3	当我希望从事新的活动或发展时，家人都能接受且给予支持 补充说明：			

序号	评估内容	分值		
		经常这样（2分）	有时这样（1分）	几乎很少（0分）
4	我很满意家人对我的情绪（喜、怒、哀、乐）表示关心和爱护的方式 补充说明：			
5	我很满意家人与我共度时光的方式 补充说明：			

应用建议

1. 该问卷有两种形式：一种为问答式，一种为3分型的选择式。

2. 总分为7~10分表示家庭功能良好，4~6分表示家庭功能中度障碍，0~3分表示家庭功能严重障碍。

附录四： 美国儿童生存质量测定量表

（the pediatric quality of life inventory measurement models. PedsQL4.0）

量表概况

PedsQL 由 Vami 等人于 1987 年开始研制，由测量儿童生存质量共性部分的普适性核心量表（generic core scales）和测量不同疾病儿童生存质量的特异性疾病模块（disease special modules）构成。PedsQL4.0 儿童生存质量普适性核心量表包含 23 个条目，分为 4 个方面，其中生理功能包含 8 个条目，情感功能包含 5 个条目，社会功能包含 5 个条目，角色（学校表现）功能包含 5 个条目。

工具描述

美国儿童生存质量测定量表

生理功能	从不	几乎不	有时候	经常	一直
步行 200 m 以上有困难	0 分	1 分	2 分	4 分	4 分
跑步有困难	0 分	1 分	2 分	4 分	4 分
参加体育运动或锻炼有困难	0 分	1 分	2 分	4 分	4 分
举大件物品有困难	0 分	1 分	2 分	4 分	4 分
自己洗澡或淋浴有困难	0 分	1 分	2 分	4 分	4 分
做家务有困难（比如收拾他/她的玩具）	0 分	1 分	2 分	4 分	4 分
受伤或疼痛	0 分	1 分	2 分	4 分	4 分
体力不佳	0 分	1 分	2 分	4 分	4 分

情感功能	从不	几乎不	有时候	经常	一直
受伤或疼痛	0分	1分	2分	4分	4分
感到悲伤或沮丧	0分	1分	2分	4分	4分
感到气愤	0分	1分	2分	4分	4分
睡眠不好	0分	1分	2分	4分	4分
担心有什么事会发生在他/她身上	0分	1分	2分	4分	4分

社会功能	从不	几乎不	有时候	经常	一直
与其他孩子相处有困难	0分	1分	2分	4分	4分
其他孩子不愿意和他/她做朋友	0分	1分	2分	4分	4分
被其他孩子戏弄	0分	1分	2分	4分	4分
不能完成同龄儿童胜任的事	0分	1分	2分	4分	4分
游戏时跟不上其他孩子	0分	1分	2分	4分	4分

角色（学校表现）功能	从不	几乎不	有时候	经常	一直
上课时注意力不集中	0分	1分	2分	4分	4分
丢三落四	0分	1分	2分	4分	4分
学校活动跟不上其他同龄人	0分	1分	2分	4分	4分
因身体不适而缺课	0分	1分	2分	4分	4分
因必须去看病或住院而缺课	0分	1分	2分	4分	4分

应用建议

　　PedsQL4.0 的每个条目都是询问最近一个月内某一事情发生的频率。每个条目的回答选项分为 0～4 分 5 个等级，计分时相应转化为 0～100 分。各方面的分数为该方面下属各条目分数的总和除以所含条目数。总表的分数为各条目分数的总和除以全量表条目数。总分和各方面的分数在 0～100 分，分值越高，说明生存质量越好。

附录五： 慢性病儿童应对方式量表

（coping with a disease，CODI）

量表概况

CODI 量表是一个自评应对方式量表，适用于 8~18 岁的慢性病儿童，是由德国学者 Petensen 等人在 2003 年发展的。此量表共 28 个条目，其中 27 个条目分 6 个分量表，即逃避（3 个条目）、幻想（3 个条目）、自我安慰（5 个条目）、远离（4 个条目）、接受（6 个条目）、负性情绪反应（6 个条目）。问卷采用 Liken 5 分级评分法，即从不（1 分）、很少（2 分）、有时（3 分）、经常（4 分）、总是（5 分）。

工具描述

慢性病儿童应对方式量表（CODI）

分量表	序号及评估内容	分值				
		从不（1 分）	很少（2 分）	有时（3 分）	经常（4 分）	总是（5 分）
逃避	1. 我尝试忘掉自己的疾病					
	2. 我假装一切都好					
	3. 我试着对疾病视而不见					
幻想	4. 我相信老天爷（上帝、神灵、佛）会保佑我					
	5. 我祈祷疾病快点消失					
	6. 我尽可能多地了解自己的疾病					

分量表	序号及评估内容	分值				
		从不 (1分)	很少 (2分)	有时 (3分)	经常 (4分)	总是 (5分)
自我安慰	7. 我对自己说就算是名人也会生病					
	8. 我安慰自己"还有比生病更糟的事情"					
	9. 我生气					
	10. 我哭泣					
	11. 我感到受挫					
远离	12. 生病了我觉得很丢脸					
	13. 生病了我觉得不公平					
	14. 我夜里醒来，想到一些可怕的事情					
	15. 我接受我的病					
接受	16. 对自己的病我已经习惯了					
	17. 我能够管理好自己					
	18. 我能很好地应对自己的病					
	19. 我乐观地面对自己的处境					
	20. 我从容面对自己的病					
	21. 我希望我的病能够消失					
负性情绪反应	22. 我希望从病痛中解脱出来					
	23. 我希望自己是健健康康的					
	24. 我想我的病没那么严重					
	25. 我不在乎自己的病					
	26. 我想我的病没什么大不了的					
	27. 我忘了自己有病					
	28. 总的来说，我认为自己应对疾病的状况是	很不好 (1分)	不好 (2分)	一般 (3分)	好 (4分)	非常好 (5分)

应用建议

量表最后一个条目是"总的来说，我认为自己应对疾病的状况是"有 5 个选择：很不好、不好、一般、好、非常好，患儿根据自己的情况填写。

参考文献

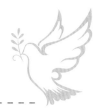

[1] 顾学,范江,载芳,等.诸福棠实用儿科学［M］.8版.北京:人民卫生出版社,2015.

[2] 申昆玲,黄国英.儿科学［M］.北京:人民卫生出版社,2016.

[3] 杨作成.儿科疑难疾病病例分析［M］.长沙:湖南科学技术出版社,2020.

[4] 崔焱,仰曙芬.儿科护理学［M］.北京:人民卫生出版社,2017.

[5] 顾学范.临床遗传学肝病［M］.北京:人民卫生出版社,2017.

[6] 范建高,庄辉.中国脂肪肝防治指南［M］.上海:上海科学技术出版社,2015.

[7] 谢鑑辉,高红梅,成美娟.儿科护理工作标准流程图表［M］.长沙:湖南科学技术出版社,2015.

[8] Robert M. Kliegman, Bonita F. Stanton, Joseph W. St. Geme Ⅲ,等.尼尔森儿科学(原著第19版)［M］.毛萌,桂永浩,译.西安:世界图书出版西安有限公司,2017.

[9] 赵旭杰,赵淑红.护士分级培训方案［M］.北京:人民军医出版社,2014.

[10] 刘树伟,李瑞锡,张绍祥,等.局部解剖学［M］.8版.北京:人民卫生出版社,2013.

[11] 王家㖄,李绍白.肝脏病学［M］.北京:人民卫生出版社,2013.

[12] 段钟平,张鸿飞,张敏,等.儿童肝脏病学［M］.北京:科学出版社,2020.

[13] 李六亿,刘玉树.医院感染管理学［M］.北京:北京大学医学出版社,2010.

[14] 谢鑑辉,秦月兰,杨军,等.常用医疗仪器的使用与维护［M］.广州:世界图书出版广东有限公司,2014.

［15］中华人民共和国卫生部．医疗机构消毒技术规范 WS/T 367—
2012，2012.

［16］中华人民共和国国家质量监督检验检疫总局，中国国家标准化管理委员
会．医院消毒卫生标准 GB 15982—2012.2012.

［17］中华医学会肝病学分会，中华医学会消化病学分会与中华医学会感染病
学分会．胆汁淤积性肝病诊断和治疗共识（2015）［J］．中华肝脏病杂
志，2015，23（12）：924－933.

［18］肝内胆汁积症诊治专家委员会．肝内胆汁淤积症诊治专家共识［J］．中
华临床感染病杂志，2015（5）：402－406.

［19］中华医学会感染病学分会．慢性乙型肝炎防治指南（2019 年版）［J］．
临床肝胆病杂志，2019，35（12）：2648－2669.

［20］中华医学会小儿外科学分会肝胆外科学组，中国医生协会器官移植医生
分会儿童器官移植学组．胆道闭锁诊断及治疗指南（2018 版）［J］．临
床肝胆病杂志，2019，35（11）：2435－2440.

［21］中华医学会肝病学分会脂肪肝和酒精性肝病学组．酒精性肝病诊疗指南
（2018 版）［J］．中华肝脏病杂志，2018，26（3）：188－194.

图书在版编目（ＣＩＰ）数据

小儿肝病护理工作指引 / 柳娜，朱丽辉，谢鑑辉主编. — 长沙：湖南科学技术出版社，2022.1

ISBN 978-7-5710-1265-6

Ⅰ．①小⋯ Ⅱ．①柳⋯ ②朱⋯ ③谢⋯ Ⅲ．①小儿疾病－肝疾病－护理 Ⅳ．①R473.72

中国版本图书馆CIP数据核字(2021)第205124号

XIAO'ER GANBING HULI GONGZUO ZHIYIN

小儿肝病护理工作指引

主　　编：柳　娜　朱丽辉　谢鑑辉
主　　审：李双杰　欧阳文献
出 版 人：潘晓山
责任编辑：兰　晓　李　柔
出版发行：湖南科学技术出版社
社　　址：长沙市芙蓉中路一段416号泊富国际金融中心
网　　址：http://www.hnstp.com
邮购联系：0731-84375808
印　　刷：湖南省汇昌印务有限公司
　　　　　（印装质量问题请直接与本厂联系）
厂　　址：长沙市开福区东风路福乐巷45号
邮　　编：410003
版　　次：2022年1月第1版
印　　次：2022年1月第1次印刷
开　　本：710mm×1000mm　1/16
印　　张：22
字　　数：372千字
彩　　插：2页
书　　号：ISBN 978-7-5710-1265-6
定　　价：98.00元